肿瘤患者心理干预
与社工服务指南

肖燕 ◎ 编著

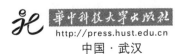
华中科技大学出版社
http://press.hust.edu.cn
中国·武汉

内 容 简 介

本书是一本为肿瘤专科社会工作从业者设计的案头工具书,具有一定的借鉴意义和较强的可操作性。本书依托编者的临床社工实务经验,结合真实案例,全面覆盖了肿瘤患者及相关群体的心理干预基本理论,深入探讨了肿瘤患者的心理特点和常见干预技术,对以社工为核心的心理干预团队构建、技术应用路径和模式设计进行了详细介绍和展望,为医务社工在临床实践中提供心理支持、改善医患关系、提升医疗服务质量等提供了翔实的指导。

图书在版编目(CIP)数据

肿瘤患者心理干预与社工服务指南 / 肖燕编著. -- 武汉 : 华中科技大学出版社,2024.9. -- ISBN 978-7-5772-0880-0

Ⅰ. R730.5-62

中国国家版本馆 CIP 数据核字第 2024MU7451 号

肿瘤患者心理干预与社工服务指南

Zhongliu Huanzhe Xinli Ganyu yu Shegong Fuwu Zhinan   肖　燕　编著

策划编辑:曾　光

责任编辑:白　慧

封面设计:孢　子

责任校对:李　弋

责任监印:朱　玢

出版发行:华中科技大学出版社(中国·武汉)　　　电话:(027)81321913

　　　　　武汉市东湖新技术开发区华工科技园　　　邮编:430223

录　　排:华中科技大学惠友文印中心

印　　刷:武汉市洪林印务有限公司

开　　本:710 mm×1000 mm　1/16

印　　张:20.75

字　　数:365 千字

版　　次:2024 年 9 月第 1 版第 1 次印刷

定　　价:89.00 元

编　委　会

基金来源：湖北省人口福利基金会项目　编号 2022-5-6
　　　　　湖北省阳光心理健康服务公益基金

序

　　2024 年 7 月 18 日,中国共产党第二十届中央委员会第三次全体会议通过《中共中央关于进一步全面深化改革 推进中国式现代化的决定》,首次以中共中央全会审议通过的形式提出进一步全面深化改革的六个重大原则:坚持党的全面领导,坚持以人民为中心,坚持守正创新,坚持以制度建设为主线,坚持全面依法治国,坚持系统观念。其中坚持以制度建设为主线和坚持系统观念是首次提出的重大改革原则,标志着中国式现代化建设和国家治理体系建设正式进入"社会制度化建设新时代"。

　　总体来说,现代社会制度体系主要由现代民主政治制度、现代市场经济制度、现代社会福利制度与现代多元文化制度四大制度体系组成,反映现代社会需要状况。现代社会福利制度体系主要由公共政策与公共服务体系、社会政策与社会服务体系两大服务体系组成,反映现代公共服务型政府的职能和公共服务型社会的特征。现代健康照顾服务制度覆盖全体国民的全生命周期,横跨公共服务与社会服务两大领域,是现代社会福利制度体系中最基础、最重要和最关键的组成部分之一。长期以来,由于历史和文化原因,医疗照顾(medical care)与健康照顾(health care)被不恰当地称为"医疗保健"与"卫生保健"。现代广义多样的健康照顾服务制度,也被不恰当地称为"卫生保健体系",无法充分表达和准确体现健康照顾服务制度丰富多彩的现代制度含义。《中共中央关于进一步全面深化改革 推进中国式现代化的决定》为中国式现代健康照顾服务制度建设指明了目标和方向,将传统"卫生保健体系"升级为现代"健康照护系统(health care services system)",具有划时代的里程碑意义。

　　党的十八大以来,以习近平同志为核心的党中央全面推进健康中国建设,尤其是习近平新时代中国特色社会主义思想理论体系,为健康中国制度建设指明了方向,为中国式现代健康照顾服务制度建设提供了诸多重大理论创新思想,奠定了坚实的理论基础。如习近平多次将"健康"与"福祉"联系起来,在多个场合反复强调建设健康中国、增进人民健康福祉的重要性,深刻揭示了健康照顾服务制度的健康福祉本质。国家明确提出"健康中国"制度建设目标和国家战略方针,强调全民健康状况在国家发展中的基础性与战略性地位,大力倡导以疾病为中心向以健康为中心转变等。更为重要的是,在进一步全面深化改革,推进中国式现代化的崭新时代背景下,中国式现代健康照顾服务制度建设成为国家治理体系和治理能力现代化,尤其是中国现代社会福利制度建设战略的重点。现代健康照顾服务制度与更加宏观、广义的社会福利制度的内在联系日益紧密;女性、儿童、残疾人、老人、精神病人、普通病人和慢性非传染性病人等最基本、最主要和最强烈的需要是医疗照顾服务、健康照顾服务和长期照顾服务等。

目前,中国健康照顾服务制度正处于全面、系统、快速、深刻的历史转型过程之中,"健康中国"国家战略取得了世人瞩目的辉煌成就,中国式现代健康照顾服务制度框架基本形成,为2035年基本实现社会主义现代化,为到本世纪中叶全面建成社会主义现代化强国奠定了坚实的现代社会福利制度基础。健康中国和中国式现代健康照顾服务制度的基本特征或评价指标是什么,是个值得深入探讨和研究的基础理论、政策、专业服务和制度议题,涉及健康公正、正义价值观;全民健康福利、健康福祉的福利性质和制度目标;社会化医疗健康照顾服务制度运作机制;个性化和多学科团队医疗健康照顾服务模式;现代社会健康保险与医疗健康财政制度应为全体国民提供有效财政保障等。改革开放尤其是党的十八大以来,中国式健康照顾服务制度发生历史性转变,取得历史性成就。"生物化医学"向"社会化医学""生活化医学","群体化医疗健康照顾服务"向"个性化医疗健康照顾服务","社会医学"向"社会健康学",单纯"医疗健康服务"向"健康福利一体化"模式转型的趋势明显。其中个性化、专业化的社会工作者队伍的形成,打破了医疗卫生系统长期以来只有"医药护技"四类专业人员的局面,反映了中国医疗健康照顾服务制度的现代化、社会化、开放性、福利性程度。

华中科技大学同济医学院附属肿瘤医院肖燕教授是湖北省医院协会医院社会工作和志愿服务管理专业委员会的首届主任委员,是全国少数有临床医学教育背景,却从事医务、健康社会工作实务的"专业社工"。她主编的《肿瘤患者心理干预与社工服务指南》一书,是有关肿瘤社会工作实务与理论体系研究的学术专著,专业意义重大深远。毫无疑问,在生物医学模式全面转型,病人住院床日数大幅度缩短,慢病人群数量庞大,肿瘤疾病高发化、年轻化和"慢病化"的背景下,在全国家庭健康照顾服务和社区健康照顾服务需要日趋强烈等宏观社会背景下,我国家庭亟需公共卫生、肿瘤、精神健康、康复、家庭健康和社区健康等专业社工服务。《肿瘤患者心理干预与社会工作服务指南》的出版恰逢其时,能够丰富中国自主健康与精神健康社会工作知识体系,是中国健康社会工作实务体系的积极探索者和开拓者。

欣闻肖燕教授团队的著作即将出版,感慨良多,草成短文一篇,是为序。

刘继同教授、博导
北京大学公共卫生学院卫生政策与管理系
2024 年 8 月 15 日于北京大学医学部办公室

目　　录

第一章 引 言

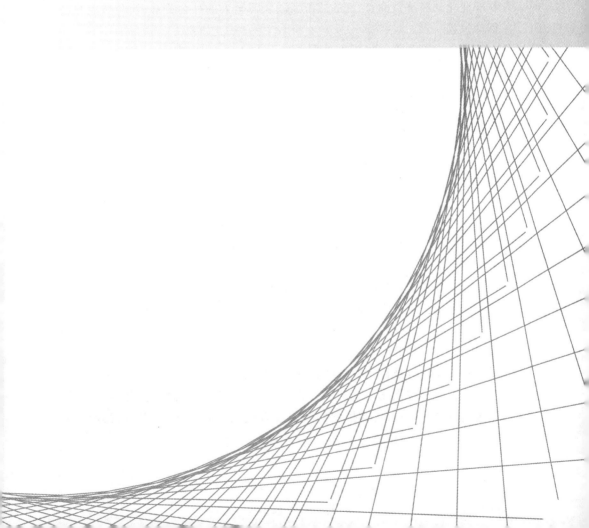

一、医务社工的现代化:从经济救助到心理干预

社会工作的起源可以追溯到经济和慈善救助活动。在早期,社会工作主要表现为贫民救济或个人的慈善事业,这些活动通常是局部性、暂时性的,缺乏系统性和科学性。随着社会工作专业化的发展,社会工作的工作对象扩展到更加广泛的维度。1917 年 Mary E. Richmond 的《社会诊断》的出版被认为是社会工作现代化、专业化发展的里程碑。在这本书中,Richmond提出,社会工作的工作对象是人的社会关系,并阐述了评估和诊断人的社会功能的系统、专业的方法。美国社会工作者协会(NASW,1973)对社会工作的定义是:"社会工作是一种专业活动,旨在协助个人、群体和社区强化或恢复其能力,以便更好地发挥其社会功能,并创造有助于实现他们目标的社会条件。"这进一步明确了社会工作的工作对象之一就是人的社会功能。可以看出,社会工作现代化发展的过程,从某一个层面来说也是将工作对象逐步从职业化的经济救助、广泛的慈善活动厘清至人的社会关系、社会功能的层面的过程。

社会功能和心理功能虽然在概念上有所区分,但在实际应用中是相互渗透、相互影响的。社会功能主要指的是个体在社会中的角色、地位以及与他人的互动关系,它涉及个体如何适应社会环境、维护社会秩序以及参与社会活动。心理功能则更多地关注个体的内心世界,包括情感、认知、动机等方面,它关系到个体的心理健康和个人发展。在现实生活中,个体的社会功能和心理功能常常相互作用。例如,良好的社会关系可以为个体提供情感支持,增强其心理韧性,而健康的心理状态又有助于个体更好地履行社会角色,提升社会参与的积极性。反之,社会环境的紧张和冲突可能导致个体心理压力的增加,影响其心理健康和社会适应能力。因此,社会工作在实践中需要综合考虑个体的社会和心理需求,通过提供社会支持、心理疏导等服务,增进个体的整体福祉和促进社会和谐发展。

医务社会工作是社会工作的重要领域之一,也一直引领着社会工作现代化发展的潮流。医务社会工作使用社会工作的理论视角、研究范式、技术方法,关注在医疗健康场景下相关个体和群体的社会功能。早在 1921 年,美国人蒲爱德(Ida Pruitt)女士就在北京协和医院创建了社会服务部,她以及她的社工团队也被视作中国最早的一批医务社工。彼时的医务社工承担的主要工作是通过强化患者的社会支持,为患者提供临时性的经济救助来缓解他们的医疗困境。同时,他们会为患者提供情绪安抚、出院评估、促进就

业等服务。正如蒲爱德自己所说：

"对多数病人进行经济上的暂时性的救助不都是必要的，但是精神或情感上的救助却是非常必要的。要让病人接受医生的治疗方案，还要帮助病人重新返回医院，并尽可能使病人自力更生。"

本书的重要任务就是强调医务社工为患者提供心理服务的重要作用，呼吁广大医务社工从业者肩负起关注患者心理需求这一义不容辞的职业责任。

二、医务社工的专业化：吸纳心理咨询辅导的技术

社会工作作为一个专业领域，在诞生之初就与心理学结下了不解之缘。心理学为社会工作提供了理解个体行为和心理过程的重要工具和理论基础，社会工作实务则将这些心理学原理应用于解决实际社会问题和提升个体及群体的福祉。在 20 世纪初，随着心理学作为一门科学的确立，社会工作开始借鉴心理学的理论来更好地理解服务对象的需求。弗洛伊德的精神分析理论、荣格的分析心理学、阿德勒的个体心理学等，都对社会工作产生了影响。社会工作者开始关注个体的心理动力、防御机制以及早期经历对个体行为的影响，这些心理学概念被用来解释个体在社会环境中的适应问题。

随着心理咨询技术的发展，特别是人本主义心理学和认知行为疗法的兴起，社会工作实务开始更加注重个体的心理治疗。社会工作者不仅提供传统的社会服务，如资源链接、政策倡导和危机干预，还开始运用心理咨询技术，如倾听、同理心、反馈和行为改变策略，来帮助个体处理情绪问题、改善人际关系和提升自我效能。社会工作实务逐渐形成了一种心理社会模式，该模式强调个体的心理状态与其社会环境之间的相互作用。在这个模式下，社会工作者不仅关注个体的内在心理过程，也关注外部社会因素对个体的影响。例如，他们在处理家庭暴力案件时，会同时考虑受害者的心理创伤和家庭、社区的社会支持系统。社会工作和心理学的交叉合作促进了跨学科的知识和技能交流。社会工作教育和培训中加入了更多心理学的内容，而心理学专业的教育也越来越多地包含了社会工作实务的元素。这种跨学科合作使得社会工作者能够更全面地理解服务对象的需求，并提供更为综合的服务。

在当代社会工作实务中，心理学的影响更为显著。社会工作者在面对复杂的社会问题（如贫困、歧视、心理健康问题等）时，需要越来越多地运用心理学的理论和方法。他们利用心理学的评估工具来识别服务对象的需

求,运用认知行为疗法等技术来帮助个体改变不利的思维模式和行为习惯。随着心理学研究的不断深入和社会工作实务的不断发展,两者之间的融合将更加紧密。社会工作将继续借鉴心理学的最新研究成果,如正念、情绪调节和压力管理等,以更好地服务于个体和社区。同时,社会工作将为心理学提供实践场景,促进心理学理论的检验和完善。

肿瘤作为一个特殊的议题,对患者及其家庭产生了深远的影响。肿瘤患者面临的心理压力具有独特性,这些压力不仅源自疾病本身,还包括未来的不确定性、治疗过程中的身体和心理痛苦,以及社会角色的改变等多方面因素。因此,医务社工在提供服务时,必须具备对肿瘤患者心理特点的深刻理解和专业的干预技能。

本书的前半部分深入探讨了肿瘤患者所面临的心理压力的特点,包括对疾病诊断的震惊、对治疗结果的担忧、对生命意义的质疑,以及对家庭和职业生活的担忧等。同时,书中还分析了影响肿瘤患者心理状态的各种因素,如个人性格特征、社会支持系统的强弱、文化背景,以及经济状况等。在特殊议题下,如临终肿瘤患者、疼痛肿瘤患者,以及有自杀危机的肿瘤患者等,他们的心理特点和需求各有不同。本书对这些特殊群体的心理特点进行了详细阐述,以帮助医务社工更好地理解他们的需求,并提供更为精准的心理支持。

为了提升医务社工的心理干预能力,本书介绍了在心理动力学、认知行为疗法和"以人为中心"疗法三大心理咨询流派影响下发展出的相关心理干预技术。心理动力学理论强调患者内心深处的冲突和动机,认知行为疗法则侧重改变患者的负面思维模式和行为习惯,而"以人为中心"疗法注重建立一个支持性的环境,让患者能够自由表达自己的感受和需求。除此之外,本书还探讨了中医药和自然疗法在肿瘤患者心理干预中的应用。中医药通过调整患者的身体状态,间接影响其心理状态,而自然疗法如冥想、瑜伽和芳香疗法等,直接作用于患者的心理层面,帮助他们放松身心、减轻压力。

医务社工在肿瘤患者的治疗和康复过程中扮演着至关重要的角色。通过不断提升自己的专业能力,医务社工可以为肿瘤患者提供更为全面和深入的心理支持,帮助他们在这个艰难的旅程中找到力量和希望。医务社工在面对肿瘤患者时,需要综合运用这些心理干预技术,根据患者的具体情况和需求,制订个性化的心理干预计划。这不仅要求医务社工具备扎实的心理学知识,还需要他们具备敏锐的洞察力和同理心,以便能够真正理解患者的感受,并提供有效的支持。

希望借此书的出版,医务社工可以具备足够的胜任力来评估肿瘤患者的心理压力,并采取适当的干预措施,帮助患者应对疾病带来的心理挑战。这不仅有助于提高患者的生活质量,也有助于促进患者与医疗团队之间的良好合作关系,从而实现更有效的疾病管理和康复。

三、医务社工的专科化:发展肿瘤患者心理的干预

不同的患者群体由于疾病类型、病情严重程度、治疗方式、康复速度以及经济负担等因素的不同,呈现出多样化的状态。这些症状、预后、治疗方式不仅影响着患者的身体健康,更在深层次上塑造着他们的心理状态。而患者不同的心理需要,又进一步要求医务社工在提供心理支持时,必须考虑到他们的个体差异,并据此选择最为合适的干预模式。我们甚至可以看到,在目前我国高校的社会工作教育中,不仅有医务社工、儿童社工、社区社工这样分领域的培养方向,也出现了儿科、肿瘤科、老年科等更加专业化的分类。

以儿科为例,儿童患者在面对疾病时,往往缺乏足够的自我认知和应对能力,他们更加依赖家长和医务人员的支持和引导。因此,儿科医务社工在提供心理干预时,需要特别注重与儿童的沟通方式,采用更为亲切、生动的方式帮助他们理解病情,减轻恐惧感,同时要与家长密切合作,共同为儿童创造一个温馨、安全的康复环境。在肿瘤科,患者面临的往往是生命的威胁和长期的病痛折磨。他们的心理需求更为复杂,既需要接受现实,又需要找到生活的希望和动力。肿瘤科医务社工在心理干预中,需要运用专业的知识和技能,帮助患者建立积极的应对机制,提高生活质量。同时,他们需要关注患者的家庭关系和社会支持,为患者提供一个全方位的康复支持体系。精神专科的患者则往往面临更为严重的心理障碍,他们的行为和情绪可能受到极大的影响。精神专科医务社工在提供心理干预时,需要深入了解患者的心理状况,采用个性化的干预方案,帮助患者逐步恢复正常的生活功能。老年科的患者则面临身体机能下降、社会角色转变等多重问题。他们的心理需求可能包括对生活质量的追求、对社交活动的渴望以及对自我价值的肯定。老年科医务社工在心理干预中,需要尊重患者的意愿和需求,帮助他们树立积极的生活态度,提高生活质量。

在这样的背景下,医务社工的专科精细化发展趋势应运而生。这种发展趋势不仅符合患者多样化的心理需求,也体现了医务社工专业性的提升。随着各专科医务社工在我国的蓬勃发展,我们有理由相信,他们将能够更好

地回应患者的心理需要,为患者的康复提供更为全面、专业的支持。同时,专科精细化的医务社工发展也面临着一些挑战,比如如何确保医务社工具备足够的专业知识和技能,如何建立有效的跨学科合作机制,以及如何评估和优化心理干预的效果等。这些问题的解决需要医务社工在实践中不断探索和创新,也需要相关政策的支持和引导。

本书通过总结 2023 年至 2024 年期间湖北省肿瘤医院医务社工团队执行湖北省人口福利基金会患者心理干预项目的过程和成效,提炼出针对肿瘤患者的心理干预模式,并认为其在其他医疗机构中具有一定的推广价值。

在项目执行过程中,医务社工团队首先建立了一套完善的制度框架,确保心理干预工作的规范化和标准化,包括制定详细的服务流程、质量控制标准,以及团队成员的职责分工。通过这些制度的建立,团队能够高效地响应患者的心理需求,提供连贯一致的服务。针对不同人群的心理特点和需求,医务社工团队设计了多样化的心理干预模式和路径。例如,对于初诊肿瘤患者,团队采用了认知行为疗法和心理教育相结合的方法,帮助他们认识和调整对疾病的认知,减轻恐惧和焦虑情绪;对于晚期肿瘤患者,团队则更多地采用姑息治疗和临终关怀的心理支持,关注患者的生活质量和精神安宁。本书详细记录了心理干预团队在项目中的工作流程,包括初步评估、干预计划的制订、实施过程的监测和调整,以及效果评估。这些记录不仅为团队成员提供了宝贵的实践经验,也为其他医疗机构提供了可借鉴的模式。

此外,本书探讨了如何通过跨学科合作,整合医疗、护理、心理等多个领域的资源,形成全方位的心理干预网络。这种合作模式不仅提高了心理干预的效果,也促进了医疗服务的整体协调和发展。书中的案例分析和经验总结,为医务社工在肿瘤医院或肿瘤专科开展心理干预工作提供了实用的指导和参考。通过这些经验的推广,有望提高全国肿瘤患者的心理干预水平,改善他们的治疗效果和生活质量。同时,这些经验为其他专科领域的医务社工提供了宝贵的借鉴,有助于推动医务社工专业化、精细化发展。

四、医务社工的本土化:探索我国医疗领域的模式

社会工作和医务社会工作作为专业领域,虽然起源于西方国家,但在中国的发展过程中,已经逐渐形成了具有本土特色的发展模式。这一过程中,中国的社工和医务社工面临着独特的挑战和机遇,需要在心理从业人员的资质设置、患者的文化背景、医院的运转模式、社工的受训经历等方面进行本土化的适应和创新。

　　首先,在心理从业人员的资质设置方面,欧美一些国家的多学科医疗团队中,社工、临床心理学家、精神科医师密切配合关注患者心理压力的制度相对成熟。临床心理学家和社工的工作内容没有太大的冲突。而在我国,临床心理学家和社工的工作内容有很多交叉的部分。这些都会影响 MDT 团队中不同岗位的合理设置,急需厘清。其次,患者的文化背景对中国的社工和医务社工服务提出了特殊的要求。患者受到东方文化的持久影响、社工这一新兴职业的知晓度较低、"家本位"文化导致患者对社会正式支持资源的依赖度较小等因素,都导致我国的患者和社工在一起工作时会呈现出不同的状态。因此,在设计心理干预模式和路径时,需要充分考虑文化差异,尊重患者的文化传统和个人偏好,提供文化敏感的服务。再次,医院的运转模式也对医务社工的工作产生了影响。在中国,公立医院占据主导地位,其管理模式和资源配置方式与西方国家有所不同。医务社工需要在这一体系内寻找合作机会,与医生、护士等其他医疗人员协同工作,共同为患者提供综合性的医疗服务。最后,社工的受训经历也是影响服务质量的重要因素。中国的社工教育起步较晚,社工专业人才的培养和继续教育体系尚在完善之中。因此,很多医院在进行心理服务时过多地依赖链接外部的心理咨询资源,社工仅仅承担链接资源的作用,这也与国际上社工的角色有一定的差异。

　　因此,中国的社工和医务社工在发展过程中,必须考虑到本土化的需求和特点。在运用心理咨询技术和设计服务模式时,要结合中国的国情、文化和医疗体系的实际情况,创新服务方法,提升服务质量,以更好地满足人民群众的需求,促进社会工作和医务社会工作专业的发展。通过这样的本土化努力,中国的社工和医务社工将能够更好地服务于社会,为构建和谐社会做出更大的贡献。

　　本书在探讨医务社会工作的本土化实践和发展时,不仅着重结合中国特有的社会文化背景、医疗体系和专业人才培养机制,提出具有本土化特色的服务模式和干预路径,而且着眼于未来,特别是智慧医疗领域的快速发展,对医务社会工作的未来发展趋势进行了前瞻性的展望。

　　随着我国智慧医疗的不断进步,互联网、大数据、人工智能等现代信息技术已经开始在医疗领域发挥重要作用。这些技术的发展为医务社工提供了新的工具和平台,使得服务更加高效、精准和个性化。例如,通过电子健康档案系统,医务社工可以更快捷地获取患者的医疗信息,进行综合评估和制订干预计划;利用远程咨询和在线支持小组,可以突破地理限制,为更多患者提供心理支持和咨询服务。此外,人工智能技术的应用,如智能诊断辅助系统和预测模型,可以帮助医务社工更早地识别患者的心理问题和需求,提前进行干预。同时,通过智能匹配和推荐系统,医务社工可以为患者提供更适合其个人情况的资源和服务。

在本书的最后部分,我们提出,未来医务社会工作的发展应当充分利用智慧医疗的成果,推动专业实践的创新和变革。这不仅包括技术应用层面的创新,也包括服务模式和工作流程的优化。医务社工应当与时俱进,不断提升自身的信息技术能力,掌握新兴技术的应用方法,以更好地适应未来医疗社会工作的发展需求。

整体而言,本书旨在为临床肿瘤科的医务社工提供新的视角和实践指导,帮助他们更深入地理解肿瘤患者的心理需求,并在心理服务中找到自己的定位。书中分享的经验和模式旨在为社工提供技术层面的支持,以及可借鉴的路径。通过这些内容,希望激发社工对专业实践的思考和创新,为肿瘤患者提供更全面、更有效的心理支持服务。

第二章 心理社会视角下肿瘤患者心理特点

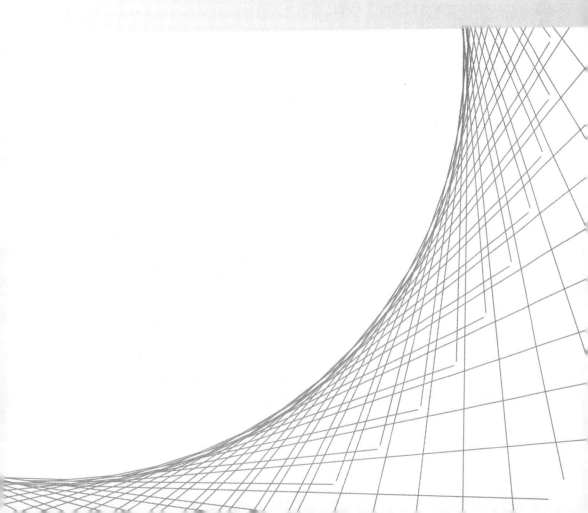

心理社会层面(psychosocial aspects)是指社会环境因素与个人的认知、心理和行为产生双向互动的层面。心理社会视角是一种综合性的理论框架,用于解释和理解个体在社会环境中的行为、心理和情感。这一视角强调心理和社会因素之间的相互作用,认为个体的行为和心理状态受到个体内部心理过程、社会环境以及两者之间的互动的影响。

心理社会视角有一些关键概念和特点。

综合性:心理社会视角是一种综合性的框架,将心理学、社会学和文化学等多个学科的理论和方法融合在一起,以全面地理解个体的行为和经验。

强调社会环境的重要性:心理社会视角强调社会环境对个体心理和行为的影响。社会环境包括文化、家庭、社会制度、群体关系等因素,这些因素对个体的认知、情感和行为产生深远的影响。

文化差异:考虑到个体所处的文化背景对其行为和心理状态的塑造,心理社会视角关注不同文化背景下个体的共同点和差异。

个体差异:强调每个个体的独特性,认为每个人在不同的社会环境中会有不同的体验和反应。个体的经验和行为被看作个人心理过程和社会因素相互作用的结果。

关注社会正义和不平等:心理社会视角关注社会中存在的正义和不平等,认为社会结构和社会政策对个体的心理健康和行为产生显著影响。

依托心理社会视角分析肿瘤患者的心理压力具有多方面的优势。

首先,心理社会视角能够深入挖掘患者在面对肿瘤时的心理体验,关注个体在社会环境中的情感、认知和行为。这种综合性的分析有助于全面理解患者的心理状态,而非仅关注疾病的生理方面。

其次,心理社会视角重视社会支持系统的作用。患者在面对肿瘤时,社会支持对心理康复至关重要。通过考察患者的社会网络、家庭支持和人际关系,我们能更好地了解他们的社会支持资源,为其提供更有针对性的心理支持。

再次,心理社会视角关注文化、价值观和信仰对患者心理的影响。不同文化背景的患者可能对疾病有不同的理解和应对方式。通过分析患者的文化认同,医疗团队可以更好地制订个性化的心理支持计划,提高患者对治疗的接受度。

最后,心理社会视角注重治疗的全面性。它认识到心理健康与身体健康密切相关,提倡综合治疗方法。将心理健康纳入治疗方案,可以改善患者的整体生活质量,促进其更好地应对肿瘤治疗的生理和心理挑战。

　　总体而言,依托心理社会视角分析肿瘤患者的心理压力,能够为医疗团队提供更全面、深刻的认识,为患者提供更有效、个性化的心理支持,有助于综合治疗的实施和患者的全面康复。

　　图 2-1 所示为心理社会的社会生态模型,它揭示了从个体微观层面到社会环境宏观层面等各层面影响个人的心理压力的动态过程(Glanz 等,2015)。

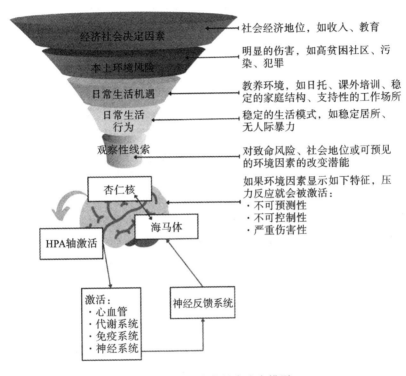

经济社会决定因素 —— 社会经济地位,如收入、教育

本土环境风险 —— 明显的伤害,如高贫困社区、污染、犯罪

日常生活机遇 —— 教养环境,如日托、课外培训、稳定的家庭结构、支持性的工作场所

日常生活行为 —— 稳定的生活模式,如稳定居所、无人际暴力

观察性线索 —— 对致命风险、社会地位或可预见的环境因素的改变潜能

杏仁核 —— 如果环境因素显示如下特征,压力反应就会被激活:
·不可预测性
·不可控制性
·严重伤害性

海马体

HPA轴激活

激活:
·心血管
·代谢系统
·免疫系统
·神经系统

神经反馈系统

图 2-1　心理社会的社会生态模型

第一节　肿瘤患者心理状况的体现

　　在肿瘤诊断的阴影下,肿瘤患者经历着一场身心的巨大冲击,引发了多方面的心理压力。情绪情感、行为以及人际关系等层面的压力成为这一旅程中独特而复杂的挑战。面对这些压力,患者们的内心涌动着无数情感,从

恐惧到不安,从希望到无助,构成了一幅复杂的心理画卷。

首先,情绪情感方面的压力是显而易见的。肿瘤的诊断常常引发患者的情感波动,如焦虑、恐惧和悲伤。面对人生中的突然变故,患者可能陷入对未来的不确定性和对治疗效果的担忧中。这种情感的波动可能影响到患者的整体心理状态,需要深刻的理解和支持。

其次,这些情感常常通过患者的行为表现出来。有些患者可能表现出回避治疗、拒绝沟通或者对医疗建议产生抵触的行为。同时,一些患者可能陷入消极的行为模式,如沉溺于负面思维、社交回避,甚至出现自伤的行为。这些行为不仅对患者自身造成困扰,也对治疗和康复构成挑战。

除此之外,肿瘤的出现也对患者的人际关系产生深远影响,构建起一系列新的社会压力。患者可能面临来自家庭、朋友和同事的理解与支持的需求,而这也可能成为情感压力的源泉。同时,患者可能感受到社会对于肿瘤的刻板印象和歧视,加重了其在人际关系中的心理负担。

一、肿瘤患者心理状况在情绪和情感中的体现

情绪和肿瘤患者心理状态之间存在密切的相互影响关系。这两者常常形成一种循环,相互强化,共同构成了个体心理状态的复杂面貌。

用语言来描述正在体验和曾经体验过的情绪,以及"给情绪命名",无论对心理服务者还是患者而言都是十分重要的事情。命名情绪被认为是从"被情绪控制"到"控制情绪",以及重新建立理性状态并思考应对的开始。

肿瘤患者常常处在各种境遇中,他们往往需要处理各种问题。他们需要在生活、工作、医疗的场景下处理生存、康复、日常饮食起居、经济压力、工作等各种问题。根据期待是否被满足,以及危机是否被解除,肿瘤患者可以体验到不同的情绪,这些情绪通常可以被相关词汇命名(见表2-1)。

表2-1　基本情绪及其内涵(郭召良,2020)

	情绪内涵	情绪命名
期待是否被满足	期待得以实现	快乐、喜悦、满足、愉悦
	期待没有实现	沮丧、失落、失望、难过、无力
	期待有可能实现	盼望、期待、希望
	期待有可能落空或无法掌控	焦虑、无助、迷茫
	实现期待的过程没有进展或进展太慢	烦躁、着急

续表

情绪内涵		情绪命名
危机是否被解除	事情受阻,导致愿望落空	愤怒、生气
	得知期待将无法满足	抑郁、忧虑
	失去重要的东西	伤心、悲伤、哀伤
	面对可能损害个人重要利益的事物	恐惧、害怕、紧张
	面对虽然不会造成伤害但是不喜欢的事物	厌恶、讨厌、恶心

　　肿瘤患者也常常处在人际关系和社会支持系统中。他们往往需要处理和照顾者、亲友、医务人员、社区、社会支持系统等之间的关系的问题,也对这些关系产生不同的期待。他们根据不同的体验,往往也会产生不同的社会情感,这些情感和情绪有着密切的联系,也是可以被命名的,这同样被看作合适地处理这些情感和相关情绪的开始(见表2-2)。

表 2-2　社会情感及其内涵

社会情感的内涵	社会情感命名
关系需要得到满足	爱、喜爱
关系需要被剥夺	恨
希望自己也能拥有他人的东西	羡慕
认为自己比他人更应该拥有这些东西	嫉妒
因为取得的成绩而自我肯定	自信、自豪、自尊
觉得伤害或损失是自己造成的	内疚、负罪感
觉得客观损失是对自己尊严的贬损	耻辱
觉得自己不如他人或被他人贬低	自卑

(一)消极情绪

　　肿瘤患者在确诊后可能会有各种不同的情绪体验,这些体验往往是不愉快的。消极情绪被认为是生活事件对人的心理造成负面影响所产生的一种情绪体验。消极情绪往往是对心理压力的自然反应,而压力源可以被视作一种心理需要没有被满足的状况。在面临挑战、威胁或不确定性时,人们需要摆脱它们,如果暂时不能实现,则可能产生焦虑、沮丧和愤怒等负性情绪,这些情绪反映了当前的心理压力水平。

值得注意的是,对令人不愉快的事件产生不愉快的情绪体验是人正常的心理规律。这可能是一种生存和防御机制,帮助个体应对潜在的威胁。一些心理学家从进化的角度看待负性情绪,在面对威胁时,消极情绪可能激发生理和行为上的反应,使个体更能有效地保护自己。对于在正常范围内的消极情绪,患者和心理支持者需要觉察、看见和以合适的方式应对它们,并能够识别出是否需要进一步专业干预。对于这些正常范围内的消极情绪,心理支持者和患者依旧可以采取积极的措施以强化正向的体验。

抑郁和焦虑情绪是肿瘤患者面临的最常见的消极情绪。Pitman 等(2018)发现,抑郁和焦虑在人群中的整体发生率分别为 5% 和 7%,而其在肿瘤患者中的发生率分别为 20% 和 10%。一项于 2013 年开展的针对 3497 名中国成人肿瘤患者的 Meta 分析显示,成人肿瘤患者抑郁和焦虑的发生率均高于其他成人,分别为 54.9% 和 49.69%,而其他人群的发生率分别为17.5% 和 18.37%。

除此之外,肿瘤患者往往会体验到其他的负性情绪。了解负性情绪和心理压力之间的关系有助于制定更有针对性的心理健康干预和应对策略。促进积极情绪、改善心理应对机制和提供有效的应对策略,可以缓解负性情绪,减轻心理压力,促进个体的心理健康。

1. 抑郁情绪

抑郁情绪是一种负性情绪状态,表现为持续低落、沮丧、无助和消极。这种情绪常常伴随着对未来的悲观看法、自我怀疑以及对正常生活兴趣和乐趣的丧失。抑郁情绪不同于短暂的情感波动,它更倾向于长时间存在,影响个体的心理健康和日常功能。抑郁情绪具有以下特征。

情感低谷:持续的情感低落,无法轻松体验愉悦和喜悦。

无助感:感到无法改变或摆脱目前的困境,缺乏掌控自己生活的信心。

自我负面评价:对自己有负面的评价和感到自责,产生"我无法做好"或"我是个失败者"的思维。肿瘤患者对自己的负面评价往往有"我是家人的累赘"这样的负罪感或者"得了肿瘤会被别人瞧不起"这样的自信心丧失。

失去兴趣和动力:对原本感兴趣的活动失去兴趣,丧失前进的动力。

睡眠和食欲变化:可能表现为睡眠问题,包括失眠或过度睡眠,以及食欲改变,如食欲不振或过度进食。

疲劳感:持续的身体和心理疲劳感,使日常活动变得困难。

社交退缩:倾向于避免社交活动,感到与他人的交往变得困难。如一位曾经每天都要出门和朋友跳广场舞的肿瘤患者,突然觉得这对自己是一件很困难的事情,终日不愿走出自己的卧室。

注意力和决策困难:难以集中注意力,做出决策变得困难。

抑郁情绪是一种常见的心理健康问题,对个体的生活质量和功能会产生深远的影响。及早认识和处理抑郁情绪是重要的,可以通过心理治疗、支持性的心理干预和药物治疗来帮助个体度过困难时期。

2. 焦虑

焦虑是一种复杂的情绪状态,通常表现为对未知、不确定性或潜在威胁的强烈恐惧和紧张感。与焦虑相似的情绪体验还有恐惧、紧张、担忧、害怕等。焦虑和与其类似的情绪可能在面临挑战、压力或重大变化时产生,并表现为身体和心理层面的各种反应。焦虑情绪一般具有如下特征。

情感强度:焦虑通常伴随着情感的强烈感受,肿瘤患者可能感到紧张、担忧、不安或害怕。这是一种紧张性的情绪,可以在轻微的忧虑到极度的紧张之间变化。

生理反应:焦虑引起一系列生理上的变化,如心率增加、呼吸急促、肌肉紧张、出汗等。这些生理反应是身体准备应对潜在威胁的一种防御机制。

认知变化:在焦虑状态下,肿瘤患者的认知可能会受到影响。他们可能会集中注意力于可能发生的负面事件,难以专注于当前的任务或活动。焦虑还可能导致消极的思维和预期。

行为表现:焦虑情绪可能表现为一系列行为,包括回避、逃避、紧张不安的动作,或者对特定情境的过度反应。肿瘤患者可能会试图避免引起焦虑的因素,如拒绝社交、拒绝检查和治疗。

持续时间:焦虑情绪的持续时间因个体和情境而异。有些人可能经历短暂的焦虑,而在其他情况下,焦虑可能是长期存在的。

总体而言,焦虑是一种身心交互的情绪体验,涉及情感、生理、认知和行为层面的多方面反应。理解和有效管理焦虑对于个体的心理健康至关重要。在必要情况下,专业的心理健康支持和治疗也可能是应对焦虑的重要手段。

需要指出的是,肿瘤患者在确诊后存在一定程度的焦虑情绪是一种正常的生理和心理反应,有助于个体应对挑战和威胁。然而,当焦虑过度或持续时间较长,影响到日常生活和功能时,可能需要引起患者和心理工作者的关注。

3. 愤怒

愤怒是一种强烈的情绪体验,通常伴随着一系列身体和心理上的反应。

愤怒一般具有如下特征。

情感强度：愤怒通常伴随着情感的强烈感受，个体可能感到气愤、不满、烦躁或激动。这是一种负向情绪，与愤怒相关的情感可以在轻微的不安到极度的激动之间变化。

生理反应：愤怒引起了一系列生理上的变化，包括心率增加、血压升高、呼吸急促、肌肉紧张等。这些生理反应是身体为了应对潜在威胁而做出的准备。

认知变化：在愤怒的状态下，个体的认知可能会受到影响。他们可能会集中注意力于引起愤怒的对象或情境，并可能难以冷静思考。情绪化的认知可能导致个体偏向于消极的解释和反应。

行为表现：愤怒常常表现为一系列的行为，包括言语上的攻击性、肢体上的躁动，以及可能的攻击性行为。这是愤怒情绪在外显方面的表现。

持续时间：愤怒情绪的持续时间因个体和情境而异。有些人可能很快就能够冷静下来，而在其他情况下，愤怒可能会持续较长时间。

4. 迷茫

迷茫是一种复杂的情绪体验，通常表现为对目标、方向或决策的不确定感，导致个体感到困惑、犹豫或迷失方向。以下是迷茫情绪的一些特征。

方向不明：迷茫时，肿瘤患者可能感到不知道自己前进的方向。他们可能对自己的目标、愿望或生活的意义感到困惑，不清楚应该朝着何方努力。肿瘤患者往往对如何选择治疗方案、治疗阶段将面临何种生活感到不明。

不确定感：迷茫通常伴随着一种不确定感，肿瘤患者可能感到无法预测未来，尤其是疾病的康复情况和治疗的效果；肿瘤患者也可能不知道当前的决策或行动是否正确，如不知道是否应该继续治疗、是否该继续当下的治疗方案、在受疾病和治疗影响后是否应该继续当下的生活等。这种不确定性可能引发焦虑和疑虑。

选择的困扰：在迷茫的状态下，可能感到在众多选择之间无法做出决策。这可能涉及职业、学业、人际关系或其他生活领域的选择。

意义的追寻：迷茫时，肿瘤患者往往需要放弃原有的生活而接受长期治疗，他们可能在重新寻找生活的意义和目标、重新审视自己的价值观、确定自己的兴趣和需求等方面感到挑战。

情感的波动：迷茫往往伴随着情感的波动，个体可能经历焦虑、犹豫、失落或困惑。这种情感体验可以在短时间内不断变化。

思考的混乱：在迷茫时，个体的思考可能变得混乱，难以集中注意力。

思维可能在不同的方向上游离,难以形成明确的观点或计划。

5. 烦躁

烦躁通常表现为不安、焦虑和不耐烦等。以下是烦躁的一些特征。

焦虑和紧张:烦躁通常伴随着焦虑感和紧张感。肿瘤患者可能感到不安,无法保持冷静或平静。他们往往对自己的检查、治疗结果以及受影响程度的加大感到焦虑和紧张。

易怒和不耐烦:烦躁时,肿瘤患者可能更容易生气,对事物的容忍度降低,一点小事就可能引起过度的不悦和躁动。

无法安静下来:烦躁的个体可能难以保持安静或放松,可能会不断地移动、手舞足蹈,或者感到坐立不安。

注意力难以集中:烦躁可能影响个体的注意力和集中力,导致个体难以专注于某项任务或活动。

身体不适:烦躁时,个体可能感到身体上的不适,如头痛、肌肉紧张、失眠等。这些生理上的反应可能是情绪烦躁的体现。

冲动行为:一些人在烦躁时可能表现出冲动的行为,如口头攻击、摔东西,甚至可能与他人发生冲突。

6. 懊悔

懊悔也是部分肿瘤患者可能体会到的一种负面的情绪体验,通常与对曾经的某个决定、行为或选择感到遗憾和自责有关。肿瘤患者经历的懊悔情绪往往表现在如下方面。

对治疗决策的懊悔:一些肿瘤患者可能对之前的治疗决策感到懊悔。他们可能会反思是否做出了正确的选择,是否应该选择不同的治疗路径。

对生活方式和环境的懊悔:个体可能对过去的生活方式和环境因素感到懊悔,例如,与吸烟、饮食或其他生活习惯相关的因素可能引发患者的懊悔感。

对家庭和社交关系影响的懊悔:肿瘤可能对个体的家庭和社交关系产生影响,患者可能对这些影响感到懊悔,认为自己给亲人和朋友造成了负担。

对错过重要时刻的懊悔:肿瘤治疗可能导致患者错过一些重要的生活时刻,如亲人的庆生、婚礼等。患者可能对这些错过感到懊悔。

对未来的悔恨:患者可能对未来感到不确定,对于可能无法参与的活动、未来的挑战和变化感到懊悔和悔恨。

自我责备:在面对肿瘤的挑战时,患者可能出现自我责备的情绪,认为

17

自己过去的行为或选择导致了目前的状况。

懊悔情绪是情感体验的一部分,对于肿瘤患者而言,这可能是一个复杂而深刻的过程。患者需要理解,肿瘤的发生往往是多种因素交织的结果,并且自责和懊悔并不能改变过去。在这种情况下,支持系统、心理健康专业人士以及参与肿瘤患者康复的团队可以提供帮助,帮助患者理解并应对懊悔情绪,促进情感的调适和康复过程。

(二)负面情感

肿瘤患者确诊后,其社会关系或人际关系也会产生变化,甚至会遇到一些挑战。针对这些变化的关系,肿瘤患者的社会情感也会有一些变化,他们有时会体验到负面情感。

1. 羡慕与嫉妒

肿瘤患者在面对艰难的治疗过程和不确定的未来时,常常经历复杂而深刻的情感,其中就有羡慕和嫉妒。这些情感反映了患者对自身状况的不满、对治疗效果和康复速度的焦虑,以及对其他患者可能拥有的更好生活质量和社会支持系统的羡慕。以下是肿瘤患者羡慕和嫉妒情感的一些体现。

首先,肿瘤患者可能关注其他患者的治疗效果。在治疗的过程中,患者可能与他人比较自己的状况,特别是关注那些康复效果较好的案例。如果一个患者感到自己的治疗效果相对较差,他可能会对那些取得显著进展的患者感到羡慕。

其次,康复速度是引发羡慕和嫉妒情绪的一个关键因素。肿瘤治疗可能是漫长而艰辛的过程,而不同患者之间的康复速度千差万别。如果患者感到自己的康复速度相对较慢,可能会对其他恢复得更快的患者产生嫉妒情绪。

此外,肿瘤患者可能对其他人的生活质量感到羡慕。肿瘤治疗常常给患者的生活带来重大影响,包括工作、社交和日常活动。如果患者感到自己的生活质量较差,可能会对那些仍然能够正常生活的患者感到羡慕。

社会支持系统的不同也是引发羡慕和嫉妒情绪的一个因素。肿瘤患者通常需要强大的社会支持来应对身体和情感上的挑战。如果患者感到自己的支持系统相对薄弱,可能会对其他拥有强大支持系统的患者感到羡慕。

最后,肿瘤患者对未来的不确定性和生存率的关注也可能引发羡慕和嫉妒情绪。肿瘤患者的治疗常常伴随着对未来的担忧,包括治疗效果、生存前景等方面。如果患者感到其他人有更好的生存前景或能更好地处理未来的不确定性,可能会产生羡慕情绪。

2. 内疚与负罪感

肿瘤患者在肿瘤治疗中经常陷入内疚和负罪感,这些情绪常常深刻而复杂。内疚可能来源于对自身状况的责备,而负罪感可能涉及过去的错误决策、对家人的影响以及对自己和他人的未来感到担忧。以下是关于肿瘤患者的内疚和负罪感的一些体现和解释。

首先,患者可能因为自身的健康状况而感到内疚。一些患者可能会质疑自己的生活方式、饮食习惯或其他因素,认为这些因素可能与肿瘤的发生有关。这种内疚可能伴随着"如果我过去做了不同的选择"或"如果我更注意自己的健康"等思考。

其次,治疗过程中的不愉快体验和疾病对家庭造成的负担可能引发患者的内疚感。肿瘤治疗通常伴随着不适和副作用,而患者可能因为对家人的担忧或因为治疗对家庭生活的影响而感到内疚。他们可能怀疑自己是否应该接受治疗,担心给亲人带来了额外的负担。

再次,患者可能因为治疗对与家人亲密关系的影响而感到内疚。肿瘤不仅影响患者自身,还可能对家人和亲友造成心理和情感负担。患者可能在思考自己的病情对家人的影响时感到内疚,尤其是需要他人照顾和支持时。

同时,负罪感可能源自对过去决策的反思。患者可能追溯自己的生活历程,思考是否有可以避免或改变的错误决策。这时负罪感可能表现为对自己的过去行为过度自责,认为自己或许能够采取不同的生活方式,从而避免肿瘤的发生。

最后,患者可能因为对未来的不确定性和对家人的担忧而有负罪感。肿瘤患者常常需要面对未来的不确定性,他们可能担心自己成为家人的负担,甚至产生对家人未来的担忧。

3. 耻辱与自卑

肿瘤患者常常在疾病治疗过程中产生耻辱感和自卑感,这些情感可能源自多方面的因素,包括疾病的外在表现、社会对肿瘤的误解以及患者对自身身体和角色的认知。以下是关于肿瘤患者可能产生的耻辱和自卑感的一些阐述。

身体外在表现的变化:肿瘤治疗可能导致患者身体外在的明显变化,如头发脱落、体重减轻、形成手术疤痕等。这些变化可能使患者感到自卑,觉得自己的外貌与治疗前有很大不同。耻辱感可能源于他人的注视和评价,

19

以及患者自身对这些变化的负面感受。

社会对肿瘤的误解：社会中存在一些关于肿瘤的误解和刻板印象，这可能导致患者受到负面评价。一些人可能对肿瘤患者存在误解，认为肿瘤是一种可避免的疾病，或者对患者的身体和外貌变化持有刻板印象。这样的社会压力可能引发患者的耻辱感和自卑感。

对自身身体的认知：患者对自身身体功能变化的认知可能影响到他们的自尊心。肿瘤治疗可能导致一些身体功能的减弱，使患者对自身能力产生怀疑。这种怀疑可能引发自卑感，使患者觉得自己的身体不再具备以前的活力和功能。

治疗过程中的依赖感：在治疗过程中，患者可能需要依赖他人的照顾和支持。这种依赖可能使患者感到自卑，觉得自己无法独立应对疾病。同时，患者可能会因为需要他人的帮助而感到耻辱，觉得自己成了他人的负担。

对角色和身份的认知：肿瘤可能对患者的角色和身份产生深远的影响，例如在职场、家庭中的角色。失去工作、无法承担家庭责任等可能使患者产生对自身价值和能力的怀疑，进而引发自卑感和耻辱感。

面对这些复杂而深刻的情感，肿瘤患者可以通过寻求心理健康专业人士的支持来理解和应对。专业人士可以帮助患者重新建立对自身的正面认知，促进心理康复。此外，参与肿瘤患者支持团体或与其他患者分享经验也可以帮助患者更好地应对社会和个人层面的压力。接受自己的身体和情感变化，并建立积极的生活态度，是患者克服耻辱感和自卑感的重要一步。

英国的研究团队在 2016 年开展了一项针对 1916 名成年肿瘤患者的访谈研究，以评估这些人的病耻感，覆盖宫颈癌、乳腺癌和结直肠癌三类癌种。研究人员分疾病严重性、个人责任、尴尬程度、回避度、政策反对和财务歧视（severity, personal responsibility, awkwardness, avoidance, policy opposition, and financial discrimination）六个维度来整体评估研究对象的病耻感。他们发现，研究对象的病耻感整体程度较低，但在六个维度之间存在差异。

4. 恨意

肿瘤患者可能在面对疾病的过程中体会到对自己和他人的恨意，这种情感可能是在面对生活的变化、疾病的困扰和社会的误解时产生的。以下是关于肿瘤患者可能体会到的对自己和他人的恨意的一些简述。

对自己的恨意：患者可能因为身体的变化、生活的改变和疾病的影响而产生对自己的恨意。这种情感可能源于对为何自己要经历肿瘤痛苦的质疑,对自己身体的失控感和未来的不确定性的不满。

对身体的恨意:肿瘤治疗可能导致身体的剧烈变化,包括形成手术疤痕、头发脱落等。患者可能因为这些变化而对自己的身体产生恨意,对自己原有身体状态的丧失感到不满。

对疾病的恨意:患者可能对肿瘤疾病本身产生恨意。这种情感可能源于对生命中突如其来的疾病的不满,对健康的突然丧失和未来的不确定性的愤怒。

对社会的恨意:社会对肿瘤的刻板印象、误解和歧视可能引发患者对社会的恨意。患者可能感到被社会边缘化、遭受不公平对待,从而产生对社会不满和愤怒的情感。

对他人的恨意:在治疗疾病的过程中,患者可能因为感到被孤立、被误解或对家人朋友的期望落空而感到愤怒。这可能导致患者对他人的恨意,觉得他人不能理解自己或提供足够的支持。

对命运的恨意:患者可能因为对自己命运的不满而产生恨意。这种情感可能源自对为什么自己要面对如此艰难的挑战的质疑,对自己成为肿瘤患者的不满。

理解和处理这些对自己和他人的恨意是心理康复的一部分。专业的心理健康支持团体以及与其他患者的互动可以帮助患者表达和理解这些情感。

(三)积极情绪和积极情感

尽管肿瘤患者面临严峻的身体挑战,但他们在治疗和康复的过程中也有可能体验到一系列积极的情绪,包括愉悦、安心、满足和希望。这些积极情绪对患者的心理健康和康复起到积极的作用。

愉悦的情绪:一些肿瘤患者可能在康复过程中体验到愉悦的情绪。这可能源自治疗的积极效果、身体状况的改善或者对生活的新体验。感受到身体逐渐康复和恢复的过程可能带来愉悦感,让患者更加积极面对生活。

安心的情绪:成功完成一个阶段的治疗或者得知疾病处于缓解状态时,患者可能感到安心。这种情绪可能来自对疾病控制的信心和对治疗效果的乐观期待。安心的感觉有助于减轻患者的焦虑和紧张,使其更好地应对治疗过程。

满足的情绪:一些患者可能通过积极参与康复活动,如锻炼、饮食调整、

21

心理支持等,感受到自我管理和自我照顾的成就感。这种自我满足感有助于患者建立对自己健康的积极态度。

希望的、期待的情绪:患者在治疗和恢复的过程中可能培养出强烈的希望。这种希望可能来自医学进步、支持团队的专业帮助、家人和朋友的陪伴以及患者对未来的积极展望。希望是患者战胜困难的动力,有助于塑造积极的心态。

一些肿瘤患者在面对疾病的过程中也可能体验到深刻而特殊的积极情感。这种情感表现在患者与自己、家人、朋友、医疗团队之间的关系中,是一种深厚的情感纽带。

自我肯定:一些患者可能在克服疾病的过程中建立自我肯定感。面对巨大的身体和心理压力,成功地应对治疗,保持积极的态度,有助于患者认识到自己的坚强和勇敢。

生活意义的发现:面对生死考验,一些患者可能开始思考生命的意义和价值。这个过程可能让他们发现新的生活目标、重视人际关系,对生活有更深刻的理解和体验。

感激和感恩:肿瘤患者在治疗过程中可能产生对医护人员、家人和社区的感激和感恩之情。医疗团队的关怀和支持、家人的陪伴和理解,以及社区的支持可能使患者产生感激之情,这种情感对心理康复起着积极的作用。

爱与关心:肿瘤患者在面临疾病的挑战时可能感受到来自家人、朋友和医疗团队的爱与关心。家人的陪伴与支持成为患者的坚强后盾,朋友的理解与陪伴为患者提供情感安慰,医疗团队通过专业态度将爱与关怀传递给患者。这种深切的关爱不仅在患者治疗过程中提供了实质性的支持,也成为患者战胜疾病困境的力量源泉,有助于构筑一个温馨、充满爱的康复环境。

二、肿瘤患者心理压力在躯体症状上的体现

肿瘤患者的心理压力往往会在躯体症状上得到体现,这种现象有时被称为心理生理反应或心身反应。在面对肿瘤诊断和治疗的压力时,患者可能会出现一系列躯体症状,如失眠、疲劳、食欲减退、消化不良、头痛或肌肉疼痛等。这些躯体症状不仅加剧了患者的痛苦,也可能影响治疗效果和生活质量。

此外,长期的心理压力还可能导致免疫系统功能下降,使患者更容易发生感染和并发症。心理压力还可能与慢性疼痛的感知和耐受性有关,导致

疼痛感觉加剧。因此,对于肿瘤患者来说,及时识别和管理心理压力,采取适当的心理干预措施,如心理咨询、放松训练、冥想等,对于减轻躯体症状、改善治疗效果和提高生活质量具有重要意义。

1. 免疫力下降

病理学研究已经获得了有关肿瘤进展与慢性压力、抑郁和社会隔离(social isolation)等因素之间相关联的强有力证据。根据 Straub 和 Yan 的研究,心理因素(如压力、焦虑、抑郁)通过下丘脑-垂体-肾上腺轴、交感神经系统和非肾上腺应激激素影响肿瘤微环境(外周免疫细胞和炎性过程),从而改变疾病的预后。

自然杀伤细胞(natural killer cell,NK 细胞)是一种特殊类型的淋巴细胞,属于免疫系统的一部分。它的主要功能是检测和摧毁体内异常细胞,如感染病毒的细胞或癌细胞,而无须事先识别这些异常细胞。NK 细胞通过检测细胞表面的分子标记,如是否缺乏 MHC(主要组织相容性复合物),来确定其是否为异常细胞。NK 细胞还可以产生和释放一系列的免疫调节分子,对整体免疫反应产生影响。一项 META 分析发现,包括认知行为治疗在内的心理治疗可以显著提高肿瘤患者整个血液系统中的 NK 细胞数量。

2. 疼痛

通常认为肿瘤患者的疼痛会造成不同程度的心理压力,而目前的实证研究发现,心理压力也会造成或加重癌痛。

2020 年,国际疼痛研究协会(International Association for the Study of Pain,IASP)对沿用了 40 年的疼痛定义首次进行了修订,修改后的疼痛定义为:一种与实际或潜在组织损伤相关或类似的不愉快的感觉和情感体验(An unpleasant sensory and emotional experience associated with,or resembling that associated with,actual or potential tissue damage)。对新的疼痛定义,IASP 给出了几点修订说明,主要包括以下内容:

疼痛是一种个体经验,会受到生物学、心理学和社会因素的不同程度的影响,个体可以通过生活经验学习疼痛的概念。

疼痛和伤害感受是不同的现象,不能仅通过感觉神经元的活动来推断疼痛。

尽管疼痛通常是一种适应性感受,有保护个体的功能,但它也可能对个体功能及社会健康和心理健康产生不良影响。

应该重视个体的疼痛经验报告,并要认识到言语描述只是表达疼痛感受的方式之一,没有相关的言语描述不代表人或动物就没有感知到疼痛。

可以看出,国际疼痛研究协会关于疼痛的定义更加重视患者主观的心理感受和情感体验。

心理学家从神经科学角度解释为什么心理压力会让肿瘤患者感到疼痛,涉及身体的神经-内分泌系统和大脑的神经传递。

应激反应:当个体面临心理压力时,大脑中的应激系统被激活,释放应激激素如肾上腺素和皮质醇。这些激素可能导致身体生理状态的改变,包括心率加快、血压升高和肌肉紧张。这些生理变化可能影响神经传递和疼痛感知。

神经递质的变化:心理压力可能导致大脑中神经递质的变化,包括多巴胺、谷氨酸等。这些神经递质在神经传递过程中发挥关键作用,它们的变化可能提升患者对疼痛刺激的敏感性。

免疫系统调节:长期的心理压力可能导致免疫系统的失调,释放炎症性细胞因子。这些细胞因子可能对神经组织产生直接或间接的影响,增加患者对疼痛的感知。

中枢敏感性增加:心理压力可能改变中枢神经系统对疼痛刺激的处理方式,使大脑和脊髓更加敏感。中枢敏感性增加可能导致对疼痛的过度感知。

身体生理变化:心理压力引起的生理变化可能包括血流动力学的改变、血液中化学物质的浓度变化等,这些变化可能直接或间接地影响神经传递和疼痛感知。

疼痛记忆的影响:长期的心理压力可能导致疼痛记忆的形成和巩固。患者可能更容易回忆和强化与疼痛相关的经验,从而增加对疼痛的敏感性。

关于疼痛的神经机制,显示疼痛的感知一方面是疼痛刺激的影响,大脑如何理解刺激也是关键因素,如图2-2所示。

综合来看,心理压力通过多种途径影响身体的神经-内分泌系统和中枢神经系统,可能导致神经传递的异常和疼痛感知的增加。这些机制的相互作用使得肿瘤患者在面临心理压力时更容易感受到疼痛。有效的心理支持、情绪调节和疼痛管理策略对于减轻患者的疼痛感和提高生活质量非常重要。

3. 疲乏

肿瘤患者感受到的疲乏通常是一种持久的、极度的疲劳感。这种疲乏不同于正常的疲劳,它可能会在休息后仍然持续存在,影响患者的日常生活和活动水平。肿瘤相关的疲乏被称为肿瘤相关疲劳(cancer-related fatigue,

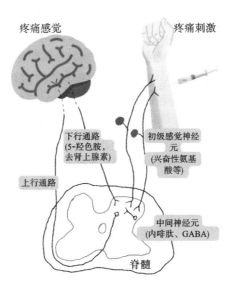

疼痛感觉

疼痛刺激

下行通路
(5-羟色胺、
去肾上腺素)

初级感觉神经
元
(兴奋性氨基
酸等)

上行通路

中间神经元
(内啡肽、GABA)

脊髓

图 2-2　疼痛的神经机制

CRF)。

　　肿瘤相关疲劳可能包括以下一些感觉和特征。

　　持续性的疲劳感:患者经常感到极度疲乏,不论是否得到足够的休息。这种疲劳感可能是全身性的,涉及身体各个方面。

　　无法通过休息缓解:与正常疲劳不同,肿瘤相关疲劳可能无法通过充足的休息或睡眠得到完全缓解。患者可能在休息过后仍然感到疲倦。

　　影响日常活动:疲劳可能严重影响到患者的日常活动,包括工作、社交和家务等。这种疲劳感可能使一些常规的任务变得困难和耗费更多精力。

　　情绪影响:肿瘤相关疲劳不仅影响身体,还可能对患者的情绪状态产生负面影响,包括焦虑、抑郁和疲倦。

　　生活质量下降:疲劳可能显著降低患者的生活质量,影响他们的精神状态和整体幸福感。

　　不同于正常疲劳:与一般的疲劳感相比,肿瘤相关疲劳更为持续、严重,且对患者的日常生活影响更大。

　　肿瘤相关疲劳可能是多种因素的综合作用结果,包括肿瘤治疗的副作用、身体对肿瘤本身的应激反应、营养不良、荷尔蒙水平的变化等。

　　Smets 等(1993)的研究显示,约 70% 的肿瘤患者在接受放化疗期间出现疲乏的感觉。他认为,身体的和心理的因素有助于解释疲乏现象的发生。

25

Julienne E. Bower(2014)发现,疲劳可能是在接受肿瘤治疗后的其他方面健康的幸存者身上持续数年的最常见的不良反应之一。与肿瘤相关的疲劳会影响生活质量的各个方面,可能是降低生存率的风险因素之一。事实上,纵向研究已经确定了与肿瘤相关疲劳有关的遗传、生物学、心理社会和行为风险因素。尽管目前尚无用于疲劳治疗的黄金标准,但在随机对照试验中,包括体育锻炼、心理社会疗法、身心疗法和药物治疗等多种干预方法已经显示出益处。

另外,包括抑郁在内的多种负性情绪和心理障碍均会出现疲乏症状。心理压力导致疲乏的机制是多层次的,包括神经、激素、睡眠、免疫系统等多个层面的相互作用。首先,心理障碍如抑郁症和焦虑症可能引起激素失衡,如肾上腺素和皮质醇异常释放,导致能量平衡紊乱和疲乏感。其次,睡眠问题是心理障碍常见的伴随症状,失眠和睡眠质量不佳会影响身体的恢复和能量补充,导致昼夜疲乏。此外,心理紧张和焦虑状态可能导致肌肉过度紧张,增加身体的能量消耗,引起肌肉疲劳和疲乏。心理障碍还可能影响免疫系统的功能,使个体更容易受感染,进而导致疲乏。治疗心理障碍的药物可能具有产生疲乏感的副作用。心理障碍与生理状态之间存在复杂的相互作用,通过神经、内分泌和免疫系统等途径相互影响,最终导致整体的疲乏感。

4. 睡眠障碍

睡眠障碍包括睡眠过多(如嗜睡)、睡眠不足(如失眠、入睡困难、早醒、睡眠浅)、睡眠发作性异常(如惊醒、梦魇)等。抑郁、焦虑等情绪异常或心理障碍均会导致睡眠障碍。

研究显示,高达95%的肿瘤患者抱怨他们在确诊、治疗和之后的10年内出现睡眠障碍的情况。睡眠障碍和过多的日间睡眠也会导致疲乏和感知异常的现象。Savard等研究了长期带瘤生存患者,其中52%的患者报告了睡眠困难,58%的患者认为肿瘤导致或者加剧了他们的睡眠问题。

5. 食欲

有患者认为放化疗等治疗是影响食欲的重要因素,但是食欲影响因素是多方面的,包括疾病本身和身体基础条件。同时,压力情绪也会导致肿瘤患者出现食欲不振的现象,从而影响肿瘤患者的营养状况和免疫力。

情绪影响食欲是一个复杂而多层次的过程。在肿瘤确诊之后,肿瘤患者在应激情境下,身体会产生应激激素,如皮质醇和肾上腺素,这可能导致食欲的变化。一些人在面对压力或焦虑时可能出现食欲下降,其他人则可能寻求食物来缓解情感不适。这种情绪引起的饮食变化可能与神经途径和激素水平的波动有关。情绪性进食是一个常见的现象,即在情绪低落或焦虑时,个体倾向于通过食物寻找安慰。这种情绪与食物的关联不仅仅是生理需求,更涉及情感的缓解和满足。

心理健康问题,如抑郁症和焦虑症,也可能导致食欲异常。某些人可能经历食欲丧失,而另一些人可能出现过度进食的情况。社交和文化因素也在情绪和食欲之间发挥作用,个体在情感状态下选择和摄取的食物类型可能受到社交活动和文化传统的影响。

Holland(1977)认为,肿瘤患者出现短时厌食某种程度上是心理压力所致。不适、疼痛以及缺乏幸福感共同导致了一种普遍的情感不快状态,谨慎使用精神药物可以改善肿瘤患者的营养管理,减轻放疗或化疗引起的恶心、呕吐和厌食症状。他认为,创造尽可能愉快的用餐氛围,鼓励进食,关心患者的食物偏好,并注意为患者提供轻松愉悦的社交环境是可取的。

三、心理压力在行为层面的体现

肿瘤患者在应对疾病和治疗过程中可能出现各种不适当的行为,这些行为可能是由情绪、身体状况、治疗副作用或其他因素引起的。

1. 拒绝治疗

肿瘤患者出现因心理原因拒绝治疗的现象可以追溯到多种深层次的情感和认知层面。首先,恐惧和焦虑往往是患者拒绝治疗的主要心理原因之一。对治疗过程的不确定性、对产生副作用的担忧以及疾病带来的生活变化,可能使患者感到不安和无法承受。

其次,患者对治疗的不信任也是一个重要的心理屏障。这可能源于之前的医疗经历、对信息的误解,或对医学系统的负面看法。对医疗团队的信任是治疗合作的基础,缺乏信任可能导致患者拒绝治疗。

此外,对身体形象和自我意识的担忧也是一个常见的心理原因。肿瘤治疗可能导致外貌的变化,如头发脱落、体重改变等,这可能对患者的自尊心和自信心造成负面影响。

2. 治疗依从性下降

心理因素导致肿瘤患者治疗依从性下降的情况复杂而多样。焦虑和抑郁情绪可能在肿瘤诊断和治疗中显著增加,对患者的心理状态产生深远影响。这些情绪可能导致患者对治疗计划持负面态度,感到沮丧和无法承受治疗带来的心理负担。同时,治疗可能伴随的各种副作用也会引发患者的担忧,使其对继续治疗感到犹豫。

27

认知困难是另一个心理因素,肿瘤及其治疗过程可能影响患者的思维和记忆功能,使得其理解和遵守治疗计划变得更加困难。治疗对生活质量的影响,包括工作和家庭生活的变化,可能引发患者的消极情绪,降低他们坚持治疗的意愿。

医疗信任问题也可能导致治疗依从性下降。患者对医疗团队的信任是患者积极参与治疗计划的基础,如果患者感到医疗体系存在问题,他们可能会减少对治疗的依从性。患者对治疗效果的怀疑可能来自先前的治疗经历、信息不足或对治疗过程的误解。这种怀疑可能导致患者对治疗计划的不确定感,影响其依从性。

由于担心肿瘤的确诊对肿瘤患者造成心理负担,影响其治疗效果和生活质量,患者家人有时选择向患者隐瞒病情,医护人员有时也会尊重这些决定。有研究显示,在很多情况下家属不同意告知患者肿瘤诊断。在意大利,85.4%的医生认为家属常常要求他们不要告知患者肿瘤诊断;在希腊,只有23%的家属同意告知患者肿瘤诊断;在中国香港,60%的家属认为告知患者肿瘤诊断没有意义。我国有研究显示,57.7%的家属对告知患者肿瘤诊断持否定态度,家属的这种态度不受患者的年龄、性别及受教育程度的影响。

隐瞒病情有可能在相当一段时间内避免患者的心理压力,以及由此产生的关系冲突、依从性下降等情形。但对患者隐瞒病情也会有一些潜在的风险:有些患者可能因此不重视自己的病情和治疗,导致治疗依从性下降;有些患者可能没有足够的时间来弥补自己的遗憾;也有些患者可能在得知真相后产生更大的负面情绪。

在美国,20世纪60年代前,肿瘤患者通常不愿意知晓疾病的真实诊断,而到了现在,95%的肿瘤患者愿意被告知真实的诊断。71.5%的希腊患者认为医生用"肿瘤"等简单而非模糊的语言进行交流对他们更重要。国内的研究显示,90.8%的肿瘤患者希望被告知诊断、治疗等各方面的信息,无论有无治愈希望,肿瘤患者都希望能够了解真实的病情。

3. 医疗决策能力下降

Jennifer S. Lerner 等(2015)针对1970年以来的情绪与决策制定这一新兴领域的理论和证据开展文献回顾研究。他们发现,情绪研究的科学领域最初发展缓慢,如今正经历一个开始对决策理论产生影响的革命性阶段(Keltner & Lerner,2010;Loewenstein 等,2001;Loewenstein & Lerner,2003)。在过去的情绪与决策制定研究中,主要结论包括以下几点:

• 情绪是决策制定的强大、普遍、可预测、有时有害有时有益的推动因素。在不同类型的决策中,情绪通过影响判断和选择的基本机制呈现出重要的规律,因此情绪效应既不是随机的,也不是附带的现象。

• 情绪对决策制定的影响可以是内在或附带的形式,附带情绪通常会产生不被期望的、无意识的影响。

• 在 20 世纪 80 年代至 90 年代,以情绪和决策制定为基础的价值取向理论被视为具有开创性。而最近的理论将情绪的价值维度视为推动决策制定结果的多个情绪维度之一,提供了更精确和非直观的预测。

• 尽管情绪可能通过多种机制影响决策,但大量证据表明,这些影响主要通过思维内容的变化、思维深度的变化以及内隐目标内容的变化实现——这三个机制被总结在情绪-思维-目标框架内。

• 一个具体情绪对一个具体判断或决策的最终影响,取决于每个情绪触发的认知和动机机制(如前一点所述)与驱动任何给定判断或决策的默认机制之间的相互作用。

• 情绪不一定是一种启发性思维。情绪最初被迅速激发并可能触发迅速的行动。但一旦激活,某些情绪(如悲伤)可以触发更系统化的思考。区分情绪引发阶段和情绪持续阶段的认知后果可能是有用的,以链接情绪与思维方式。

• 当不希望受到情绪影响时,仅通过努力来减少影响是困难的。减少这些影响的策略分为三大类——旨在减轻情绪强度的策略、减少情绪用作决策输入的策略,以及用相反方向的偏见抵消基于情绪的偏见的策略。总体而言,较少付出努力的策略,特别是涉及选择架构的策略,在这方面提供了最有前景的途径。

• 情绪与决策制定领域正加速发展,但距离成熟尚远。大多数子领域包含较少的竞争性理论,许多领域仍然未被探索。现有研究可能引发更多问题。

• 尽管对情绪与决策制定的研究尚处于初期阶段,但该领域已经积累了足够的证据,可以朝着对决策情绪的情感影响的一般模型迈进。Jennifer S. Lerner 等提出"情绪渗透决策模型"(the emotion-imbued choice model, EICM)(见图 2-3),希望这为未来研究提供一个有用的框架。

基于上述发现,我们可以理解肿瘤患者的情绪压力是如何影响他们做出医疗决定和其他相关生活决策的:

• 情绪成为决策驱动因素:情绪在决策制定中被认为是强大的、普遍

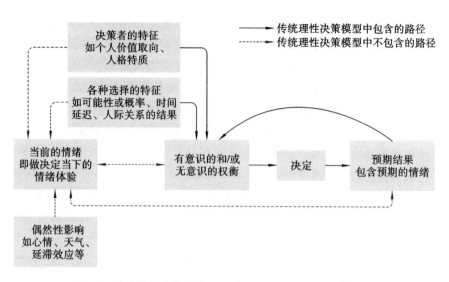

图 2-3　情绪渗透决策模型（the emotion-imbued choice model）

的、有时有益有时有害的推动因素。在面对肿瘤诊断和治疗选择时，患者可能经历各种情绪，如恐惧、焦虑、悲伤等，这些情绪可能对他们的医疗决策产生显著影响。

·情绪影响决策机制：不同类型的决策中存在情绪对判断和选择的影响，而这种影响并非随机的或是附带的。情绪可能通过改变思维内容、思考的深度以及内隐目标的内容等机制影响医疗决策。

·情绪对思考方式的影响：情绪并不一定是一种启发性思维，它可能在情绪激发阶段引发迅速的行动，但随后某些情绪（如悲伤）可能触发更系统化的思考。对于肿瘤患者而言，面对复杂的治疗选择，情绪可能在启发性思考和系统性思考之间发生变化，影响他们对医疗决策的处理方式。

·不同情绪对决策结果的影响：不同的情绪可能通过触发的认知和动机机制与影响医疗决策的默认机制相互作用。这意味着同一种情绪可能在某些情况下改善医疗决策，而在其他情况下可能对决策产生负面影响。

·情绪的持久影响：某些情绪的持续时间可能影响患者的决策过程。例如，一种长时间存在的焦虑可能导致患者在医疗决策中更加保守或谨慎。

·情绪对决策意愿的影响：肿瘤患者的治疗决策可能会受到情绪的影响，从而影响他们是否愿意接受特定的治疗方案、参与临床试验或者接受手术等。

4. 思维反刍

思维反刍（rumination）通常用于描述一种反复思考、深度思考或回顾的过程。思维反刍通常包括对事物的反复思考、观察、分析,有时可能是对过去经历或未来可能发生的事情进行反复的心理审视。这种过程可能涉及对选择、决策或情感体验的深度思考,有时可能是一种有益的自我反思,但也可能导致过度思虑或情绪上的负担。当这种思考过程变得过于频繁、负面或无法控制时,可能成为焦虑或抑郁等心理健康问题的表现。

肿瘤患者可能面临多方面的心理和情绪挑战,导致一系列的思维反刍。这些思维反刍可能因个体差异、治疗阶段和社会支持等因素而异。以下是一些常见的思维反刍:

· 对死亡与生存的思考:肿瘤诊断常常引发对死亡和生存的深刻思考。患者可能会思考生命的意义、对死亡的接受程度以及对未来的期望。

· 治疗选择和决策:肿瘤患者可能面临繁重的治疗选择,包括手术、放疗、化疗等。他们可能不断思考哪种治疗方式更适合自己,同时也可能担忧治疗的风险和副作用。

· 身体形象与自尊心:肿瘤治疗可能对患者的外貌和身体造成明显影响。患者可能反刍关于自己身体形象的负面思维,对自尊心和自我价值感产生影响。

· 家庭和人际关系:肿瘤患者可能思考疾病对家庭和人际关系的影响。他们可能担心自己成为他人的负担,同时也可能寻求更多的支持和理解。

· 未来和计划的不确定性:肿瘤诊断带来的不确定性可能让患者对未来感到焦虑。他们可能不断思考未来的计划、事业、家庭等方面的不确定性。

· 情绪的波动:肿瘤治疗过程中,患者可能经历情绪的波动,包括恐惧、焦虑、沮丧等。这些情绪可能引发患者对自身状况的反刍,影响心理健康。

· 生活的意义和目标:肿瘤患者可能反刍生活的意义和个人目标。这种思考通常伴随着对生活的重新审视,可能引导患者重新设置个人和生活的优先级。

· 对治疗效果的期望和担忧:患者可能思考治疗的效果,伴随对康复和治疗进展的期望,同时也可能担忧治疗的不确定性和可能的挫折。

四、心理压力在人际和社会关系中的体现

1.回避社交

肿瘤患者因心理原因而回避社交可能源于对自身身体状况的敏感性。肿瘤及其治疗过程可能导致头发脱落、体重变化、皮肤问题等外貌上的变

化,患者可能因为对这些变化的担忧而自我意识过重。这种自我意识可能导致患者回避社交,避免他人的关注,以免受到评价或同情。

社交压力和不适感也是导致患者回避社交的因素。患者可能担心他人的好奇、同情或不当关切,这可能提升他们的焦虑水平。为避免面对这种社交压力,患者选择回避社交场合,以减少他人的注意。

此外,患者可能经历焦虑和抑郁情绪,这些心理状态可能加剧对社交的回避行为。

2. 不合适的沟通姿态

肿瘤患者在面对心理压力时可能表现出一系列不合适的沟通姿态,这些姿态反映了他们在应对肿瘤诊断和治疗过程中所承受的心理负担。这些姿态也会影响患者的亲密关系、家庭关系、朋辈关系、医患关系等人际和社会关系。以下是一些可能出现的不合适的沟通姿态及其原因。

冲动的言辞:患者可能因为情感激动、焦虑或愤怒而脱口而出冲动的言辞。这可能是由于肿瘤诊断和治疗引发的心理冲击,以至于患者在沟通中难以保持冷静和理性。

回避和沉默:有些患者可能选择回避沟通或保持沉默,不愿表达内心的感受和需求。这可能是因为患者感到难以面对疾病,无法用言语来表达自己的情绪。

愤怒和抵触:面对肿瘤的挑战,患者可能感到愤怒、不满或抵触。这种情绪可能导致他们在沟通中表现出敌对的态度,对医疗团队或治疗计划产生怀疑。

对医疗团队的不信任:一些患者可能因为对医疗团队或治疗方案的不信任而表现出怀疑和质疑。这可能源于之前的医疗经历、信息不足或对治疗效果的怀疑。

情绪化的反应:患者可能因为心理压力而表现出过度情绪化的反应,包括哭泣、愁眉不展等。这反映了他们在沟通中难以控制情绪,可能是对于疾病带来的不安的一种表达方式。

这些不合适的沟通姿态背后的原因在于肿瘤的心理冲击,患者可能感到生活突然发生了巨大的变化,失去了对未来的掌控感。面对疾病的不确定性和治疗的压力,患者可能难以有效地表达自己的需求,从而采取了一些不适当的沟通方式来应对这种心理压力。理解这些姿态背后的原因有助于医疗团队提供更恰当的支持和理解,帮助患者更好地应对心理压力,最终促进更健康的沟通和合作治疗。

3.家庭关系的变化

肿瘤的诊断和治疗可能对家庭产生重大冲击。患者的配偶和其他家庭成员也可能承受巨大的心理压力,尤其是在提供支持、照顾患者的过程中。这可能导致家庭内部的关系发生动态变化,患者及其家人需要适应新的情境。

第二节　影响肿瘤患者心理的相关因素

本小节讨论肿瘤患者心理压力的多方面成因。这一压力并非单一来源,而是由生理状态、心理模式、社会环境以及灵性感悟等多个因素共同作用而产生的复杂现象。在考察这些因素时,我们将结合认知行为和心理动力学两种不同视角,以全面理解患者的心理状态。

生理状态在肿瘤患者心理压力中扮演着关键角色,疾病的生理影响往往直接牵引着患者的心理状态。与此同时,患者的心理模式,即其对疾病的认知、情感反应,也是构建心理压力的重要部分。社会环境的影响更是不可忽视,亲友、社交支持以及医疗体系的角色都在塑造患者的情感体验中起到关键作用。灵性层面的体验可能为患者提供一种超越物质层面的支持,但同时也可能引发一系列心理挑战。我们深度分析这些多维度因素,旨在揭示肿瘤患者心理压力的发生机制,以便更有针对性地提供心理支持,帮助患者更好地应对这一复杂而严峻的生命阶段。

一、生理因素

肿瘤患者在面临不同的肿瘤类型、预后、疼痛程度、症状控制和营养水平时,可能经历不同程度的心理压力。以下是对不同生理状况下患者可能面临的心理压力的简要描述。

(一)不同肿瘤类型的患者

孙恒文等(2018)对患者复发恐惧的研究显示,不同的肿瘤类型在癌症疾病进展患者焦虑和抑郁产生的过程中也存在一定的影响。该研究显示,焦虑和抑郁发病率较高的为消化道肿瘤、肺癌、妇科肿瘤及乳腺癌患者。其中乳腺及妇科肿瘤常为女性高发,其焦虑和抑郁的发病情况也具有一定的性别偏向,与女性的性格、生活及生理需要密不可分。在我国,肺癌及消化道肿瘤患者在确诊时多为中晚期,癌症疾病进展在加重损伤呼吸及消化系统正常生理功能及躯体症状的同时,调整的治疗方案、增加的化疗药物种类和剂量所带来的多种不良反应也在进一步加重患者的躯体不适感,此时焦虑和抑郁等负面情绪便随之而来,伴随在整个治疗过程和日常生活中。

(二)不同预后的患者

良好预后患者:一些患者可能因为良好的预后而感到欣喜,对未来充满希望,但也可能面临对生活的重新评估和未来的不确定性。有时他们可能感到对治疗的期望和压力。

恶化预后患者:面对恶化的预后,患者可能经历沮丧、焦虑和对未来的恐惧。他们可能需要应对面对生命终结的心理挑战。

(三)疼痛、炎症、积水等症状控制方面效果不同的患者

症状控制困难的患者:一些患者可能经历症状无法得到有效控制而带来的心理困扰。例如,持续的呕吐、疲劳或呼吸困难可能影响患者的生活质量,引发焦虑和抑郁情绪。

症状缓解的患者:成功的症状缓解可能带来心理上的宽慰和满足感。患者可能体验到对治疗的积极响应,并更积极地面对疾病。

(四)不同营养水平的患者

营养不良患者:营养不良可能导致身体虚弱和免疫系统功能下降,对患者的心理健康产生负面影响。焦虑、抑郁和对康复的担忧可能增加心理压力。

良好营养状态患者:良好的营养状态可能使患者更有力量应对治疗和康复,减轻心理负担。

二、心理因素

在认知行为和心理动力学的不同视角下,研究者都发现一些心理因素会导致肿瘤患者的心理压力。认知行为视角认为不合理的自动化思维和核心信念会导致心理压力。心理动力学视角认为潜意识冲突和心理防御机制会导致心理压力。

（一）不合理的自动化思维和核心信念导致心理压力

自动化思维是指个体在面对特定情境时自动产生的思维过程,这些思维通常是快速、无意识的,并且可能包含有偏差的认知。对于肿瘤患者而言,这些自动化思维往往围绕着疾病的威胁、治疗的不确定性、身体的变化以及对未来的恐惧。例如,一个肿瘤患者可能会自动化地将自己视为无助的受害者,认为自己对疾病无能为力,这种思维会导致患者感到绝望和无力。此外,患者可能会有"灾难化"的倾向,即过分夸大疾病可能带来的负面影响,预期最坏的结果,从而产生极度的焦虑和恐慌。

核心信念是个体关于自我、他人和世界的基本态度和信念,它们在个体的认知结构中占据核心地位。对于肿瘤患者,不合理的核心信念可能会导致他们对疾病和治疗持有消极的看法。例如,患者可能深信"我不值得被爱"或"我注定要遭受痛苦",这些负面的核心信念会影响他们对治疗的参与度和对生活质量的评价。

不合理的自动化思维和核心信念不仅会增加肿瘤患者的心理压力,还可能影响他们的治疗决策和遵从性。例如,持有"治疗无用"信念的患者可能不愿意积极配合治疗,或者在面对疾病复发时更容易放弃。具体见表2-3。

表2-3　肿瘤患者的核心信念、自动化思维与情绪关系的举例

核心信念	自动化思维	情绪
我的肿瘤必须被治好	一旦治疗有一点不如预期就感到绝望	强烈的焦虑和恐惧
任何治疗效果都不够好	每次体验不适都认为治疗无效	沮丧、失望,对未来充满恐惧
不治愈就意味着失败	对未来产生悲观预期,认为无法实现人生目标	感到无助和对自己的价值产生怀疑
如果治疗失败,我就无法忍受	想到治疗失败会导致无法承受的痛苦	强烈的焦虑和情绪上的负担
只有肿瘤被治好我才能幸福	将肿瘤治愈与幸福紧密联系,否则无法感到快乐	沮丧、焦虑,对未来感到绝望

续表

核心信念	自动化思维	情绪
出现副作用就是治疗失败	每次出现副作用都感到治疗无效，产生沮丧和失望	沮丧、失望、焦虑
治疗的成功与副作用的程度成反比	副作用越严重，治疗效果就越差	强烈的焦虑，对治疗产生怀疑
副作用会让我无法忍受	对副作用感到过分恐惧，可能影响继续治疗	强烈的焦虑，对治疗产生回避行为
我不应该承受这么多痛苦	对副作用产生过度的回避行为	感到无助和对治疗信心的下降
治疗如果伴随副作用就是无效的治疗	副作用的出现让患者对整个治疗过程失去信心	沮丧、焦虑，对未来感到绝望

(二)潜意识冲突和心理防御机制导致心理压力

肿瘤患者的潜意识冲突是深层次心理活动过程中的一种体验，源自肿瘤的诊断和治疗带来的种种压力与心理挑战。潜意识冲突是精神分析理论中的关键概念，认为在患者的潜意识中存在着无意识层次的冲突、欲望和回避，这些因素影响着患者对疾病和治疗的情感体验。例如，肿瘤患者的潜意识冲突可能涉及对死亡的极端焦虑。肿瘤的诊断使患者直面生命的脆弱性，可能引发对生命的深刻反思和对死亡的恐惧。这种潜在冲突使患者陷入对生存与死亡的复杂思考，从而在潜意识层面上引发强烈的心理压力。肿瘤患者的潜意识冲突是复杂而多层次的，涉及生命与死亡、身体完整性、未来不确定性以及社会支持与孤立等多个层面。了解和理解这些潜在的冲突，对于提供个性化的心理支持和治疗至关重要，从而帮助患者更好地应对心理压力，促进心理健康的恢复。

心理防御机制是指个体面临挫折或冲突的紧张情境时，在其内部心理活动中具有的自觉或不自觉的摆脱烦恼，减轻内心不安，以恢复心理平衡与稳定的一种适应性倾向。心理防御机制是弗洛伊德提出的心理学名词，是指自我对本我的压抑，这种压抑是自我的一种全然潜意识的自我防御功能。而防御是精神分析理论中的一个重要概念，在人格结构中它属于自我（ego）的功能。当自我觉察到来自本我的冲动时，就会以预期的方式体验到一定的焦虑，并尝试用一定的策略去阻止它，这个过程就是防御，或称为自我的防御(defense of ego)。防御是自我用来驱赶意识到的冲动、内驱力、欲望和想法,它主要针对的是能引起个体焦虑的欲望和攻击性。一般来说,防御是在潜意识里进行的,因此个体并不会意识到它在发挥作用。个体防御机制运作的水平不同,导致的结果也不同。一般而言,心理防御机制包含否认、幻想、投射、转移、合理化、预期、幽默、升华几个核心概念(见表2-4)。

表 2-4　结合肿瘤患者具体情境分析其心理防御机制

心理防御机制	具体解释	结合肿瘤患者的例子
否认	拒绝或避免接受现实中的不愉快事实,试图逃避现实,减轻心理压力	肿瘤患者可能否认自己患有肿瘤,拒绝接受医生的诊断,以避免面对疾病的真实存在
幻想	创造一种与现实不符的想象,用于逃避或缓解心理不适,提供一种愉悦或更可接受的替代现实	肿瘤患者可能通过幻想来想象治疗过程没有痛苦,或者设想自己已经康复,以缓解对治疗现实的担忧
投射	将自己的不适感、冲突或负面情绪归因于他人,外化内在的问题	一个肿瘤患者可能因为自己对治疗的恐惧而对医疗团队产生敌意,认为医生无法提供有效的帮助
转移	将原本的情感或冲突从一个对象转移到另一个对象上,通常是转移到更安全或更容易处理的对象上	肿瘤患者可能因为对疾病的不满而将负面情感转移到亲友身上,导致家庭内部关系动态发生变化
合理化	合理化解释自己或他人的行为,以减轻心理不适感	一个肿瘤患者可能合理化自己对治疗计划的不满,认为这是为了更好的生活质量而必须接受的
预期	提前预见并做好面对可能发生的不适或冲突的准备,以减轻相关心理压力	肿瘤患者可能提前了解治疗过程中可能的副作用和不适,以更好地应对治疗期间可能的困扰
幽默	用轻松和幽默的方式看待问题,以减轻心理压力和缓解紧张情绪	一位肿瘤患者可能利用幽默来缓解家庭中的紧张气氛,通过笑声来减轻治疗过程中的心理负担
升华	将负面情感或冲突转化为对个体和社会有益的形式,保持心理平衡	一个肿瘤患者可能通过参与艺术创作来调节疾病带来的负面情感,将其转化为积极的创造力

上述心理防御机制的几个核心概念并不是依照时间顺序呈线性发展的,同一名患者在不同阶段可能"启动"不同的心理防御机制。整体而言,心理防御机制有趋于不成熟和趋于成熟的不同取向,表中的几个核心概念是依照不成熟至成熟的防御机制的顺序进行罗列的。

在诸如确诊这样的应激事件发生后,患者会"启动"自我防御机制,但是成熟取向的程度因人而异。Perry 等(2015)针对肿瘤患者的心理防御机制开展研究发现,最近康复的一组 76 名乳腺癌患者的防御机制平均水平低于他们选择的 157 名社区成员构成的对照组。Zimmerman 等(2019)基于这项研究进行了扩大对照研究,他们选取了 50 名正在接受肿瘤治疗的研究组与 Perry 的研究数据进行对比,发现其整体防御功能水平更低。这一发现支持了防御理论驱动的假设,即经历极端压力的个体比经历不同严重程度的相同压力源的个体更有可能"启动"不成熟的防御机制。

三、社会因素

肿瘤患者面临的社会问题是导致心理压力的重要原因之一。现实因素如经济负担、工作能力丧失、医疗费用高昂等,都可能给患者带来沉重的经济压力和生活不稳定感。社会角色和社会关系的变化,如因疾病导致的职业角色丧失、家庭角色改变、人际关系紧张等,也会对患者的心理状态产生负面影响。此外,社会支持的薄弱(如缺乏亲友的理解和帮助)、社会资源获取困难等,会让患者感到孤立无援,增加他们的心理压力。这些社会因素相互作用,共同影响肿瘤患者的心理适应和情绪状态,需要通过多方面的社会支持和心理干预来缓解。

(一)现实问题导致心理压力

一些现实的需要没有被满足可能会成为肿瘤患者的现实挑战,并对其心理健康产生深远的影响。主要机制包括不确定性和控制感丧失、社会比较以及心理负担的累积。

首先,现实挑战可能引发患者对未来的不确定感和对生活掌控感的丧失。不清楚如何应对经济困境或照顾责任可能导致患者感到焦虑和无助。这种不确定性可能在患者的心中埋下种子,增加了应对这些挑战时的紧张感。

其次,社会比较和身份认同的问题可能在经济和照顾挑战面前浮出水面。患者及其家庭可能与他人进行比较,产生对社会身份的担忧。这种比较可能导致自尊心的下降,进而加重心理压力,使患者陷入心理负担的漩涡中。

最后,这些现实因素往往是长期存在的挑战,而非短暂的困扰。长期的心理负担累积可能使患者的心理健康逐渐受损。这种累积效应使得患者更容易陷入负面情绪和情感的循环,从而影响其整体的心理幸福感。

现实挑战影响肿瘤患者心理的例子见表2-5。

表 2-5 一些现实挑战影响肿瘤患者心理的举例

现实挑战	如何影响患者心理	患者心理压力
经济压力	面临财务困扰,可能感到无助和担忧未来	财务担忧、焦虑
医疗保险	不确定医疗费用的承担范围,可能导致对治疗费用的担忧	不确定性、担忧治疗费用
照料压力	承担照顾责任的家庭成员可能感到身心疲惫,导致患者担忧成为他人负担,或者担心没有人照顾自己	担心成为他人负担、无助感
就诊困难	长时间等待和交通不便可能引发患者对治疗的不满和焦虑,或者担心不能顺利就诊,耽误治疗	不便利、焦虑
交通	前往医院或诊所的交通问题可能使患者感到时间紧迫、增加交通成本	紧迫感、焦虑
缺乏医疗信息	对治疗和疾病的理解不足,可能导致对未知的恐惧感	不安感、对未知的恐惧
医疗信息过载	过多、复杂的医疗信息可能使患者感到混乱和困惑	混乱感、困惑
医患沟通困难	未能理解医生的解释,可能使患者感到不安和不满意	不安、不满意
治疗不顺利	治疗进展缓慢、副作用严重可能导致患者感到沮丧、失望和焦虑	沮丧、失望、焦虑

(二)个体的社会文化背景导致心理压力

个体的社会文化背景同其性别、文化程度、职业和收入水平、生活经历等密切相关。

Simard 等（2013）、Grist 等（2013）、Koch 等（2013）、Yang 等（2016、2017）分别进行的研究发现，未婚、离异或丧偶的患者可能由于缺乏稳定的家庭支持和情感依靠，更容易报告高恐惧水平。婚姻和家庭的支持对于患者应对疾病带来的心理压力至关重要，缺乏这种支持可能会使患者在面对疾病时感到孤立无援。

孙恒文等（2018）对肿瘤患者进行的量性研究显示，年龄、职业和收入水平、日常生活压力、疾病史和家族疾病史、童年经历等，均会对患者的心理造成影响。他们认为：年轻患者可能因为对未来的不确定性和对疾病长期影响的担忧而更容易体验到高水平的恐惧心理。这可能与年轻患者对生活质量的期望、对职业和家庭生活的规划有关，疾病的威胁可能会对这些方面产生重大影响。经济压力与疾病带来的心理负担之间存在密切联系。无业或兼职工作的患者以及低收入群体可能因为经济困难而更加担忧治疗费用和未来的生活保障，这种经济上的不安全感可能导致他们的恐惧心理水平更高。生活中的各种压力，如工作、家庭责任、财务问题等，都可能加剧患者的心理负担。高生活压力水平的患者可能更难以找到缓解心理压力的途径，从而更易报告高恐惧水平。有家族疾病史和童年重大疾病史的患者可能因为疾病的遗传风险和早期不良健康经历而更易报告高恐惧水平。这些因素可能会增加患者对疾病复发的担忧和恐惧。童年时期的重大疾病经历可能会对患者的心理健康产生长期影响。这些早期的经历可能会使患者在成年后面对新的健康挑战时感到更加脆弱和恐惧。

（三）社会角色和社会关系适应导致心理压力

肿瘤确诊后，患者通常会经历社会角色的变化，这是因为肿瘤的治疗和康复过程可能影响到他们的生活和日常活动。以下是一些可能出现的社会角色变化，以及这些变化对患者心理的可能影响。

从职员变为待业人员：肿瘤治疗可能导致患者需要休假或减少工作时间，甚至可能暂停工作。这种角色的改变可能引发患者对经济稳定性和职业身份的担忧，同时可能感到自尊心受损。

从一般家庭成员变为被照料者：肿瘤患者可能需要家庭成员或亲友的照顾和支持。这可能导致患者从独立的家庭成员变为需要他人照顾的角色，失去独立性和自主性可能引发他们的失落感。

从积极社交成员变为社交隔离者：肿瘤治疗过程中，患者可能减少社交活动或退出一些社交圈,因为他们可能感到疲倦、不适。这可能引发孤独感和社交隔离。

从非患者身份变为患者身份:肿瘤确诊后,患者可能开始将肿瘤作为自己生命的一部分,而不仅仅是生活中的一个暂时挑战。这可能引发患者对自我认同的深刻思考,甚至可能导致情感和心理的调整。

这些社会角色的变化可能对患者的心理产生多方面的影响。患者可能经历焦虑、抑郁、自尊心下降、对未来不确定性的恐惧以及与社会隔离的感觉。另外,肿瘤确诊后,患者也会在人际关系和社会关系上感受到消极或积极的变化,并因此而产生不同水平的心理压力。

家庭关系变化:肿瘤的确诊常常影响到患者与家庭成员之间的关系。家庭成员可能会承担更多的照顾责任,这可能引发患者的感激,但同时可能带来对家庭角色和动态的挑战。家庭成员的关切和支持可以是积极的心理因素,但同时患者可能感到心情沉重,担心成为他人的负担。

朋友关系变化:在肿瘤诊断后一些朋友可能表现出支持的态度,而另一些可能回避或难以理解。这可能导致患者的社交圈发生变化,有些朋友可能变得更为亲近,而有些可能疏远。这种变化可能引发患者的孤独感和对社交支持的渴望。

职业关系变化:同事和上司可能会对患者的肿瘤诊断做出不同的反应。一些同事可能表示支持,而其他人可能感到不适或避免与患者产生交集。肿瘤治疗可能导致患者需要调整工作时间或暂停工作,这可能影响到职业关系和职业身份。

社会隔离:由于身体不适、治疗过程中的疲劳或自我意识,患者可能减小参与社交活动的频率。这种社会隔离可能导致患者感到孤独、失落和与外界脱节。

(四)社会支持资源缺乏导致心理压力

肿瘤患者在应对疾病的过程中,需要全面的社会支持资源,以应对可能产生的心理压力和挑战。首先,情感支持是至关重要的一环。肿瘤的诊断常常伴随着强烈的情感波动,而家庭成员、朋友和同事的理解与支持可以减轻患者的情感负担。他们的鼓励、慰藉和陪伴有助于患者建立积极的情绪体验,降低孤独感,提高心理韧性。

其次,心理健康专业人员提供的心理支持也是不可或缺的。通过心理治疗、心理咨询或参与支持性心理社交团体,患者能够有机会表达内心的困扰、调整对疾病的态度,并学习有效的情绪调节和应对策略。心理健康专业人员能够提供针对个体情况的定制化支持,帮助患者逐步面对和应对治疗过程中的各种挑战。信息支持也是心理健康的重要组成部分。通过详细了解肿瘤、治疗选项以及康复过程,患者可减轻对未知的恐惧感,对治疗更具信心。医疗团队提供的信息支持,有助于患者更好地参与治疗决策,增强对疾病的认知。

社交支持网络和肿瘤患者之间的互动对心理健康同样具有积极影响。患者支持团体可以为患者提供一个共同面对疾病的平台,通过与其他肿瘤患者建立联系、分享经验,患者能够感受到彼此之间的理解和共鸣,减轻心理压力,同时培养一种共同奋斗的团结感。

最后,精神信仰的支持在心理健康中也起到重要的作用。精神信仰的支持可以给予患者安慰、希望和内在力量,帮助他们找到心灵的平静和安宁。精神导师的支持有助于患者找到信仰的支撑,提供一种超越物质层面的安慰。

综合而言,肿瘤患者需要多方位、多层次的社会支持资源,包括情感支持、专业心理健康服务、信息支持、社交支持网络以及精神支持。这些资源的整合共同构筑了一个强大的心理支持系统,有助于患者更好地适应肿瘤治疗过程,提高生活质量,促进心理康复。肿瘤患者的社会生态系统模型如图 2-4 所示。

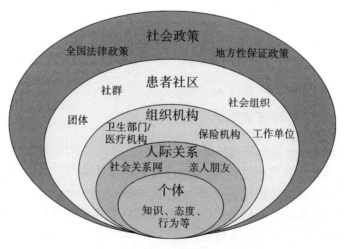

图 2-4　肿瘤患者的社会生态系统模型

社会支持资源的缺乏对肿瘤患者的心理健康产生负面影响,因为社会支持在患者应对疾病和康复过程中扮演着关键的角色。以下是社会支持资源缺乏可能对肿瘤患者心理产生的影响。

情感支持的缺失:缺乏家庭成员、朋友或同事的情感支持可能使患者感到孤立无援。在应对肿瘤的心理过程中,得到他人的理解、鼓励和慰藉对患者的情绪健康至关重要。缺乏情感支持可能导致患者情感压力的积累,增加焦虑和抑郁的风险。

信息支持的不足:社会支持系统的缺失可能导致患者面临医疗信息的不足。了解治疗选项、病情预后以及应对策略对患者的心理健康至关重要。缺乏足够的信息支持可能增加患者对未知的恐惧感,加剧心理压力。

照顾负担的增加:缺乏照顾者或家庭支持可能使患者面对治疗和日常生活方面的额外负担。肿瘤患者通常需要在治疗期间面对身体不适和疲劳,而缺乏支持系统可能增加这些负担,引发心理疲劳和身体疲惫。

社交孤独感:缺乏社会支持可能导致患者感到孤独和与社会脱节。社交孤独感可能加剧患者的心理压力,使其难以分享感受、寻求帮助或建立健康的社交关系。

缺乏正面激励:社会支持资源的不足可能意味着患者缺乏正面激励和希望。积极的支持可以帮助患者保持乐观的态度,更好地应对治疗过程中的挑战。缺乏正面激励可能导致患者心理压力的增加。

因此,社会支持资源的缺乏可能使肿瘤患者更难以应对疾病带来的心理压力。在治疗过程中,建立和维护一个强有力的社会支持系统对患者的康复和心理健康至关重要。医疗团队和心理专业人员可以帮助患者寻找合适的社会支持资源,并提供心理支持,以增强患者的应对和适应能力。

(五)社会文化导致心理压力

肿瘤患者在社会文化和病耻感的影响下,可能产生心理压力。社会文化因素和社会对肿瘤的观念,以及患者对自身状况的认知,都可能影响患者的心理健康。

首先,社会文化对肿瘤的定位在很大程度上塑造了公众对肿瘤患者的态度。一些社会文化中,肿瘤仍然被视为一种禁忌或令人畏惧的疾病。社会对肿瘤的误解和恐惧可能导致患者感到被孤立,甚至可能遭受歧视。这种社会文化中的负面观念可能使患者内化公众对自身的负面印象,增加心理负担。

其次,病耻感是指患者由于疾病而感到羞耻或自卑的情绪。一些患者可能因为自身的身体变化或治疗的副作用感到羞耻,认为这与社会对美的标准不符。病耻感可能来源于社会对疾病的刻板印象,以及患者对自身形象和价值的认知。这种感觉可能导致患者回避社交活动,加重心理压力。

社会文化和病耻感还可能影响患者对疾病的认知和应对。一些患者可能因为社会对肿瘤的负面刻板印象而产生自我指责,认为得病是一种失败或罪过。这样的认知可能导致患者在面对治疗和康复过程时感到沮丧和无望,增加心理负担。

综合而言,社会文化和病耻感对肿瘤患者的心理健康产生深远影响。社会对肿瘤的误解和负面观念,以及患者自身对疾病的感知,都可能在患者心中埋下种种困扰。因此,在肿瘤患者的心理支持中,重视社会文化的影响,帮助患者理解和应对病耻感,是至关重要的。心理健康专业人员和支持团队的介入可以帮助患者建立积极的心理调适机制,提升心理抗压能力,从而更好地应对疾病带来的心理挑战。

四、灵性因素

在"身心社灵"模型中,灵性层面强调个体对生命的意义、目标和价值的追求,以及与超越个体的更大层面的联系。灵性通常与信仰、宗教、内在平静、人生目的等相关联。其并不一定涉及特定的宗教信仰,而是更广义地涵盖了对生命深层意义和个体存在的关注。

具体来说,身心社灵中的"灵"包括以下几个方面的体验和追求。

生命的意义和目标:对生命中的目标、使命和个体价值的思考。这涉及对个体存在的深层次反思,以找到生命的目的和方向。

内在的平静与安宁:寻求内心的宁静和平和,通过冥想、静心等方式实现内在的平静状态,有时与心灵上的安宁和宁静有关。

超越性的体验:包括对超越个体常规体验的关注,可能包括宗教体验、心灵觉醒、链接自然等。

社会责任和关怀:对他人、社会和环境的关爱和责任感。这与社会层面的相互关系和社会责任有关。

对存在的尊重和敬畏:对生命和存在的尊重,可能体现为对自然、宇宙的敬畏感,以及对人类和生态系统的尊重。

总体而言,灵性是一个广泛的概念,具体的含义可能因个人信仰、文化背景和哲学观念而异。在"身心社灵"模型中,强调平衡和协调身体、心理、社会和灵性层面,以实现全面的健康和幸福。

肿瘤患者面对疾病的困扰时,灵性因素有时会成为心理压力的一个重要来源。

对意义和目标的重新审视:肿瘤的确诊可能促使患者重新审视生命的意义和目标。他们可能对自己的生命路径、人生目的和存在的意义提出更深刻的问题,这种深刻的反思可能导致内在的心理压力。

信仰的挑战:肿瘤可能引发对个体信仰系统的挑战。患者可能质疑自己的信仰,这种信仰上的动摇可能导致心灵上的不安和混乱。

宗教和文化期望:患者可能受到宗教或文化中对疾病的特定期望和看法的影响,增加患者的心理负担。

对死亡的恐惧:肿瘤患者可能面临对死亡和未知的恐惧,引发焦虑和压力。

社会支持系统的变化:在灵性层面,患者可能感到与他们原有的宗教社群或精神导师的断裂。这种社会支持系统的变化可能让患者感到孤独和无助。

对疾病原因的追问:患者可能在灵性层面追问为什么他们得了肿瘤,这种寻找原因的过程可能导致内在的冲突和困扰。

与生命终结的直接对峙:肿瘤诊断可能使患者直接面对生命的终结。灵性信仰可能在这一时刻产生深远的影响,引发患者对未来的不安和焦虑。

总体而言,灵性因素对于肿瘤患者的心理状态有着复杂而深刻的影响。理解并尊重患者的灵性需求,提供相应的心理支持,可以帮助患者缓解在这一方面的心理压力。专业心理健康团队的介入和提供心灵护理也可能对患者处理这些灵性层面的挑战产生积极的影响。

五、抗逆力促进肿瘤患者积极的心理体验

抗逆力(resilience)又称心理弹性、心理韧性或复原力,描述了人们如何应对生活中的挑战、压力和困难。第二次世界大战结束后,心理学家开始关注人类的适应能力和心理韧性。这一时期出现了一系列研究,探讨了人们如何应对战争、创伤和压力,并从中学习如何提高逆境中的适应能力。20世纪后半叶,心理学家开始将注意力从心理疾病转移到心理健康和应对机制。

理查德·拉扎鲁斯和苏珊·福尔曼提出了应对-适应模型,强调个体如何评估和应对压力,并在此过程中调节情绪和行为。这一理论奠定了抗逆力研究的基础。近年来,随着心理学、社会学和医学等领域的发展,抗逆力理论变得更加综合和多元化。研究者开始关注个体在面对挑战和压力时的心理、社会和生理反应,并探索促进适应性反应的因素。

抗逆力是个人具有的特质或能力,使个人在面对危机或压力时能够发展出健康的应对策略。对肿瘤患者而言,心理韧性表现为在面对疾病带来的种种挑战和压力时,仍然能够保持积极的心态和应对能力。具体而言,抗逆力表现在适应能力方面,即使面对生活的不幸,个人也能够克服并从中成长。肿瘤患者可能会面临身体的疼痛、治疗的副作用、心理上的挑战等,但具备心理韧性的患者能够在这些困难中寻找到希望和成长的机会。同时,抗逆力还表现在克服不利环境的能力上,即使在复杂的环境下,个人仍然能够做出有建设性的生活抉择。肿瘤患者可能面对治疗的选择、生活方式的改变等挑战,但通过提升心理韧性,他们能够找到适合自己的应对方式,并积极面对生活。

根据抗逆力理论,影响肿瘤患者抗逆力的因素有来自外部和内部的。外部因素包括家人、朋友、医疗团队等对患者的支持和关怀,以及建立积极的社会支持网络。内在因素包括乐观的态度、对自身能力的信心、对治疗和康复的积极期待、情绪管理能力、问题解决能力、积极应对人际交往等。

根据抗逆力理论,我们可以得到一些启示:

· 抗逆力是激发的结果:肿瘤诊断可能会激发患者内在的抗逆力,使其更加努力地面对疾病。

· 保护因素对生命历程具有决定作用:积极的心态和支持系统可以保护患者免受疾病带来的负面影响。

· 功能失调不是逆境的唯一结果:尽管肿瘤可能会给患者带来身体和心理上的困扰,但具备心理韧性的患者能够找到适应的方式并继续向前看。

· 抗逆力是个体与环境的交互作用:心理韧性不仅取决于个人的内在因素,也受到外部环境的影响,患者与家人、朋友和医疗团队的互动可以促进其心理韧性的发展。

总体而言,抗逆力理论让我们看到了肿瘤患者自身拥有的在创伤后心理成长并产生积极情绪的潜力,对于临床干预肿瘤患者缓解心理压力也具

46

有一定的指导意义。抗逆力的产生过程模型如图 2-5 所示。

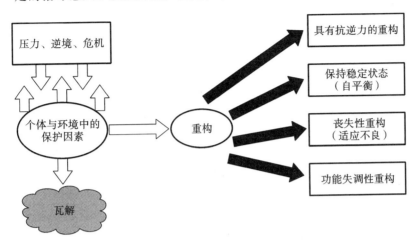

图 2-5　抗逆力的产生过程模型

第三节　特定议题下肿瘤患者的心理状况

本节将详细研究肿瘤患者在特殊议题下的心理压力和心理需求。肿瘤患者群体所面对的挑战跨越多个维度，因此需要更加全面，且更有针对性地了解其心理状态，并提供更个性化的支持。在这个部分，我们将分析不同方面的心理挑战，深入了解在疾病的影响下肿瘤患者这一群体的心理状态。

一、肿瘤患者在临终阶段的心理需求

临终的肿瘤患者有着复杂而敏感的心理需求。在这个时刻，他们渴望得到尊重和保持尊严，同时急切地希望表达情感、处理关系、回顾生命的价值，以面对死亡的恐惧和家庭分离的悲伤。处理遗憾、寻找生命的意义，以及在心理上获得支持，都成为患者最迫切的需求。这些复杂的心理需求不仅影响患者本人，还深刻地牵涉到家庭和社会关系。医疗团队在提供临终关怀时需综合考虑个体差异和文化背景，以满足患者在生命最后阶段的多元化需求。

1. 尊重和尊严

尊重和尊严对于临终的肿瘤患者至关重要，因为他们可能感到病痛和治疗过程让他们失去了很多自主权。医疗团队需要和患者进行良好的沟通，尊重患者的意见，提供关于疾病状况和治疗选择的清晰信息，让患者参与决策过程，增强他们对生命最后时刻的掌控感。此外，关爱的表达，如轻柔的护理、尊重隐私和提供情感支持，都是构建尊重和尊严的关键。

2. 情感表达

肿瘤患者在临终时通常急切地希望表达对亲人的爱意和感激之情。医疗团队可以鼓励患者通过写信、录音或谈话的方式表达他们的情感。同时，建立一个开放的沟通环境，让患者和家人能够自由地表达内心的想法和感受，有助于减轻患者的心理负担，让他们感受到被理解和被关爱。

3. 关系支持

在临终时，患者最需要的支持之一是家人的陪伴。医疗团队可以鼓励家人提供情感上的支持，理解患者的感受，同时处理家庭内可能存在的紧张和冲突；还可提供心理辅导服务，帮助家庭更好地理解和适应患者的心理需求，从而共同度过这一艰难时刻。

4. 生命的价值感

在生命的最后时刻，肿瘤患者通常对生命的价值感进行深刻的思考。医疗团队可以引导患者回顾他们的生活历程，强调他们的成就和对家人、社会的贡献。通过倾听患者分享的故事，医疗团队可以帮助患者找到生命的意义和价值，提升他们对自己生命的认同感。

5. 处理恐惧和悲伤

在临终时，肿瘤患者需要面对对未知和死亡的恐惧，以及与亲人分离的悲伤。医疗团队可以提供情感支持，鼓励患者表达他们内心的担忧和害怕，帮助他们理解和接受即将到来的变化。同时，家庭成员的参与也是至关重要的，患者与家人共同面对疾病能为其提供心理上的支持。

6. 处理遗憾

在生命的尽头，患者可能面临一些未完成的事务和遗憾。医疗团队可以提供心理辅导，帮助患者处理这些遗憾，鼓励他们与家人分享心愿，以便尽可能地实现愿望。通过建立一个开放和安全的环境，患者有机会面对遗憾，减轻内心的负担，从而更平和地迎接生命的结束。

综合而言，通过细致入微地关怀患者，满足他们多方面的心理需求，可以为患者提供更为全面和人性化的临终关怀服务。

二、肿瘤患者的性心理

肿瘤患者在性心理方面可能面临一系列压力。肿瘤的诊断和治疗过程中,患者可能经历身体的变化以及情感上的波动,这些因素都可能对性心理产生影响。身体形象的变化、性功能的异常,以及治疗带来的生理和生化变化,都可能引发患者的不安和焦虑。情感负担,包括对未来的担忧、对治疗效果的焦虑,也可能渗透到性心理中。社会和文化的期望、伴侣关系的变化,以及对未来性生活的不确定性,都是潜在的压力源。这些心理压力不仅影响患者的性健康,还可能对整体心理和生活质量产生负面影响。因此,在肿瘤治疗中,针对患者的性心理提供综合的支持和关怀是至关重要的。

身体形象焦虑:肿瘤治疗可能引起患者身体的变化,例如手术留下的瘢痕、体重变化或头发丧失。这些变化可能影响患者对自身形象的感知,导致身体形象焦虑,影响性自信。

性功能问题:肿瘤治疗可能引起性功能问题,包括性欲下降、性交疼痛或勃起功能障碍等。这些问题可能导致患者对性生活的不适应,产生心理上的困扰和焦虑。

情感和心理负担:肿瘤诊断和治疗过程中的情感波动,如焦虑、抑郁、恐惧等,可能渗透到性生活中。这可能导致患者在性关系中感到沮丧、疲惫或无力,增加了心理负担。

未来的不确定性:肿瘤患者可能面临未来的不确定性,包括性生活的不确定性。这种不确定性可能导致患者对性关系的担忧和疑虑,产生心理上的压力。

社会和文化压力:社会和文化对性的期望和压力可能使肿瘤患者感到不安。例如,有关性生活的社会标准可能增加患者的压力,使他们感到无法达到社会对性的期望。

伴侣关系变化:肿瘤的影响不限于患者本人,还可能对伴侣关系造成影响。患者和伴侣之间可能面临性生活方面的挑战,导致关系的变化和紧张。患者期待伴侣在性生活中给予更多的理解、耐心和支持。这包括对于患者可能面临的性功能问题、情感波动以及身体上的不适,患者渴望伴侣能够以更加敏感和体贴的方式应对,从而促进性生活的和谐。这种理解和支持有助于建立更加开放、融洽的伴侣关系,对肿瘤患者的心理健康和性生活的品质都具有积极的影响。肿瘤患者在性生活议题下的心理压力如表 2-6 所示。

49

表 2-6　一些特殊肿瘤患者在性生活议题下的心理压力举例

肿瘤类型	性生活议题下的心理压力
前列腺癌	1.性功能问题：前列腺癌治疗可能导致勃起功能障碍,影响患者性生活。 2.身体形象焦虑：治疗过程中可能引起性激素水平的变化,影响体毛分布,导致身体形象焦虑
阴茎癌	1.身体形象焦虑：手术和治疗可能导致阴茎形状和外表的变化,影响患者对自身形象的认知。 2.性功能问题：手术可能影响性功能,包括勃起功能,增加性生活的不适感
膀胱癌	1.身体形象焦虑：膀胱切除手术可能导致身体形象变化,如尿袋的使用,影响患者对自身形象的接受程度。 2.情感和心理负担：治疗过程中可能出现情感问题,影响患者对性生活的投入
乳腺癌	1.身体形象焦虑：乳腺切除手术可能引起患者对乳房缺失的焦虑,影响患者对身体形象的认知。 2.情感和心理负担：乳腺癌治疗过程中的情感波动可能对性生活造成负面影响
子宫癌	1.生理变化和性功能问题：子宫癌治疗可能引起性激素水平变化,影响性功能,增加性生活中的困扰。 2.未来的不确定性：由于治疗的影响,患者可能面临未来性生活的不确定性,产生心理压力
其他癌种	1.社会和文化压力：不同癌种治疗可能导致身体的不同变化,患者可能感受到社会对性的期望和压力。 2.伴侣关系变化：肿瘤治疗可能对患者和伴侣关系造成影响,性生活的改变可能增加关系的复杂性

三、疼痛议题下患者的心理压力

　　癌痛患者中,消极情绪和癌痛之间存在相互影响的复杂关系。消极情绪可以增加患者对疼痛的感知,而癌痛本身也可能引起或加重患者的负面情绪。

(1)情绪影响疼痛感知。消极情绪,如焦虑、抑郁和恐惧,可以加重对疼痛的感知,患者可能会觉得疼痛更为强烈或难以忍受,因为情绪状态对疼痛阈值和容忍度产生影响。其次,消极情绪可能引起生理上的变化,如出现肌肉紧张、心跳加速等,这些生理反应可能增加患者对疼痛的感知和敏感性,使疼痛更为显著。

(2)疼痛引起情绪反应。癌痛本身可能导致患者情绪的负面变化,包括沮丧、焦虑和愤怒。慢性疼痛可能对患者的心理健康产生长期的影响,影响其生活质量和心理幸福感。

(3)应对机制的影响。消极情绪可能影响患者的应对机制,使其更难以有效地处理疼痛。缺乏有效的应对策略可能加重疼痛感知,形成负面循环。

情绪和慢性疼痛相互影响的作用机制如图 2-6 所示。

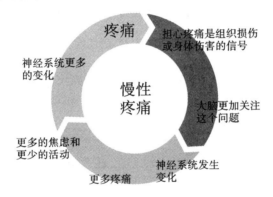

图 2-6　情绪和慢性疼痛相互影响的作用机制

肿瘤患者的认知、情绪和行为对疼痛治疗的效果产生重要影响。

疼痛认知和信念:患者对疼痛的认知和信念可能影响他们对疼痛治疗的态度和期望。消极的疼痛认知和强烈的疼痛信念可能导致对治疗效果的悲观态度,而积极的疼痛认知可能提高患者对治疗的接受度和治疗效果。

情绪状态:情绪状态,特别是焦虑、抑郁和恐惧,对疼痛感知和应对能力产生深远影响。患者在情绪不稳定或负面情绪状态下可能更难以应对疼痛,因此情绪的调控对于治疗效果至关重要。

疼痛行为:患者的疼痛行为,包括活动水平、生活方式和康复措施,可以影响疼痛的强度和持续时间。积极的生活方式和有效的康复措施有助于提高疼痛治疗的效果。

应对策略:患者的疼痛应对策略,如面对疼痛的态度、自我管理技能等,会影响治疗的效果。积极的疼痛应对策略,如深呼吸、冥想、放松技巧,有助于减轻疼痛感。

治疗依从性:患者对医生建议的治疗方案的依从性会直接影响疼痛治疗的效果。患者缺乏治疗依从性可能导致治疗效果不佳,增加疼痛的持续时间和强度。

期望和信任:患者的期望和对医疗团队的信任水平可能影响他们对治疗效果的预期。积极的期望和对医疗团队的信任有助于形成良好的治疗合作关系,提高治疗效果。

四、乳腺和妇科肿瘤患者的心理压力

在传统文化背景下,乳腺和妇科肿瘤患者可能面临一些特殊的心理压力,这主要涉及社会和文化方面的期望以及性别角色观念。

身体形象和女性美的焦虑:乳腺和妇科肿瘤治疗等可能涉及对乳腺、阴部等生殖器官的手术或其他影响,这可能引起患者对身体形象和女性美的焦虑。

生育和家庭压力:在传统文化中,生育被视为家庭的责任,卵巢、乳腺切除等治疗可能对生育能力产生影响,这可能引起患者的担忧和压力。

性生活和伴侣关系的变化:乳腺和妇科肿瘤治疗可能对性生活产生影响,这可能与部分性器官功能丧失、激素水平变化等有关,产生的影响包括性功能问题或性欲变化。在传统文化中,性生活和家庭关系紧密相连,而治疗可能导致患者在性生活和伴侣关系方面面临额外的心理压力。

社会污名和隐私问题:由于涉及私密的生殖器官,乳腺和妇科肿瘤患者可能更容易面临社会污名和隐私问题。传统文化中可能存在对于妇科问题的社会偏见,这可能增加患者的心理压力。

家庭和社会期望的影响:传统文化中,女性通常被期望承担起照顾家庭的责任。肿瘤的治疗可能导致患者在家庭和社会期望方面感到额外的压力,因为她们需要应对身体康复、治疗过程中的不适,以及家庭责任的调整。

这些心理压力的特殊性强调了为乳腺和妇科肿瘤患者提供个体化、文化敏感的心理支持和关怀的重要性。帮助患者应对这些特殊的心理挑战,促进其心理健康和生活质量的提升,是综合护理中的关键方面。

五、儿科肿瘤患者的心理需求

儿科肿瘤患者面临的心理压力和需求是多方面的,涉及对疾病的理解、治疗过程中的痛苦管理、家庭和社会支持,以及面对未来的不确定性等方面。

1. 对疾病的理解和认知需求

儿科肿瘤患者对疾病的认识和理解直接影响他们的情绪反应和治疗合作度。儿童和青少年可能难以完全理解复杂的医学信息,但他们通常对疾病的影响和治疗过程有基本的好奇心。为了帮助他们更好地适应,医疗团队应提供符合儿童认知水平的信息,并以易于理解的方式解释与疾病和治疗相关的知识。此外,患者教育不仅包括疾病信息,还应涵盖如何参与治疗决策,这有助于增强患者的自主性和控制感。通过教育和参与,患者可以更积极地进行自我管理,从而提高治疗的依从性和效果。

2. 治疗过程中的痛苦管理

肿瘤治疗带来的身体不适对儿科患者来说是一大挑战。化疗引起的恶心、呕吐和疼痛等副作用不仅影响患者的身体舒适度,还可能导致其心理上的恐惧和焦虑。为了有效管理这些痛苦,需要综合运用多种策略,包括行为疗法、心理干预、物理治疗和药物治疗。例如,放松训练、引导想象和认知重构等心理技巧可以帮助患者在治疗前后放松身心,减少不适感。同时,适当的药物管理也是控制痛苦的关键,需要根据患者的具体情况调整药物种类和剂量。这些措施可以显著提高患者的治疗体验和生活质量。

3. 家庭和社会支持

家庭是儿科肿瘤患者心理支持的主要来源。家庭成员的情绪状态、应对策略和沟通模式对孩子的心理适应有着深远的影响。家长的焦虑和抑郁情绪可能会传递给孩子,而积极的家庭氛围和良好的沟通有助于孩子更好地应对疾病。此外,社会支持,如来自同龄人、教师、社区和专业心理健康服务的支持,也为患者提供了额外的资源。这些支持可以帮助患者和家庭应对治疗期间的压力,减轻孤独感,并提供情感上的慰藉。因此,为家庭提供心理教育和支持,以及为患者提供社会参与的机会,对于促进患者整体康复至关重要。

4. 面对未来的不确定性

面对可能的疾病复发和长期影响,儿科肿瘤患者及其家庭常常感到不确定和焦虑。这种不确定性可能导致患者出现过度的担忧和恐惧,影响他们的日常生活和心理健康。为了应对这种不确定性,医疗团队应该采取心理干预措施,帮助患者和家庭建立适应性的认知策略,如学习接受不可控因素、专注于可控的行为和态度,以及积极寻求社会支持。此外,心理治疗,如

53

认知行为疗法,可以帮助患者识别和改变可能导致焦虑和抑郁的负面思维模式。通过这些方法,患者可以更好地处理对未来的担忧,增强心理韧性。

5. 发展性需求

肿瘤治疗可能会干扰儿童的正常发展,如学习、社交和自我认同的发展。例如,治疗期间可能会频繁缺课,影响学业进度;治疗带来的身体变化可能影响社交活动和同伴关系;长期的健康问题可能影响自我形象和未来规划。为了支持患者的发展性需求,需要提供个性化的教育支持计划,如学校适应计划和补习服务,以帮助他们跟上学业;同时,社交技能训练和同伴支持项目可以帮助他们维持和发展社交关系。

6. 治疗拒绝和非依从性问题

治疗拒绝和非依从性是儿科肿瘤治疗中的一个重要问题。一些患者可能会因为对治疗的恐惧、对副作用的担忧或对疾病理解不足而拒绝治疗。这不仅影响到治疗效果,还可能导致严重的健康后果。针对这一问题,医疗团队需要采取个体化的心理干预措施,如建立信任关系、提供心理教育、使用认知行为疗法等,以增强患者的治疗动机和合作度。同时,家庭治疗和家庭支持也是关键,因为家庭成员的态度和行为对患者的治疗依从性有显著影响。

7. 长期心理适应和康复

肿瘤治疗结束后,患者和家庭可能会面临一系列长期心理适应问题,包括创伤后应激障碍、焦虑、抑郁和生活质量的降低。这些问题可能会持续影响患者的心理健康和社会功能。因此,持续的心理康复服务和支持对于帮助患者和家庭应对这些挑战至关重要,包括个体或团体心理治疗、家庭治疗、学校和职业咨询,以及社会参与和支持小组。通过这些服务,患者可以学习应对技巧,处理与疾病相关的情绪问题,并逐步恢复正常生活。

六、心理压力与自杀风险

肿瘤患者的自杀风险高于未患癌人群,且不同癌种间的自杀风险有所差异。Henson(2019)进行了一项重要的流行病学研究,该研究使用了英国国家癌症登记中心数据库,研究目的是探讨肿瘤患者的自杀风险。这是一项基于国家人口数据的肿瘤患者自杀流行病学研究,研究纳入了 1995 年 1 月 1 日至 2015 年 12 月 31 日期间在英国确诊为恶性肿瘤的所有患者,排除了那些仅在死亡证明上确认为因肿瘤死亡的患者,随访每位受试者至 2017

年 8 月 31 日。共 4 722 099 名肿瘤患者参与了这项研究,其中男性占50.3%,女性占 49.7%,年龄在 18 至 99 岁之间。

研究发现,自杀在肿瘤患者中已成为重要的死因之一,肿瘤患者自杀的风险相较于正常人群偏高。具体来说,间皮瘤患者的自杀风险最高,相比正常对照组高出 4.51 倍。其他肿瘤患者相较于正常对照组的自杀风险分别为:胰腺癌 3.89 倍、食道癌 2.65 倍、肺癌 2.57 倍、胃癌 2.20 倍。此外,研究发现自杀风险在肿瘤确诊后的最初六个月内最高,这可能反映了患者在这一时期缺乏足够的心理支持。因此,该研究呼吁为肿瘤患者提供科学规范的心理干预,特别是在患者确诊后的早期阶段,以预防其自杀意念的产生和自杀行为的发生。这一研究结果强调了在肿瘤患者中实施心理健康支持的紧迫性和必要性。

性别和年龄可能是影响肿瘤患者自杀的重要因素,Anguiano(2012)针对 24 篇符合标准的研究文章进行回顾研究后发现,被确诊为肿瘤的人的自杀率是一般人群的两倍,男性肿瘤患者的自杀风险高于女性肿瘤患者。65岁及以上的肿瘤患者的自杀率高于 65 岁以下的患者,其中 80 岁以上的男性肿瘤患者自杀率最高。他也发现了一些自杀风险较高的癌种——前列腺癌、肺癌、胰腺癌和头颈癌,并认为确诊后的第一年有更高的自杀风险。

除了流行病学调查,有学者尝试探索肿瘤患者自杀的根本原因。Maya Aboumrad 等(2018)检索了 2002 年至 2017 年间美国退伍军人健康管理局国家患者安全中心的根本原因分析数据(Veterans Health Administration National Center for Patient Satety RCAs database),确定了 64 例涉及肿瘤相关自杀的根本原因分析报告。他们发现,100% 为老年男性,且许多自杀发生在有姑息治疗意图的治疗期间,数量为 28 例,占比 44%。他们认为,抑郁症(38 例,占比 59%)、合并症(38 例,占比 59%)和疼痛(30 例,占比 47%)是常见的自杀危险因素。在 64 例报告中,43 例(占比 67%)发生在就诊后的7 天内,尤其是在就诊前 24 小时内(占比 41%)。他们还认为,根本原因包括需要提高对评估触发因素的认识(improve recognition of triggers for assessment)和跨学科沟通。

Sun Park 等(2016)针对晚期肿瘤自杀因素的横断面分析证实了心理和社会支持水平在肿瘤患者自杀风险中的影响。

首先,Park 等人的研究显示了在心理层面的不同焦虑水平方面,晚期肿瘤患者的自杀风险存在差异。也就是说,当焦虑水平从正常(低)增加到轻度、中度或更高水平时，自杀风险也显著增加。此外，焦虑水平是晚期肿瘤患者自杀风险的重要预测因素。许多先前的研究报告称焦虑和抑郁情绪在晚期肿瘤患者中很常见。与此一致，有报道称34%的晚期肿瘤患者具有临床上显著的焦虑（Traeger 等，2012；Lee 等，2013；Akizuki 等，2015；Gouveia 等，2015），这与 Park 等人研究中报告的水平相似。先前的研究指出，晚期肿瘤患者中高水平的焦虑被认为是降低心灵幸福感的特别强大的因素（Lee 等，2013），这在调整参与者年龄、性别和焦虑水平后的回归分析结果中得到了证实。因此，我们可以推断，终末期肿瘤患者焦虑水平的增加会降低其心灵幸福感，而在严重应激情境中具有保护功能的心灵幸福感（Lee 等，2013）的降低可能导致负面结果，如自杀念头和行为（自伤、自杀计划和自杀企图）。

尽管 Park 等人的研究结果显示，与抑郁水平低的晚期肿瘤患者相比，轻度、中度或重度抑郁的患者自杀风险显著增加，但抑郁并未成为评估其自杀风险的显著预测变量。这与先前的研究不同，先前的研究探讨了不同人群，如肿瘤患者（Maneeton 等，2012；Ryu 等，2012；Vyssoki 等，2015）、独居老年人（Ko 和 Kim，2011）以及患有痴呆症的老年人（Kim 和 Hyun，2013），报告称抑郁是自杀企图、自杀念头和自杀倾向的显著预测因素。然而，Park 等人的研究结果与另一项研究结果一致（Lee 等，2013a），Lee 等人的研究报告称，在韩国肿瘤患者中，抑郁和自杀念头之间的关系是不显著的。为了在这些多样化的结果中找到显著的意义，需要进行系统的调查，包括使用一致的抑郁评估工具和对参与者抑郁水平的调整。

其次，晚期肿瘤患者自杀风险的一个预测变量是疼痛，具体体现在疼痛的严重水平上。高水平的疼痛是终末期肿瘤患者的突出身体症状，已知它会引起必须通过姑息治疗来管理的威胁性应激水平。评估和管理晚期肿瘤患者是肿瘤护士的基本职责（Shahriary 等，2014），也是所有负责这类患者的医疗专业人员必备的能力。

最后，Park 等人还发现，将家庭成员，尤其是配偶，作为晚期肿瘤患者的主要照顾者与低自杀风险相关。在先前的研究中（Ko 和 Kim，2011；Vyssoki 等，2015），关于婚姻状况以及是否有配偶和/或同居家庭成员的差异性报告，包括负面心理状态（如抑郁、焦虑和压力）、生活质量和与自杀相关的概念。在 Park 等人的类似研究背景下，可以解释有家庭成员作为照顾者可能会显著降低晚期肿瘤患者的自杀风险。

参 考 文 献

[1] 孙玉倩,孙秉赋,李会,等.医护人员、患者、家属对肿瘤告知的社会学分析[J].医学与哲学：人文社会医学版,2010,31(12):36-38。

[2] 樊范.抗逆力视角探究肿瘤患者疗愈历程[D].南京:南京大学,2018.

[3] 崔娴淑,迪吉,洛嘉,等.肿瘤疾病进展患者焦虑和抑郁影响因素分析[J].实用肿瘤杂志,2019,34(2)：135-139.

[4] YANG Y L,LIU L,WANG Y,et al. The prevalence of depression and anxiety among Chinese adults with cancer：a systematic review and meta-analysis[J].BMC Cancer,2013,13(1):1-15.

[5] PITMAN, ALEXANDRA. Depression and anxiety in patients with cancer[J].BMJ,2018.

[6] FUJISAWA D, DAISUKE N. Cancer stigma and its health consequences［J］. Current Breast Cancer Reports, 2015, 7（3）：143-150.

[7] REICHE E M V, NUNES S O V, MORIMOTO H K. Stress, depression,the immune system,and cancer[J]. The Lancet Oncology, 2004,5(17)：617-625.

[8] SOUNG N K,BO Y K. Psychological stress and cancer[J].Journal of Analytical Science and Technology ,2015(6)：1-6.

[9] ZHANG P,MO L,LI X,et al. Psychological intervention and its immune effect in cancer patients：A meta-analysis［J］. Medicine, 2019,98(38):e17228.

[10] QING Y. Biological rhythms and the HPA axis in psychoneuroimmunology [J].Psychoneuroimmunology,2016:19-26.

[11] STRAUB R H,CUTOLO M. Psychoneuroimmunology-developments in stress research[J]. Wiener Medizinische Wochenschrift,2018,168(3-4):76-84.

[12] SMETS E,GARSSEN B. SCHUSTER-UITTERHOEVE A,et al. Fatigue in cancer patients[J].Br J Cancer,1993(68)：220-224.

57

[13] HOLLAND J C B,ROWLAND J,PLUMB M. Psychological aspects of anorexia in cancer patients[J]. Cancer Research ,1977,37(7): 2425-2428.

[14] KAPTEIN A A,SCHOONES J W,MEER P B,et al. Psychosocial determinants of adherence with oral anticancer treatment: 'we don't need no education'[J]. Acta Oncologica,2020,60(1): 87-95.

[15] CRAMER P. Understanding defense mechanisms[J]. Psychodynamic Psychiatry, 2015,43(4): 523-552.

[16] HENSON K,BROCK R,CHARNOCK J,et al. Risk of suicide after cancer diagnosis in England: a population-based study[J]. Journal of Global Oncology,2019,76(1): 51-60.

[17] ANGUIANO L, MAYER D K, PIVEN M L, et al. A literature review of suicide in cancer patients[J]. Cancer Nursing ,2012,35 (4): E14-E26.

[18] SOO H,SHERMAN K A. Rumination, psychological distress and post-traumatic growth in women diagnosed with breast cancer[J]. Psycho Oncology,2015,24(1): 70-79.

[19] LERNER J S,LI Y, VALDESOLO P,et al. Emotion and decision making[J]. Annual Review of Psychology,2015(66): 799-823.

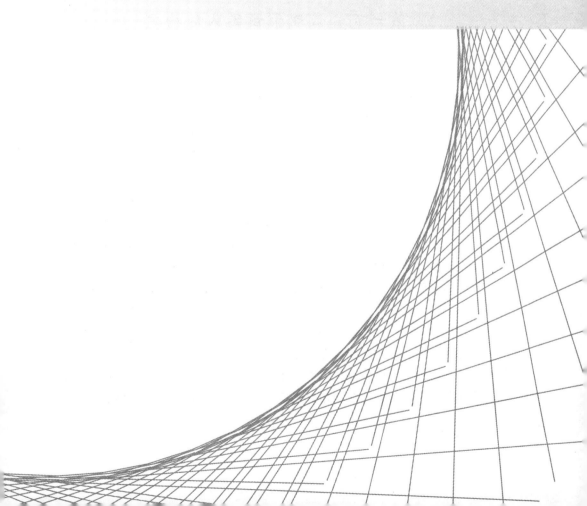

第三章　肿瘤患者心理干预团队的构建与合作

建立包括社工在内的多学科合作心理干预团队,对肿瘤患者而言具有重要意义。这样的团队能够整合心理学、医学、护理学等多学科知识,为患者提供全方位、个性化的心理支持。社工在团队中发挥着桥梁和纽带的作用,他们不仅能够帮助患者及其家属理解和应对疾病带来的心理困扰,还能够协调各方资源,确保患者获得及时、有效的心理干预。多学科团队成员的紧密合作,能够确保心理干预的连贯性和系统性,为患者提供持续、稳定的心理支持,从而缓解其焦虑、恐惧等负面情绪,提高生活质量和治疗效果。

在为肿瘤患者提供心理服务的多学科团队中,一个成熟的团队管理机制和运转流程是不可或缺的。这样的机制能够确保团队成员之间紧密合作与高效沟通,使团队工作有序、高效地展开。同时,团队内部的督导和支持制度也显得尤为重要。督导制度能够确保团队成员在心理服务过程中遵循专业标准和伦理规范,不断提升服务质量;而支持制度能够为团队成员提供必要的心理支持和资源保障,帮助他们应对工作中的挑战和压力。

第一节　心理干预团队的构建

对肿瘤患者的整个心理干预过程需要保证严谨性和科学性。专门的服务,如心理学、精神病学、社会工作和其他相关服务,在肿瘤患者的照护中起着核心作用,并且在肿瘤患者的治疗与康复过程中,适当的转介可以显著保护患者的身心健康。心理干预团队需要了解诸如焦虑和抑郁等常见情况,并掌握有效的治疗方式,提供关于治疗焦虑症和抑郁症的药物信息。

在国际上,已经有专门针对肿瘤患者心理干预的指南推荐。例如在美国,一个多学科小组在美国国家综合癌症网络(NCCN)发布了痛苦管理实践指南,其目的是指导对有痛苦肿瘤患者的照护。该指南重点在于明确痛苦的主要来源,从药物滥用、精神错乱或人格障碍,再到疲劳等身体问题。该小组提倡对患者的痛苦进行快速筛查(使用一种称为"痛苦温度计"的患者评分模拟量表),并结合问题清单阐明痛苦的来源,以便进行适当的转诊。

在英国,英国国家医疗服务体系(NHS)已经建立了英国国家卫生与临床优化研究所(NICE),负责为包括肿瘤治疗在内的使用 NHS 的人制定治疗和护理的指南。该指南包含了关于肿瘤治疗的心理社会方面的内容,指导成人肿瘤患者的支持性和姑息治疗,解决包括沟通、心理和社会支持、精神支持在内的问题以及与家庭和照顾者有关的问题。

这些指南统一的中心主题是提供实用的建议,能够指导临床识别患者的心理问题并提供具体社会心理治疗方法。

此外,有研究表明患者的心理状态对治疗效果有着重要的影响。焦虑、抑郁等负面情绪会影响患者的免疫功能,进而影响治疗疗效。因此,专业的心理干预团队对患者的心理状态进行干预,可以帮助患者积极面对治疗过程,在一定程度上增强治疗的效果,提高治愈率和生存率。

肿瘤治疗是一个漫长而痛苦的过程,患者往往需要面对身体的疼痛、脱发、呕吐等副作用,同时还要应对来自疾病和治疗的心理压力。一个专业的心理干预团队可以帮助肿瘤患者有效地应对这些挑战,提高他们的心理韧性和抗压能力,让他们能更好地适应治疗过程,积极面对康复阶段的挑战。

综上所述,构建一个专业化、多学科的肿瘤患者心理干预团队对于肿瘤患者的身心健康至关重要。这个团队将为患者提供全面的支持和心理治疗,帮助他们更好地应对疾病带来的心理困扰,提高治疗效果,促进康复过程中的心理健康。心理干预团队的努力和关怀可帮助肿瘤患者更好地度过治疗和康复过程,重拾对生活的信心和希望。

一、心理干预团队的组成

多学科团队(MDTs)被广泛认为是肿瘤治疗服务的"黄金标准",可以为肿瘤患者的治疗策略提出建议。在我国,目前在心理咨询与治疗方面仍存在干预者心理专业资质缺乏,干预团队未完全建立,评估患者结局指标局限于心理痛苦、焦虑等负性情绪体验,鲜少关注肿瘤患者的积极心理变化等问题。为了更好地实施对肿瘤患者的心理干预,其实施过程应做到三点:①干预方案设计者应具有扎实的心理学理论基础,针对不同患者的心理问题设计相应的干预主题并使用相应的心理干预技术;②干预团队应具有较好的团队合作意识和较强的沟通能力,提高实施干预方案的执行力;③建构与完善团队专有的信息平台,从而提高患者参与团体心理干预的依从性。

肿瘤患者心理干预团队通常由多个专业人员组成,每个成员在团队中扮演着不同的角色,共同为患者提供全面的心理支持和干预。一个心理干预团队应具备的专业成员如图 3-1 所示。

(1)肿瘤科医师:告知患者治疗方法、流程及预后,解答肿瘤相关问题,并制定适合患者的治疗方案。在治疗过程中识别患者的心理问题并进行初步心理疏导,适时进行转介。

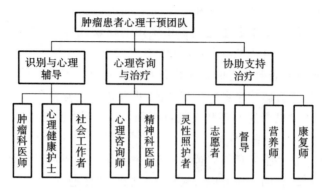

图 3-1　肿瘤患者心理干预团队的组成

（2）心理健康护士：心理健康护士在团队中起着重要的支持作用，他们可以进行心理评估、心理护理，监测患者的心理状态，提供心理支持和心理教育，协助其他团队成员开展心理干预工作。

（3）社会工作者：社会工作者在团队中扮演着链接患者和社会资源的桥梁角色，他们可以提供社会支持，协助解决患者的实际困难、和社会功能相关的心理困扰（社会关系、社会支持、患者自我管理能力）。

（4）心理咨询师：通过专业的咨询和支持，心理咨询师与患者建立信任和合作关系，在团队中负责心理评估、心理测试、心理治疗方案的制订等工作，其通过专业的心理知识和技能帮助患者应对心理问题，提高患者的心理健康水平。此外，心理咨询师可以协助社工处理患者对过去的执念或者一些根深蒂固的思维模式，从而更全面地帮助患者解决情绪问题、应对疾病的压力和适应生活新变化等，从而提升他们的心理健康水平和生活质量。

（5）精神科医师：精神科医师是团队的核心成员之一，负责评估和治疗患者的精神健康问题，如焦虑、抑郁等。他们可以开展药物治疗，监测患者的心理状态，并与其他团队成员协作，制订综合治疗方案。

（6）志愿者：志愿者在肿瘤患者的心理干预中可以提供情感支持和陪伴，通过倾听、安慰和鼓励患者，帮助他们减轻孤独感和焦虑情绪，提升生活质量。

（7）灵性照护者：灵性照护者关注患者的内心世界和信仰层面，通过提供心灵慰藉，帮助患者寻找内心的平静和人生的意义，使得患者在面对疾病的挑战时能找到自己内在的力量。

（8）督导：督导对整个心理干预团队进行指导与支持，涉及实务指导与专业提升、情绪疏导及情感支持、方案设计及服务反思、行政管理及工作审批等多个层面。

（9）营养师：营养师专注于患者的饮食和营养问题，负责制订个性化的饮食计划，帮助患者保持良好的营养状态，增强免疫力，提高治疗效果。

（10）康复师：康复师主要负责康复治疗和康复训练，帮助患者恢复身体功能，提高生活质量，增强自信心，促进康复过程中的心理健康。

心理干预团队的各个成员应具备丰富的肿瘤患者心理干预经验和专业知识，能够有效地应对患者在治疗过程中出现的心理问题，以患者为中心，关注患者的需求和感受，制订个性化的心理干预方案，帮助患者应对情绪波动和应对疾病的挑战，并且定期对患者的心理状态进行评估，及时调整干预方案，确保患者的心理健康得到有效管理。另外，需要为患者提供更多的社会支持和资源。

建立一个多学科、专业化的肿瘤患者心理干预团队，可以更好地帮助患者应对肿瘤带来的心理挑战，提高患者的生活质量和治疗效果。心理干预过程具体可以从以下两个方面开展。

1. 心理困扰

一位肿瘤患者从确诊到治疗结束以及康复的过程中，可能会不断产生不同的心理困扰与心理疾病，如恐惧与焦虑、抑郁与绝望、自我身份与价值观的挑战、社交障碍等。作为一个专业心理干预团队，团队成员应该根据各自的专业领域和能力，制定合适的分工合作流程，为肿瘤患者提供全面的心理支持和干预。

社工负责评估患者的社会支持系统和需求，协调社会资源，提供社会支持和帮助患者解决生活中的实际问题；心理咨询师负责评估患者的心理状况，提供心理咨询、心理支持和心理治疗，帮助患者缓解焦虑、抑郁等心理困扰；肿瘤科医师负责制订肿瘤治疗方案，解答患者关于疾病治疗和预后的疑问，帮助患者了解病情，消除对疾病的恐惧并提供专业的医疗指导；心理健康护士负责监测患者的生命体征，提供基础护理和关怀，与患者建立亲近关系，传递团队的关爱和支持，第一时间评估并处理患者心理健康问题；营养师负责评估患者的营养状况，制订个性化的营养方案，帮助患者保持良好的营养状态；康复师负责评估患者的康复需求，制订康复计划，帮助患者恢复功能和提升生活质量。通过团队合作，心理干预团队帮助肿瘤患者面对疾病，重建信心，提升生活质量。

2. 精神障碍

肿瘤患者发生精神障碍的原因多种多样，主要包括生理因素、心理因素和治疗因素。精神障碍的症状多种多样,常见的包括焦虑、抑郁、恐惧、幻觉、妄想等。患者可能出现情绪波动大、睡眠障碍、食欲改变、社交退缩等表现。在严重情况下,患者还可能出现自杀倾向等严重后果。肿瘤患者精神障碍的发病率在 20%～30%,严重影响患者的生活质量和治疗效果。因此,及时有效的处理至关重要。

在心理干预团队中,护士与社工扮演着重要的角色。对于在院患者,护士可以通过与患者建立亲近的关系,了解他们的需求和情况,并且在日常护理中观察患者的情绪变化和行为表现,及时发现患者可能存在的精神障碍症状;对于离院的患者,社工的重要性就充分体现出来,当患者主动求助时,社工可以第一时间与患者建立关系,还可以引导他们获取合适的社会福利和医疗资源。当发现肿瘤患者有心理问题时,护士和社工可以提供情绪支持和心理安慰,帮助患者缓解焦虑和恐惧情绪。对于有治疗倾向和需要的患者,护士和社工可以及时向医师、心理咨询师反映,精神科医师可以对患者进行全面的精神状况评估,制订个性化的治疗方案。对于正在接受治疗的患者,护士和社工还可以与其他团队成员协作,如肿瘤科医师、营养师、康复师,从药物联合治疗的安全性、辅助支持治疗方法、机体功能康复方案等各方面共同制订综合治疗计划,确保患者得到全面的关怀和支持。团队成员之间的密切合作和协作,可以帮助患者更好地应对精神障碍带来的困扰,提高生活质量和心理健康水平。

二、心理干预团队的临床实践

对肿瘤患者的心理干预需要严格按照规范和流程进行,以湖北省肿瘤医院的临床实践为例,其心理干预团队的临床实践流程如图 3-2 所示。

住院患者入院时由管床护士引导其填写"心理痛苦温度计"(distress thermometer,DT);责任医生、管床护士查房过程中发现患者主动求助或表现出痛苦状态的,建议指导患者填写 DT,并进行支持性心理护理。当测得患者 DT 评分大于或等于 4 分时视为阳性症状,将患者转介至社工部。

社工对转介患者进行再评估(PHQ-9、GAD-7)。为心理测评结果为轻度症状患者提供心理咨询与心理疏导服务,若合并有其他需求(如宗教信仰支持、社会支持、经济援助、政策咨询等),可按社工个案处理。对于心理评估结果为中度及以上的患者,社工应及时向住院科室报备,同时与欣然心理工作室对接,在征得患者及其家人同意的前提下预约心理咨询,填写"心理咨询知情同意书"。

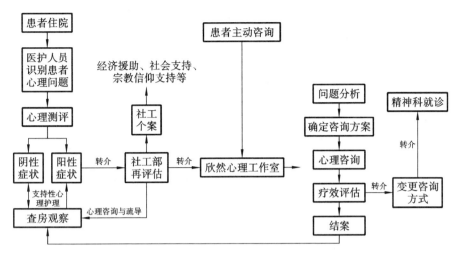

图 3-2　湖北省肿瘤医院心理干预团队的工作流程

　　欣然心理工作室主要负责肿瘤患者的心理咨询,湖北省肿瘤医院同时也向社会提供免费电话心理咨询服务。心理治疗师运用会谈法、观察法、作品分析法等方法进一步了解肿瘤患者的情况,综合初诊情况、既往史及其他资料评定肿瘤患者问题及原因。若排除精神病性障碍,则可制订专业的心理干预方案,并进行疗效评估,若患者心理问题得到解决,可向管床医护人员反映,医护人员继续在日常查房中密切观察与随访。当心理咨询师因为工作安排不能继续完成个案,或出现不利于咨询进行的情况,或来访者主动要求转介时,可结束咨询并配合来访者及其家属进行转介,同时将来访者有关情况向住院科室报备。对于经心理治疗师评定,属于精神病性障碍或神经症症状的肿瘤患者,心理治疗师需及时向心理工作领导小组组长反馈,经住院科室核实认定后,做结案处理,同时为肿瘤患者及其家属提供转诊至武汉精神卫生中心的建议。

　　此外,心理干预团队在临床实践的过程中有以下六个方面值得注意。

　　(1)对肿瘤患者心理健康方面的照护存在很多重要的机会窗口,心理干预团队需要把握时机。第一个时机是初次接触患者或者患者首次确诊时,肿瘤患者面临对疾病的恐惧、焦虑和不安,肿瘤科医师与护士需积极正面引导患者接受患病事实,帮助其对疾病的诊疗流程及方案有充分认知,其中关键在于建立与患者之间的信任关系,为后续的治疗奠定基础;第二个时机就是在治疗完成时,心理干预团队可以对患者进行全面的身心护理,包括适当的转介,主动为患者提供社会资源,其目的在于帮助患者逐渐适应康复阶段的生活;第三个时机是治疗完成后的第一次医疗随访,患者需要面对康复过程中的种种挑战和变化,需要及时发现和干预患者可能存在的心理问题。

(2)所有肿瘤患者心理干预团队成员都需要掌握良好的沟通技巧,以便能专业地与病人及其家属讨论他们关心的问题。良好的沟通是提供社会心理支持的基础,沟通技巧的核心组成部分包括共情表达、使用开放问题和积极倾听。充分的沟通可以了解影响肿瘤患者治疗选择的多种因素,如年龄、性别、经济状况、教育水平和居住地址,可能有助于临床医生决定综合治疗方案。

(3)情感支持是肿瘤治疗的核心,而不仅仅是心理咨询师或社会工作者的职责。有证据表明,能与治疗团队成员讨论自己感受的肿瘤患者比那些没有得到这个机会的患者所感受的痛苦更少。需要注意的是,询问患者的伴侣和家庭也是很重要的,因为有证据表明他们也容易受到痛苦的影响。

(4)心理干预团队还需要引导患者及其家属在互联网上获得高质量的信息。随着互联网的不断发展,越来越多的患者及其家属使用互联网和新媒体来获取信息,并与其他经历过类似问题的病友进行联系。这些网站和公众号的质量差异很大,这就需要心理干预团队为患者及其家属提供关于评估网站质量的建议,避免其上当受骗甚至延误病情。

(5)必须确保心理干预的连续性,肿瘤的治疗可能包括转诊到各种专家和服务机构,因此针对每个患者,都需要确定一个心理干预团队的成员作为其身心照护的协调员。有证据表明,护士或社工可以有效地为肿瘤患者提供持续的护理。

(6)对于需要临终关怀的患者,其身体症状和情感痛苦的关系是十分密切的,心理干预团队需要采用有效的心理干预技术(如放松疗法)来协助患者管理疼痛和减少焦虑。为患者及其家属提供心理支持是临终护理的重要组成部分。

三、心理干预团队的管理

肿瘤患者心理干预团队的管理是确保团队高效运作、提供优质服务的关键。以下是管理心理干预团队的一些关键点。

1. 领导与协调

团队需要有一位领导者来负责团队的管理与协调工作。领导者应具备良好的沟通能力、团队管理技能和决策能力,能够有效地协调团队成员之间的合作,确保团队目标的实现。

2. 明确职责与角色

团队成员需要清楚自己的职责和角色，明确各自的任务和贡献，避免出现工作重叠或责任模糊的情况。团队领导者可以制订明确的工作责任分配方案，确保团队成员的工作高效有序。

3. 沟通与协作

团队成员之间需要保持良好的沟通与协作，及时分享信息、交流想法、解决问题。应定期召开团队会议、建立沟通渠道，促进团队成员之间的合作与互动，提高团队的凝聚力和效率。

4. 培训与发展

团队成员需要不断提升专业技能和知识水平，以适应不断变化的工作需求和患者需求。团队领导者可以组织培训课程、提供学习资源，促进团队成员的专业发展和个人成长。

5. 质量管理与评估

团队领导者需要建立质量管理机制，定期对团队的服务质量进行评估并且确保心理干预的连续性和全程性。对肿瘤患者的心理干预应贯穿肿瘤治疗的所有阶段。

第二节　社工在心理干预团队中的核心作用

一、社工在心理干预团队中的重要性

社工在心理干预团队中扮演着至关重要的角色，他们的存在和工作对于整个团队的运作和患者的康复都起着重要的作用。在心理健康领域，社工是提供社会支持和资源整合的角色，其作为链接患者与各种服务和资源的纽带，促进心理健康服务的全面展开和患者的全面康复。

与肿瘤相关的心理社会问题的复杂性和多变性推动了对高技能的从业人员的需求，而社工接受过预防、教育、咨询、宣传、研究等多方面的专业培训，在肿瘤患者治疗及康复过程中可以提供多层次的评估和干预。由于社工对肿瘤患者及其心理社会影响的充分了解，以及实践的多功能性，肿瘤科社工一般都是肿瘤治疗中心和社区卫生保健机构的心理社会服务的主要提供者。

肿瘤社会工作的基本任务是促进肿瘤患者和家庭在肿瘤的诊断、治疗和康复中维持良好社会功能,并为患者实现上述目标搭建稳定的社会支持系统。

作为心理干预团队的一员,肿瘤科社工主要关注肿瘤和肿瘤治疗的心理社会影响,以及个人、家庭和群体的各种应对策略的有效性。同时,肿瘤科社工也对其他心理干预团队成员及医护人员进行干预。

二、社工在心理干预团队中的具体工作

肿瘤社会工作的任务是多方面的,必须在疾病的每个阶段建立全面的框架。社工作为心理干预团队中重要的一员,起着协调者、资源链接者、执行者和宣传教育者的作用。

1. 协调者

(1)社工需要协调团队成员之间的工作,确保他们互相配合,形成一个有机的整体,共同为患者提供全面的支持和服务。

(2)社工需要及时将信息在团队内部进行传递,确保团队成员都了解最新的情况,能够共同做出相应的决策和行动。

2. 资源链接者

有时候肿瘤患者的社会支持资源薄弱是其社会功能失调的原因或者表现,这时候仅在会谈时进行讨论往往不足以解决问题。帮助患者链接合适的社会支持资源,有助于患者走出困境,也是一个充权赋能的过程。

(1)在链接资源之前,医务社工需要评估的是何种资源的缺失促成了案主当下的困境、哪种资源的强化有助于患者改变境遇。

(2)针对有经济压力的患者,医务社工可以链接社会慈善资源、申请政府救助、鼓励家庭成员优化就业状态,也可以链接心理咨询资源,帮助患者合理看待目前的经济境遇,识别不合理的期待,降低因为经济支出而产生的心理压力。

(3)当医务社工通过评估认为肿瘤患者的需要超出社会工作专业的适用范围,或者心理干预团队中其他成员(如心理咨询师、精神科医师、康复师、营养师等)可以为其提供更加专业的服务时,可以和患者讨论是否需要转介其他的服务资源。在经过患者允许后,可以转介。

(4)医务社工将患者转介后,可以定期随访,询问患者相关资源的使用情况,也可以提供指导,帮助其更好地使用这些资源。在进行资源链接的时候,医务社工应优先鼓励患者主动思考、自行了解、自行申请,当患者无法自

主完成的时候,可以视情况予以辅助。

3.执行者

在心理层面上,社工除了可以通过专业的心理助人技术一对一地识别、处理患者的心理和情绪困扰外,还可以开展各类心理健康教育、情绪照顾小组服务,帮助处在焦虑、抑郁、孤独、恐惧等负面情绪中的患者走出困境,稳定心理状态,积极配合疾病治疗。医务社工个案工作流程示意图如图3-3所示,其中医疗团队合作的具体内容为查阅病历、联系医疗人员、参加病房巡诊和个案讨论;建立专业关系的具体内容为病房探视、家属会谈、电话联络和门诊个别咨询。

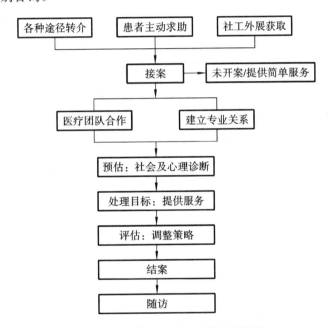

图3-3 医务社工个案工作流程示意图

4.宣传教育者

社会工作者充当了医院和家庭之间的接口,在必要时进行干预,以帮助肿瘤患者从病人向健康的家庭或社区成员的身份进行过渡,并普及肿瘤心理学方面的专业知识及各种心理应对策略,帮助肿瘤患者应对疾病带来的情绪反应。此外,医务社工可以通过多种方式开展肿瘤防治宣传活动,倡导全社会共同关爱肿瘤患者,促进社会对肿瘤患者的支持和理解,帮助患者获得更好的心理社会支持。

社工在实践过程中需要特别考虑的问题如下。

首先,肿瘤患者的文化背景、教育程度、宗教信仰等方面的多样性会导致沟通方法与治疗方案的不同。

其次,有证据表明,较年轻的肿瘤患者更容易受到心理痛苦的困扰。而治疗年轻的肿瘤患者也是医务工作者痛苦的一个来源,他们可能倾向于避免与年轻患者讨论情感问题。这种回避会增加无法识别患者心理痛苦,也无法得到患者适当反应的风险。对老年患者的心理社会需求的刻板印象是十分普遍的,已有证据表明,对老年肿瘤患者的临床诊断和治疗是不足的。因此,临床医生需要敏锐地探索老年患者的需求和治疗偏好。

最后,来自农村和偏远地区的患者与生活在城市地区的患者所面临的心理压力和困难可能不尽相同。此外,回家后无法接受专家治疗,以及疾病对正常社交网络的破坏可能会带来额外的压力。幸运的是,目前正在逐步推进各种服务模式,为偏远社区提供肿瘤治疗服务,包括共享护理和外展方案,以及远程肿瘤学。

三、社工的工作评估与管理

肿瘤医务社工的工作评估与管理是确保肿瘤患者获得全面支持和服务的关键步骤之一。应不断评估社工工作的质量和效果,并及时采取措施加以改进,以确保患者获得个性化、综合性和高质量的支持和服务,帮助他们更好地应对肿瘤疾病的挑战,提高生活质量和健康水平。值得注意的是,评估是贯穿工作始终的。对社工工作的评估主要分为过程评估、成效评估和满意度评估,具体评估过程如下。

1. 过程评估

对社工对患者进行介入干预的过程进行评估,如专业知识的使用情况、设置是否有需要优化的地方、伦理规范的遵守、是否对患者造成二次伤害等。详细内容为:

(1)专业知识的使用情况。社工应当根据患者的情况和需求,运用相关的心理干预理论和技巧(如认知行为疗法、解决问题技能等)进行干预。社工需要了解肿瘤患者的特殊心理需求和挑战,有针对性地进行干预,确保干预方案的有效性和适切性。

(2)设置是否有需要优化的地方。需要评估社工设置的环境和条件是否有利于提高患者的心理干预效果,检查干预过程中可能存在的障碍或不利因素,如缺乏隐私、环境嘈杂等,及时进行调整和优化。

(3)伦理规范的遵守。社工在心理干预过程中必须严格遵守职业伦理规范,尊重患者的隐私和权利。社工需要确保干预过程中的信息保密性,不泄露患者的个人信息,避免对患者造成负面影响。

(4)是否对患者造成二次伤害。社工在进行心理干预时需要密切关注患者的反应和情绪变化,及时评估干预效果。社工需要警惕干预过程中可能对患者造成的负面影响,如情绪波动加剧、自我否定等,及时调整干预方案,避免对患者造成二次伤害。

此外,社工还需要不断更新技术知识,与技术发展保持同步,确保规范地运用技术对过程进行评估。通过合理和规范地运用技术,社工可以提高工作效率,提供更优质的服务,促进患者的发展和改善。

2. 成效评估

成效评估主要评估心理干预对肿瘤患者的改变、计划的完成情况以及患者还有哪些新的需求。成效评估的侧重点在于:

(1)心理干预后患者的心理健康状况变化,包括焦虑、抑郁、恐惧和自尊等方面,可以使用标准的心理评估工具进行评估。

(2)心理干预后患者的生活质量变化,包括生活满意度、社交支持、生活功能等方面,可以使用生活质量量表进行评估。

(3)心理干预对患者的长期影响,包括干预结束后患者的心理状态是否持续改善、是否能够有效应对疾病带来的心理压力等方面,以及患者在治疗及康复过程中是否有新的需求待解决。

3. 满意度评估

评估社工提供的心理干预方案在实际操作中的可行性和有效性,包括干预内容的针对性、干预方法的有效性等。进行满意度方面的问卷调查,具体流程如下。

(1)设计一份针对社工服务的满意度调查问卷,确保问题涵盖患者对社工工作的各个方面的评价,如专业性、沟通能力、支持程度等。

(2)问卷分发。将设计好的调查问卷分发给接受过社工服务的肿瘤患者或其家属。问卷可以是纸质版的,也可以是电子版的。

(3)数据收集。收集患者或家属填写的调查问卷,并确保数据的准确性和完整性。

(4)数据分析。对收集到的数据进行整理和分析,统计出社工服务的满意度得分,可以分析出社工工作中的优点和需要改进的方面。

(5)结果反馈。将评估结果反馈给社工团队,包括肯定优点和提出改进的建议,以便团队进一步提升服务质量。

(6)持续改进。根据评估结果和反馈意见,社工团队可以制订改进计划,持续提升服务质量和患者满意度。

通过这样的流程,社工团队可以了解患者对其服务的评价,及时发现问题并改进服务,提升肿瘤患者心理干预团队的服务能力。

第三节　心理干预者的自我照料

心理干预者在工作中常常需要与他人产生情绪共鸣、倾听他人心理困扰等,有时候由于职业要求或自身使命感,其照顾别人远远超过照顾自己。尤其是面对肿瘤患者的心理干预者,其在医院这一环境中扮演着多种角色,面临着角色冲突,发生焦虑、抑郁、替代性创伤以及情绪耗竭的风险较大。随着心理干预工作的不断开展与推广,心理干预者因忽视自我照料所衍生出来的问题也逐渐浮现出来,越来越多的心理干预者反映自己无法兼顾工作和生活。特别是对于新入职或刚从事心理干预工作的人而言,由于他们在既往的学习和培训过程中几乎很少学习如何进行自我照料,不知道如何释放接触肿瘤或临终患者后所感受到的压力,再加上国内医院对医务人员心理疏导制度的建设尚未完善,因此心理干预者如何进行自我照料是当前亟待研究的问题。

一、自我照料的概念

自我照料的概念起源于护理领域,指在医疗体系的健康照护之外,个人对自己身体健康状况的照护,后来引申为专业人员面临压力时,自己所采取的应对方式和调节行为。世界卫生组织将自我照料定义为个人、家庭和社区为促进健康、预防疾病、保持健康以及应对疾病和残疾而采取的行动。而在心理领域中,自我照料是一种预防心理压力与倦怠,维持个人身心健康的必备能力。本书在此将自我照料定义为心理干预者在生活中所进行的所有能促进身心健康的活动。值得注意的是,自我照料并不是静态的或者只是一个结果,而是一种维持身心健康和幸福感的动态过程。这个过程包含对外部环境和内部需求的觉察,然后开展自我照料行为,从而使各方面达到平衡。自我照料旨在促进及维持身心健康,使个体能够免于倦怠,而在出现不良状况时,也能从中恢复,提升个人的幸福感。

《中国心理学会临床与咨询心理学工作伦理守则》中明确提出，心理干预者应具备自我照料的能力，警惕自己的生理和心理问题对来访者造成伤害的可能性，必要时应当积极寻求督导或其他专业人员的帮助，限制或终止临床专业服务。从这一要求中我们清楚地看到，自我照料作为心理咨询专业人员胜任力的重要组成部分发挥着重要的作用。

二、心理干预者自我照料的方法

心理干预者在工作中承担着帮助他人解决心理困扰的重要任务，但同时也面临繁重的工作压力和多种情绪的负担。为了保持心理健康和提高工作效率，心理干预者需要学会有效的自我照料方法。

1. 定期进行自我反思

心理干预者可以定期对自己的情绪状态、工作压力等各方面进行反思，及时发现自己的心理困扰并主动去解决，这是一个积极主动的过程，也是自我调节的重要组成部分。自我照料的前提是充分的自我认知，这就需要心理干预者有规划、有意识地进行日常工作，清楚自己的极限，认识到自己的负面情绪和问题，并注意到它们什么时候会被触发。也可有组织地给心理干预团队成员定期发放心理评估相关量表，及时筛查出存在心理问题的成员。

2. 培养健康的生活方式

心理干预者需要合理安排工作时间和休息时间，可以通过适当锻炼、健康饮食、充足睡眠等方式来保持身心健康，增强应对工作压力的能力。健康的饮食习惯可以为个人提供能量，增强个人的活力，对维持正常的生理功能有着非常重要的作用，合理健康饮食已经被作为预防或处理倦怠的一种策略。坚持运动也是自我照料的一部分，运动可以增强个人的心理耐受能力，使人平静下来，从而有时间与他人以及自己建立联系，并提供给个人思考和解决危机或冲突的空间。充足的睡眠是自我照料的必要条件，保障休息和放松的时间是自我照料的基础，心理干预者通过小憩或度假等休息方式可以让自己重新焕发活力，极大地减轻倦怠感。

3. 培养爱好和兴趣

心理干预者可以通过培养爱好和兴趣来放松自己的身心，如阅读、绘画、听音乐等，让自己在工作之外有一个放松的空间，减轻工作压力，保持工作的热情和动力。保持幽默感和从事非职业活动是心理干预者保持职业幸福感的常见方式。

73

4. 设立个人边界

学会设立个人边界,保护自己的情绪和心理健康,避免过度投入工作而忽略了自己的需求和感受。

5. 建立支持系统

心理干预者可以与同事、朋友或其他专业人士建立支持系统,分享工作中的压力和困扰,获得支持和理解。与同事分享工作中的困扰和挑战,寻求支持和理解,可以帮助心理干预者减轻工作压力,同时也能滋养人际关系,并有助于提升整体幸福感,增强团队凝聚力。

6. 学习放松技巧

学习一些放松技巧如温水浴、按摩、深呼吸和冥想等,可以帮助心理干预者释放紧张情绪和压力,提升身心舒适感,保持身心健康和提高工作效率。通过掌握放松技巧,心理干预者能够放松身心,缓解焦虑和压力,提高专注力和情绪稳定性。

7. 接受心理辅导或督导

心理干预者可以定期接受心理辅导或督导,帮助自己处理工作中的情绪困扰和挑战,保持心理健康和提高工作效率。

总的来说,心理干预者需要重视自我照料,保持良好的心理健康状态,从而更好地帮助他人解决心理问题,提升工作效率和质量。

三、督导在心理干预者自我照料中的作用

督导在一个心理干预者的成长过程中所起的作用,与心理治疗在一个患者治疗与康复的过程中所起的作用是同样重要的,并且接受督导也是一个心理干预者所必须经历的过程。下面重点谈论督导如何在心理干预者的自我照料中发挥作用。

心理干预者的心理健康管理至关重要,因为他们的工作常常涉及处理他人的心理困扰和情绪问题,可能会对自身的心理健康造成影响。举例来说,如果心理干预者在与肿瘤患者接触过程中受到了患者或其家属的辱骂,心理干预者会感到委屈,从而产生心理负担,这时其需要及时与督导者联系。督导者会与心理干预者共同探讨心理咨询方法与技巧,同时给予其宣泄情绪的机会,从而防止出现心理干预者将患者的压力转移到自己身上的情况,保障心理干预者的身心健康。由此可见,督导的这种支持功能有着不可忽略的作用,可以使心理干预者更容易地与来访者建立良好的治疗关系,形成积极的正反馈。

　　从另一方面来讲,心理干预者也有着自己的生活,肯定也会有自己的情感、烦恼乃至危机。当心理干预者因压力过大或因个人原因而处于高度应激状态时,其应该得到适当的休息;待他感到自己的情绪已经平复,不会因来访者的情绪而过分引发自身的心理反应时,他才能恢复工作。有一些工作积极性高的心理干预者在自己情绪尚不稳定时可能仍积极投入心理咨询工作,由于此时其工作能力会受到情绪的影响,他的督导者有权提出让他休息,这既保障了肿瘤患者的最大利益,也保护了心理干预者的心理健康。

　　总的来说,心理干预者需要重视自身的心理健康管理,只有保持良好的心理状态和情绪稳定性,才能更好地帮助他人解决心理问题,提高工作效率和服务质量。通过定期自我反思、建立支持系统、寻求心理辅导、保持工作与生活的平衡、培养兴趣爱好、接受定期培训、设立个人边界等方式,心理干预者可以有效地管理自己的心理健康,保持工作的热情和动力,实现工作和生活的平衡,提升工作的质量,从而更好地服务患者。

参 考 文 献

[1] 王丕琳,王林,朱强,等.乳腺癌患者团体心理康复活动的设计与实施[J].中国护理管理,2015,15(01):5-7.

[2] 肖燕.医务社会工作实务与管理[M].武汉:华中科技大学出版社,2023.

[3] 徐爱兵.照顾别人先照顾自己——基于扎根理论的高校心理咨询师自我照顾实证研究[J].兵团教育学院学报,2022,32(03):34-41.

[4] 蔡昌雄,蔡淑玲.死亡焦虑下的自我照顾——以安宁护理人员为例[J].生死学研究,2006(03):133-164.

[5] 樊富珉,黄蘅玉,冯杰.心理咨询与治疗工作中督导的意义与作用[J].中国心理卫生杂志,2002(09):648-652.

[6] STANTON A L. What happens now? Psychosocial care for cancer survivors after medical treatment completion [J]. Journal of Clinical Oncology,2012,30(11):1215-1220.

[7] TURNER J, ZAPART S, PEDERSEN K, et al. Clinical practice guidelines for the psychosocial care of adults with cancer [J].

Psycho-Oncology,2005,14(3): 159-173.

[8] HOLLAND J C. IPOS sutherland memorial lecture: an international perspective on the development of psychosocial oncology: overcoming cultural and attitudinal barriers to improve psychosocial care [J]. Psycho-Oncology,2004,13(7): 445-459.

[9] ROTHGANG H, NIEBUHR D, WASEM J, et al. The National Institute for Clinical Excellence (NICE)[J]. Gesundheitswesen,2004, 66(5): 303-310.

[10] GLAJCHEN M, BLUM D, CALDER K. Cancer pain management and the role of social work: barriers and interventions [J]. Health & Social Work,1995,20(3): 200-206.

[11] COREY G. Issues and ethics in the helping professions (6th ed.) [M]. Pacific Grove,CA:Brooks/Cole,2003.

[12] LEVIN L S. Self-care in health: potentials and pitfalls [J]. World Health Forum,1981,2(2):177-184.

[13] COREY G,COREY M S,COREY C,et al. Issues and Ethics in the Helping Professions with 2014 ACA Codes[M]. Toronto: Nelson Education,2014.

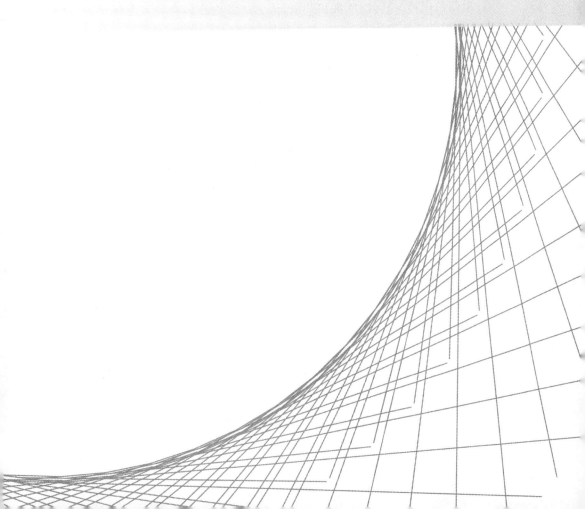

第四章 针对肿瘤患者心理压力的心理干预技术

本章将聚焦于心理动力学、认知行为疗法和以人为中心的疗法等相关技术。这些技术不仅在临床实践中被广泛应用,而且在帮助肿瘤患者应对心理困扰方面发挥着重要作用。通过深入研究这些技术的发展背景、操作原则和使用技巧,本章旨在为社工和其他心理工作者提供有效的临床干预指引。我们将探讨如何利用这些技术来帮助肿瘤患者管理情绪波动、应对治疗过程中的挑战,以及提高他们的心理健康水平和生活质量。通过理论知识和实践技巧的结合,我们将为读者提供全面且实用的指导,以更好地支持肿瘤患者在心理层面上的应对和康复。

心理动力学、认知行为疗法(CBT)和以人为中心的疗法是心理学和心理治疗领域的三种重要理论和方法。它们在发展过程中相互影响和交叉,并在临床实践中相互借鉴。心理动力学起源于弗洛伊德的精神分析理论,强调了潜意识和童年经历对个体行为和心理的影响。认知行为疗法则强调个体的思维、情绪和行为之间的相互关系,注重通过改变不良的认知和行为模式来改善心理健康。以人为中心的疗法则侧重于治疗师与患者之间的关系,强调治疗师的真诚、尊重和共情,认为患者内在的自我实现倾向对治疗有重要意义。这三种方法在发展历程中相互交流和影响是显而易见的。例如,认知行为疗法在心理动力学的基础上发展起来,吸收了认知心理学的理论和技术,并将认知和行为因素纳入治疗过程中。同时,以人为中心的疗法也受到心理动力学的启发,强调了治疗师与患者之间的关系对治疗的重要性,但又有别于心理动力学对潜意识和冲突的关注,更侧重于患者的当下体验和情感表达。总的来说,这三种方法在不同层面上为心理治疗提供了丰富的理论基础和实践技术,相互交汇和融合,为临床实践提供了多元化的选择和灵活的应用方式。

社工和其他心理工作者可以在不同场景下灵活运用心理动力学、认知行为疗法和以人为中心的疗法,以帮助肿瘤患者应对心理压力。

在心理动力学方面,社工可以通过与患者建立亲密的工作关系,探索患者的潜意识冲突和心理防御机制,并帮助他们理解和处理情感困扰。社工可以提供支持性的环境,让患者感受到理解和接纳,从而减轻他们的焦虑和抑郁情绪。

认知行为疗法提供了一系列有效的技术,社工可以教授患者如何应对负面的认知和情绪,通过认知重构和行为技能训练来改善情绪状态。社工可以帮助患者建立积极的思维模式,提高问题解决能力,以应对疾病和治疗带来的挑战。

　　以人为中心的疗法强调治疗师与患者之间的真诚关系和共情理解,社工可以倾听和支持患者的情感表达,尊重他们的自主权和决策权,与他们建立起信任和合作的关系。社工可以通过提供情感支持和实际帮助来减轻患者的心理压力,并帮助他们找到内在的力量和资源来应对肿瘤带来的挑战。

　　在探讨心理干预的同时,本章的后半部分将深入介绍自然疗法和中医药的相关技术,以帮助缓解肿瘤患者的心理压力。这些技术可能对操作者的资质有严格要求,但即使社工不具备相关资质,了解这部分内容也是有益的。理解自然疗法和中医药的基本原理,有助于社工在综合考虑生物、心理和社会因素的基础上,与患者进行深入讨论,并将其链接到合适的支持资源。这不仅为患者提供了更多选择,还增强了社工在心理干预中的专业能力。

　　总之,在实践中,社工和其他心理工作者可以根据患者的具体情况和需求,灵活运用这些技术,为他们提供个性化的心理支持和干预。通过综合运用心理动力学、认知行为疗法和以人为中心的疗法,了解其他学科合适的支持资源,社工和其他心理工作者可以更有效地帮助肿瘤患者应对心理压力,提升他们的心理健康水平和生活质量。

第一节　心理动力学干预肿瘤患者心理压力的技术

　　心理动力学是一种心理学理论和治疗方法,旨在探索个体内心深处的潜意识冲突和动机。它研究人类心理的动态过程,包括潜意识、防御机制和个体发展的影响。心理动力学认为,人类行为受到潜意识驱动的影响,这些驱动力可能源自童年经历、内心冲突和未满足的欲望。研究对象涉及个体的意识和潜意识层面,探索心理过程中的冲突、防御和解决方式。

　　肿瘤患者在潜意识、防御机制和个体发展中可能面临诸多困境。在潜意识层面,他们可能面临对生命和死亡的深层焦虑,对疾病的理解和接受往往伴随着内心的挣扎与抗拒。在防御机制方面,患者可能会采用一系列防御机制来应对心理压力,例如否认、逃避、投射等,以减轻对病情的不安和恐惧。在个体发展方面,肿瘤患者可能面临对生活意义的重新思考和身份认同的挑战,疾病对自我概念和生活轨迹的影响可能导致心理上的困惑和混乱。这些困境可能影响患者的情绪状态、社交关系和生活质量,因此需要提供综合的心理支持和干预来帮助他们应对。

一、心理动力学的发展背景

心理动力学是 20 世纪初期在精神分析的基础上发展起来的一种心理学取向。其发展背景主要源于对人类心理深层结构和潜意识的探索，以及对心理问题的治疗需求。如前文所述，19 世纪末，弗洛伊德提出了精神分析理论，强调了潜意识对人类行为和心理健康的重要性。这一理论使得人们开始关注内心深处的情感、冲突和欲望，进而产生了对心理问题的治疗需求。在此背景下，心理动力学逐渐形成，并得到了进一步的发展。20 世纪初期，荣格提出了分析心理学，强调了个体内心的整体性和集体潜意识的重要性。他的理论丰富了对人类心理的理解，为心理动力学的发展提供了新的思路。随后，自我心理学和对象关系理论等心理学派别相继兴起。自我心理学家如霍尔等人强调了自我在心理健康中的作用，将治疗的重点从过去的冲突转向了当下的自我实现和发展。对象关系理论则将个体心理过程置于人际关系的背景下进行解释，强调了早期亲密关系对个体心理发展的影响。心理动力学的发展过程是一个不断丰富和拓展的历史过程，涉及多位心理学家和临床医师的贡献。从弗洛伊德的精神分析理论到荣格的分析心理学再到自我心理学和对象关系理论，心理动力学逐步形成了一个多元化和综合性的理论体系，为心理学领域的发展提供了丰富的资源。

20 世纪初，精神分析理论开始在社会工作领域中引起关注。弗洛伊德等精神分析学派的思想被引入社会工作实践，为社会工作者提供了一种理解个体心理问题和行为的新视角。在 20 世纪中叶，精神分析治疗开始在社会工作领域中得到应用。社会工作者开始运用精神分析的技术和方法，帮助案主解决心理问题和情感困扰，推动了社会工作与心理治疗的结合。随着心理动力学理论的发展，社会工作领域开始将心理动力学的观点融入实践中。社会工作者开始运用心理动力学的理论和方法，更深入地理解个体的心理发展和行为模式，为社会工作实践提供了更加丰富的理论基础。在 20 世纪后期至 21 世纪初，精神分析社会工作实践逐渐兴起，越来越多的社会工作者接受精神分析培训，并将精神分析的理论和技术应用于社会工作实践中，为案主提供更加全面和深入的心理支持和治疗。心理社会工作作为精神分析和心理动力学的综合应用，逐渐成为社会工作领域的一个重要分支。心理社会工作者运用精神分析和心理动力学的理论和方法，与案主合作解决心理问题，并促进个体的心理成长和发展。

　　社会工作受到精神分析和心理动力学的影响是不可否认的。这两种心理学理论为社会工作提供了理论基础和实践指导,帮助社会工作者更好地理解和应对个体、家庭和社会系统中的心理问题和挑战。首先,精神分析理论强调了潜意识的作用和内在冲突的影响。在社会工作实践中,社会工作者通过精神分析的观点来理解案主的行为和情感,探索其潜在的内心动机和防御机制。例如,在对案主进行心理辅导或心理治疗时,社会工作者可能会应用精神分析的技术和方法,帮助案主深入探索内心的深层问题,并解决潜意识中的冲突和困扰。其次,心理动力学强调了个体心理发展的动态过程。社会工作者在工作中经常面对各种不同年龄、背景和生活经历的案主,理解案主的心理发展和行为模式对于有效干预至关重要。心理动力学提供了理论框架,帮助社会工作者了解案主的成长轨迹、心理需求和问题根源,从而更好地制订个性化的服务计划和干预方案。此外,精神分析和心理动力学也为社会工作者提供了对家庭系统和社会环境的理解。社会工作者经常与家庭系统和社会环境中的各种问题和挑战打交道,理解家庭成员之间的关系、情感互动和社会压力对于有效干预至关重要。精神分析和心理动力学提供了对家庭和社会系统中潜在动机和内在冲突的深入理解,帮助社会工作者更好地应对复杂的社会工作问题。

二、心理动力学对肿瘤患者的作用

　　心理动力学作为心理学理论和治疗方法,在帮助肿瘤患者减轻心理压力方面发挥着重要作用。肿瘤的诊断和治疗过程常常伴随着巨大的心理压力,患者面临着情绪波动、焦虑、抑郁等心理困扰。心理动力学的治疗方法可以帮助患者探索潜在的心理冲突和情感困扰,加强对自我和他人的理解,从而减轻心理压力,提高生活质量。

　　首先,心理动力学通过自由联想和梦境分析等技术,帮助患者探索潜意识中的情感和冲突。患者常常面临着对疾病和治疗的恐惧、愤怒、自责等复杂情绪,这些情感常常隐藏在潜意识深处,难以被自我意识到。通过自由联想和梦境分析,患者可以逐渐了解自己内心深处的情感和需求,从而释放内心的压力。

　　其次,心理动力学关注患者内心的防御机制和心理动力。在面对重大疾病时,患者常常会采用各种防御机制来保护自己的心理健康,比如否认、回避、投射等。然而,这些防御机制可能会加剧心理压力,阻碍治疗的进展。心理动力学可以帮助患者识别和理解这些防御机制,从而找到更有效的应对方式。

此外,心理动力学强调了患者与治疗师之间的联结和情感交流。在治疗过程中,患者与治疗师建立起安全、支持和理解的关系,可以更自由地表达自己的情感和想法。治疗师通过倾听、理解和反射等技术,帮助患者深入探索内心的困扰,并找到解决问题的途径。这种情感上的支持和理解可以帮助患者减轻心理压力,增强应对疾病的信心和勇气。

最后,心理动力学注重患者的个体发展和自我实现。在面对重大疾病时,患者往往会质疑自己的生命意义和人生目标,产生存在主义危机。心理动力学可以帮助患者重新审视自己的价值观和生活目标,找到自己内心的支撑和动力,从而更好地应对疾病的挑战。

然而,心理动力学在干预肿瘤患者心理压力方面仍然被认为存在一定的局限性。第一,心理动力学注重潜意识和内心冲突的解析,但对于肿瘤患者这样的特殊群体,他们可能面临着生命威胁、身体功能受损、经济困境、治疗任务繁杂等实际问题,心理动力学的治疗重点可能偏离了他们最紧迫的需求。第二,心理动力学治疗通常需要较长时间,但肿瘤患者的治疗周期可能相对较短,这会限制心理动力学的应用效果。第三,心理动力学要求患者深入挖掘内心世界,但对于一些难以表达或难以面对情绪的患者,可能会增加心理压力,不利于治疗效果的达成。第四,心理动力学强调过往经历对当前问题的影响,但对于一些肿瘤患者,他们可能更关注未来的生存和生活质量,因此过度沉溺于过去可能无法帮助他们有效应对当下的挑战。因此,心理动力学在干预肿瘤患者心理压力方面虽然有其优势,但也存在一定的局限性,需要在实践中谨慎运用,并结合其他治疗方法,以更好地满足患者的需求。

总的来说,心理动力学在帮助肿瘤患者减轻心理压力方面发挥着重要作用。通过探索潜意识的情感和冲突、理解防御机制、建立情感支持和加强个体发展,心理动力学可以帮助患者更好地应对疾病的挑战,提高心理健康水平,提升生活质量。

三、心理动力学治疗的关键技术

心理动力学治疗包括三大取向:分析取向心理治疗、动力取向心理治疗和支持取向心理治疗。下文将分别列举这些取向常用的一些关键技术。有些技术有相同或相似的部分,但是不同取向的治疗师在使用这些技术时的目的或侧重点会有所不同。

（一）分析取向心理治疗的关键技术

分析取向心理治疗强调潜意识和内心深处的冲突。该取向通过自由联想和梦境分析等技术，帮助案主探索潜在的心理动力，并解决内心深处的问题。治疗师关注案主的转移和抵抗，并通过解释和阐释来促进案主的自我认知和心理成长。当应用于肿瘤患者的心理治疗时，分析取向心理治疗的关键技术可以帮助患者处理其心理压力，并促进心理健康的恢复。

1. 自由联想

自由联想是分析取向心理治疗中的重要技术之一。案主被鼓励在治疗过程中自由表达内心的想法、感受和联想，无论它们多么隐秘或矛盾。通过自由联想，治疗师可以获取案主的潜意识内容，帮助案主认识到自己内心的真实感受和冲突。治疗师可以在心理干预的过程中鼓励肿瘤患者自由表达内心的想法和情感，无论是对肿瘤本身还是治疗过程中的种种体验和感受。自由联想可以帮助患者释放内心深处的情绪，减轻情绪压力，并促进其对肿瘤经历的深入理解。

2. 梦境分析

梦境是潜意识的一种表现形式，通过分析案主的梦境，治疗师可以揭示案主内心深处的愿望、恐惧和冲突。梦境分析是分析取向心理治疗中的重要技术之一，有助于治疗师了解案主的潜意识内容，并帮助案主解决内心的问题和困扰。在临床干预中，肿瘤患者的梦境可能反映出内心深处的恐惧、焦虑和愿望。治疗师通过分析患者的梦境，可以帮助患者认识到自己内心的不安和需求，从而更好地应对肿瘤带来的心理压力。

3. 转移和抵抗分析

转移是案主将过去的情感体验和关系投射到治疗师或其他人身上的现象，而抵抗是案主对治疗过程中出现的难以接受的情感或想法的防御机制。治疗师通过分析案主的转移和抵抗，可以了解案主内心的冲突和防御机制，推动治疗进行。肿瘤患者可能会将过去的情感体验和关系转移到治疗师身上或治疗过程中。治疗师通过分析患者的转移和抵抗，可以了解患者内心的冲突和防御机制，促进患者对肿瘤及其治疗的深入理解。

4. 解释和阐释

解释和阐释是分析取向心理治疗中的重要技术之一，通过对案主的言语、行为和潜意识内容进行解释和阐释，治疗师可以帮助案主理解自己内心深处的情感和冲突，以及与过去经历的关联。解释和阐释有助于案主认识到自己的心理动力和内心世界,促进心理成长和自我认知。治疗师通过对肿瘤患者的言语、行为和潜意识内容进行解释和阐释,帮助患者理解自己内心深处的情感和冲突,以及与肿瘤经历的关联。解释和阐释有助于患者认识到自己的心理动力和内心世界,从而更好地应对肿瘤带来的心理压力。

5. 情感表达和情感体验

治疗师鼓励案主表达自己的情感,同时也关注案主在治疗过程中的情感体验。通过情感表达和体验,案主可以更深入地了解自己的情感和需求,促进内心的情感释放和治愈。

6. 分析和理解潜意识冲突

治疗师通过分析和理解案主内心深处的潜意识冲突,帮助案主认识自己的内心世界和心理动力,从而解决内心的问题和困扰。治疗师致力于探索案主潜意识中的冲突和动力,促进案主的心理成长和自我认知。

(二)动力取向心理治疗的关键技术

动力取向心理治疗侧重于个体内心深处的动力和冲突。该治疗方法通过揭示案主内在的动机和冲突,帮助案主认识到自己内心的需求和问题,并解决这些问题,从而促进心理健康发展。当应用于肿瘤患者的心理治疗时,动力取向心理治疗的关键技术可以帮助患者处理其心理压力,并促进心理健康的恢复。以下是动力取向心理治疗的关键技术。

1. 转移和抵抗分析

动力取向的治疗师通过观察和分析案主与治疗师之间的转移和抵抗现象,了解案主内心深处的冲突和防御机制。转移是案主将过去的情感体验和关系投射到治疗师或其他人身上的现象,而抵抗是案主对治疗过程中出现的难以接受的情感或想法的防御机制。治疗师通过分析患者的转移和抵抗,帮助案主认识到自己内心的动力和防御机制,推动治疗进行。

2. 情感表达和情感体验

肿瘤患者常常面临诸如焦虑、恐惧、愤怒和悲伤等强烈的情绪。治疗师鼓励患者表达这些情感,同时也关注患者在治疗过程中的情感体验。通过情感表达和体验,患者可以更深入地了解自己的情感和需求,减轻内心的冲突和压力,促进心理健康的发展。

3. 梦境分析

梦境分析有助于治疗师更深入地了解案主的内心世界,揭示案主潜在的心理动力和问题,并帮助案主解决内心的困扰。

4. 解释和阐释

治疗师通过对案主的言语、行为和潜意识内容进行解释和阐释，帮助案主理解自己内心深处的情感和冲突，以及与过去经历的关联。解释和阐释有助于案主认识到自己的心理动力和内心世界，促进心理健康的发展。

5. 潜意识冲突的分析和理解

治疗师通过分析和理解肿瘤患者内心深处的潜意识冲突，帮助患者认识到自己的内心世界和心理动力。治疗师致力于揭示患者潜意识中的冲突和动力，促进患者对自己内心深处问题的认知和理解，从而解决这些问题。

6. 情感支持和建立良好的治疗关系

治疗师通过提供情感支持和建立良好的治疗关系，为案主构建安全和被理解的环境，促进案主的情感表达和治疗过程的进行。情感支持和良好的治疗关系对案主的心理健康和治疗效果至关重要。在治疗过程中，治疗师为肿瘤患者提供情感支持，倾听他们的感受和需求，建立起亲近和信任的治疗关系，有助于促进患者的情感表达和治疗过程的进行。

（三）支持取向心理治疗的关键技术

支持取向心理治疗是一种以提供情感支持和建立良好治疗关系为主要目标的心理治疗方法。这种治疗方法侧重于在治疗过程中为案主提供安全、支持和理解的环境，以帮助他们应对生活中的困难和挑战。以下是支持取向心理治疗的关键技术。

1. 建立良好的治疗关系

在支持取向心理治疗中，建立良好的治疗关系是至关重要的。治疗师与案主之间的信任和亲密关系是治疗成功的基础。治疗师通过倾听、理解和尊重案主的感受和需求，建立起安全和支持性的治疗环境。通过建立良好的治疗关系，案主感受到被理解和支持，有助于减轻心理压力和焦虑。

2. 情感支持

情感支持是支持取向心理治疗的核心。治疗师为案主提供温暖、理解和关怀的情感支持，帮助案主感受到安全和被关注的感觉。情感支持有助于案主减轻焦虑和压力，增强对治疗的信心和积极性。

3. 情绪表达和情感释放

在支持取向心理治疗中，治疗师鼓励案主表达自己的情感和情绪，并提供安全的环境让其释放内心深处的压力和情感。情绪表达和情感释放有助于案主减轻内心的负担，增强心理健康和自我调节能力。

4. 问题解决和实践技能

支持取向心理治疗也包括帮助案主应对生活中的困难和挑战。肿瘤患者面临着诸多生活上的困难和挑战,如治疗选择、身体不适、家庭关系等。治疗师与患者一起探讨解决问题的策略,并提供实践技能和行为建议,帮助患者有效地应对挑战和压力。这种问题解决和实践技能的训练有助于患者增强自我调节和应对能力,减轻心理压力。

5. 教育和信息提供

在治疗过程中,治疗师向肿瘤患者提供有关心理健康和应对压力的信息和知识,教育患者了解自己的心理健康状况,认识到压力的来源和影响,以及学习有效的应对策略和技能。通过教育和信息提供,患者能够更好地理解自己的情况,找到应对压力的有效方法。

6. 鼓励和肯定

治疗师通过鼓励和肯定案主的努力和进步,增强案主的自信心和积极性。鼓励和肯定有助于案主建立积极的心态和获得面对困难的勇气,促进患者的心理健康发展。

四、沙盘治疗

沙盘治疗是一种心理治疗方法,治疗师让案主在一个沙盘中使用各种小道具(例如小人、动物、树木等)进行表达和模拟,观察和探索其内在世界、情感体验和心理问题。

沙盘治疗最早由瑞士心理学家卡尔·荣格(Carl Jung)在 20 世纪初提出。他注意到来访者对小道具的选择和放置能够反映出他们的内心世界和潜意识内容。后来,英国儿童精神分析师玛格丽特·洛温菲尔德(Margaret Lowenfeld)和美国心理学家多拉·卡尔夫(Dora Kalff)将沙盘治疗引入临床实践,沙盘治疗逐渐发展成为一种独立的心理治疗方法。

(一)沙盘治疗的原理

沙盘治疗基于心理动力学理论的观点,认为潜意识和内在体验对心理健康和问题解决具有重要影响。在沙盘治疗中,治疗师邀请案主通过布置和移动各种小道具来表达自己的内在世界和情感体验,治疗师则通过观察和分析沙盘作品来理解案主的内心世界,发现其心理问题,并与案主一起探索解决方法。

沙盘治疗的原理包括以下几个方面。

潜意识表达：案主在沙盘中自由地选择和摆放各种小道具，这些道具反映了案主内心的情感体验、内在冲突和潜意识内容。

投射和象征：沙盘中的小道具被视为象征着案主的内心世界和情感体验，案主将自己的感受和经历投射到小道具上，从而能够更容易地表达自己的内心体验。

情感表达和解决：在沙盘治疗中，案主可以通过布置和移动小道具来表达内心的情感和体验，治疗师则通过观察和分析沙盘作品来帮助案主理解和处理内在的冲突和困扰。

探索和整合：治疗师与案主一起探索沙盘作品的意义和象征，帮助案主理解自己的内心世界和心理问题，并寻找解决问题的方法。通过沙盘治疗，案主可以逐渐整合内在冲突，促进自身心理健康发展。

（二）沙盘治疗的优势与局限性

沙盘治疗作为一种独特的治疗形式，具有一些其他治疗形式所没有的优势。

提供非语言表达的可能：沙盘治疗提供了一种非语言的表达方式，使那些难以用言语表达内心感受的个体也能够通过动作和图像来表达自己的情感和经历。

客观化：患者通过沙盘作品所展现出的场景和图像，往往能够客观地反映出他们的内心世界和心理问题，治疗师可以通过观察作品来了解患者的心理状态。

保障情感安全：沙盘作为一种中立的媒介，可以让患者在一个安全的环境中自由地表达自己的内心感受和体验，而不用担心被评判或指责。

充分运用象征性和投射：患者通过选择和摆放沙盘中的小道具，可以将自己的内心体验和情感投射到这些物体上，使得内心的冲突和问题得以象征性地表现出来，便于治疗师和患者一同探索。

可视化：沙盘作品提供了一个可视化的图像，使得患者能够更清晰地看到自己的内心世界，更好地认识自己的情感体验，有助于患者更深入地理解自己和解决心理问题。

沙盘治疗也有一定的局限性，不能适应某些人群或症状。

依赖主观解释：沙盘治疗中的沙盘作品需要经由治疗师来解释和理解，因此治疗效果依赖于治疗师的能力和经验，可能存在解释的主观性和偏差。

语言能力限制：沙盘治疗主要依赖于患者的非语言表达，因此对于那些非语言能力有限或无法适应非语言表达方式的患者,可能会造成沟通障碍。

人群限制:沙盘治疗可能并不适用于所有人群,特别是那些对沙盘作品无法产生共鸣或没有良好想象力的个体,治疗效果可能有限。

时空限制:沙盘治疗通常需要较长的治疗时间和专门的治疗空间,因此对于那些时间有限或无法提供治疗空间的患者可能不太适用。

适应证限制:沙盘治疗可能并不适用于所有类型的心理问题,对于一些需要在更多交流和认知的基础上进行处理的心理问题,沙盘治疗可能并不是最佳选择。例如:

(1)复杂的认知行为问题。对于涉及复杂的认知过程、逻辑推理和行为调整的问题,如强迫症、恐惧症等,沙盘治疗可能无法提供足够的认知处理和行为改变的支持。

(2)人际关系问题。沙盘治疗侧重于个体内心世界的探索和表达,而涉及复杂的人际关系的问题,如夫妻关系冲突、家庭亲子关系问题等,可能需要更多的交流和互动,沙盘治疗可能不足以解决这些问题。

(3)成瘾和依赖问题。对于涉及成瘾和依赖问题的个体,如药物成瘾、酒精依赖等,沙盘治疗可能无法提供足够的戒断和康复支持,因为这些问题可能需要更多的物理和药物干预。

(4)严重的精神疾病。对于患有严重精神疾病的个体,如精神分裂症、重度抑郁症等,沙盘治疗可能并不适用,因为这些疾病需要采取更专业的医疗干预和药物治疗方法。

(5)急性危机干预。对于一些需要干预的急性危机,如自杀风险、暴力倾向等,沙盘治疗可能不适用,因为需要采取更及时、更直接的干预措施来保护患者的安全。

(三)沙盘治疗的操作步骤

沙盘治疗通常包括准备阶段、干预阶段和结束阶段。

1. 准备阶段

在准备阶段,治疗师与案主建立起信任和合作的关系,同时解释沙盘治疗的过程和规则。这个阶段的目标是确保案主了解治疗的目的,并为之做好准备。具体步骤如下。

(1)建立治疗目标:与案主一起明确治疗的目标和期望效果。

（2）解释沙盘治疗：向案主解释沙盘治疗的原理、过程和规则，包括如何使用沙盘和各种小道具。

（3）场地和道具的准备：沙盘治疗中场地和道具（见图 4-1）的准备是至关重要的，因为它们直接影响到治疗的效果和体验。以下是一些常见的标准和注意事项。

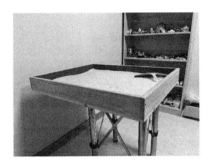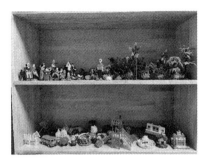

图 4-1　沙盘和道具

治疗室环境：确保治疗室环境安静、舒适、私密，提供一个安全的空间，让案主感到放松和自在。安排适当的座椅和桌子，确保案主和治疗师能够舒适地进行对话和沙盘活动。

灯光和氛围：控制灯光，使治疗室光线柔和、舒适，有利于案主保持专注和放松心情。考虑添加一些轻柔的音乐或大自然的声音，营造宁静的氛围，帮助案主更好地沉浸在治疗中。

道具的多样性和丰富性：提供多样化的道具，包括不同形状、颜色、大小和材质的物品，以满足案主的多样化需求和喜好。道具的种类应该足够丰富，涵盖生活中各种不同的元素和符号，以便案主能够充分表达自己的内心世界。

清洁和安全：确保所有道具都是安全的，并定期清洁和消毒，以防止传播疾病。避免使用可能会引起过敏或不适的道具，如有必要，考虑案主的健康状况和特殊需求。

道具的布置和摆放：将道具放置在易于寻找和使用的位置，让案主可以方便地选择和布置。保持沙盘周围的空间整洁有序，确保案主能够自由地在沙盘周围活动，而不受限制或干扰。

隐私和保密：尊重案主的隐私权和保密需求，确保用于沙盘治疗的道具和沙盘作品不被未经授权的人看到或接触。在治疗结束后，清理和妥善保管所有道具和沙盘作品，以确保案主的隐私得到保护。

（4）建立工作关系：治疗师与案主建立起互信和尊重的工作关系。在这个阶段，有一些指导语可以供治疗师参考：

"欢迎来到治疗室，感谢你来分享这段旅程。"

"在我们开始之前，我想确认你是否感觉舒适和安全。如果有任何需要，随时告诉我。"

"沙盘治疗室是一个安全的空间，你可以在这里自由地表达你的感受和想法。"

2. 干预阶段

在干预阶段，案主开始使用沙盘来表达内心感受、情绪和体验。治疗师通过观察和提问来促进案主自我探索和认识，帮助他们理解和处理内心冲突或困扰。具体步骤如下。

（1）自由探索：案主在沙盘中自由地选择和布置小道具，表达他们的内心世界。

（2）观察和反馈：治疗师观察案主的沙盘作品，并提供反馈和引导，帮助案主探索作品背后的含义和情感。

（3）深入探索：通过提问和对话，深入探索案主的体验、情感和思维模式。

（4）情感表达：鼓励案主通过沙盘作品和言语表达内心的情感和体验。

在这个阶段，有一些指导语可以供治疗师参考：

"请在沙盘中选择一些小道具，用它们来表达你当前的感受和情绪。"

"观察你所选择的道具，并想象它们在沙盘中的位置和关系。"

"你可以通过调整道具的位置或添加其他道具来表达你的内心世界。"

"当你准备好时，告诉我你的作品背后的故事或意义。"

"如果你感到困惑或不知道如何开始，请放松，只需随心所欲地选择道具并在沙盘中布置。"

3. 结束阶段

结束阶段标志着治疗的结束，案主和治疗师一起总结治疗过程，评估目标是否达到，并为未来的发展和成长制订计划。具体步骤如下。

（1）总结和回顾：回顾治疗过程，即治疗师可以为案主总结他的成长和进步。

（2）评估目标达成情况：评估治疗目标是否已经达到，案主是否感到满意。

（3）制订计划：与案主一起制订未来的发展和成长计划，包括可能的支持和资源。

（4）告别和结束：与案主告别，结束治疗，但留下开放的可能性，以便案主需要时可以重新联系治疗师。

有一些指导语可以供治疗师在这个阶段参考：

"让我们回顾一下你在沙盘中经历的一切。你对自己的作品有什么感想？"

"我们在这次治疗中探索了很多内容，你觉得有什么收获？"

"接下来，我们可以讨论一下你希望未来治疗的方向，或者是否有其他方面需要支持和关注。"

"感谢你分享你的经历和感受。如果你需要进一步的支持或想再次来访，随时与我联系。"

（四）沙盘游戏中常见的意象内涵和治疗师工作原则

1. 道具的象征意义

沙盘治疗中使用的道具的象征意义通常是根据案主的个人经历、文化背景和治疗目标而变化的。以下是一些常见的道具及其可能的象征意义。

1）房屋/建筑物

房屋/建筑物象征安全感和稳定性，可以代表家庭或内心的安全港湾，也可以代表案主的身份认同、家庭关系或生活环境。

2）动物

不同动物可能代表不同的性格特征、情感状态或生活经历。例如，狼可能象征着力量和野性，而兔子可能象征着柔弱和脆弱。

3）人物

人物道具可以代表案主自己或他人，反映案主与他人之间的关系和互动。案主可能会选择不同性别、年龄和外貌的人物来代表自己或他人。

4）自然元素

树木、水、岩石等自然元素可能象征着生命的循环、变化和成长。例如，一棵枯萎的树可能代表着失落或挫折，而一片蓝色的水可能代表着平静和清洁。

5）交通工具

车辆、船只等交通工具可以代表案主的旅程、追求或目标。例如，一辆飞驰的汽车可能象征着追求成功和成就，而一艘漂浮的船可能象征着寻找方向和探索未知。

6)桥梁、门和路

桥梁和门代表着通往新机会和变革的通道,也可能象征着过渡和转变的阶段。路代表着生活的旅程和选择,案主可能会通过布置道具来表达对未来的期待或担忧。

7)水、沙、土

水象征着情感流动和情绪的起伏,也可能代表情感的清洗和治愈。沙和土代表着稳定和扎根,也可以反映案主对生活和自我的认识。

8)符号和抽象形状

各种符号和抽象形状可能有不同的象征意义,取决于案主的个人理解和经历。例如,心形可能代表爱和情感,圆圈可能代表完整性和循环。

9)故事道具

一些道具可能代表着案主的个人故事、梦想或隐含的愿望。

2. 道具布局和位置关系的象征意义

沙盘中道具的布局和位置关系也能传达不同的含义和信息。以下是一些常见的布局和位置关系以及它们可能的象征意义。

1)集中布局

道具被集中放置在沙盘中心,可能代表着焦点、关注或重要性。这种布局可能表达出案主对特定事物或情感的集中关注或案主的强烈情感。见图4-2。

2)分散布局

道具被分散放置在沙盘中,可能代表着分散、分裂或不稳定性。这种布局可能反映出案主内心的焦虑或困惑。见图4-3。

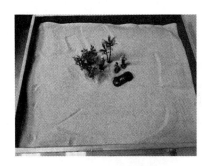 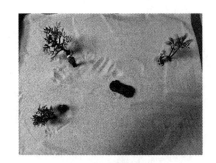

图4-2　集中布局　　　　　　　　　图4-3　分散布局

3)线性布局

道具被沿着一条直线放置,可能代表着发展、变化或时间线。这种布局可能表达出案主在某个过程或事件中的逐步发展或变化。见图 4-4。

4）圆形布局

道具围绕在一起形成圆形，可能代表着完整性、循环或团结。这种布局可能表达出案主对某个事物或情感的完整理解或接纳。见图 4-5。

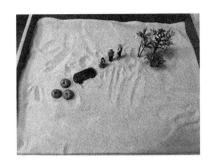
图 4-4　线性布局

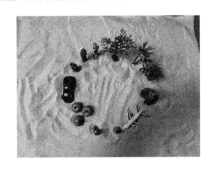
图 4-5　圆形布局

5）分区布局

沙盘被分为不同的区域，每个区域代表着不同的主题、情感或体验。这种布局可能反映出案主内心的复杂性、多样性或冲突。见图 4-6。

6）高低布局

道具被放置在不同的高度位置上，可能代表着权力、控制或情感的强弱。较高的位置可能代表强大、积极或控制力量，而较低的位置可能代表脆弱、被动或受控制。见图 4-7。

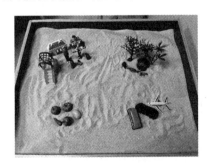
图 4-6　分区布局

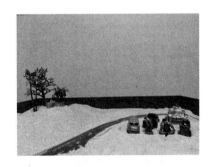
图 4-7　高低布局

7）对比布局

道具之间形成明显的对比，例如大小、颜色或形状的对比，可能代表着矛盾、冲突或平衡。这种布局可能反映出案主内心的矛盾情感或价值观需要平衡和整合。见图 4-8。

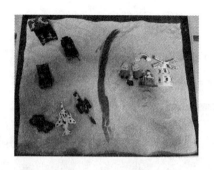

图 4-8　对比布局

3. 不同区域的内涵

在沙盘布局中,纵向和横向的中轴线将整个区域划分为左上、左下、右上、右下四个区域,这些区域也可能和不同的内涵有关。

纵向中轴线:左侧通常代表过去或内在世界,包括案主的回忆、情感体验和内心冲突。右侧通常代表未来或外在世界,包括案主的期望、愿望和未来的方向。

横向中轴线:上方通常代表意识水平或表层层面,包括案主的意识思维、表面情感和外在行为。下方通常代表潜意识或深层层面,包括案主的潜在需求、内在冲突和未解决的情感。

左上区域:代表案主的过去回忆和内在体验。此区域可能包含与案主个人经历、家庭背景或情感体验相关的道具。

左下区域:代表案主的内在冲突和未解决的情感。此区域可能反映案主的内心矛盾、挣扎或被压抑的情感。

右上区域:代表案主的未来期望和外在行为。此区域可能包含案主对未来的愿景、目标或期望。

右下区域:代表案主的潜意识需求和深层体验。此区域可能反映案主潜在的需求、欲望或内在的成长动力。

沙盘布局示意图如图 4-9 所示。

4. 治疗师工作原则

治疗师可以通过相关道具、道具的布局和彼此的位置关系来了解案主的内心世界,并与案主共同探索和理解他们的经历。值得注意的是,不同案主的文化背景,可能使得不同的道具和布局代表着不同的意义。治疗师应注意以下工作原则。

尊重案主的解释权:沙盘治疗强调案主的主动参与和自我探索,因此治

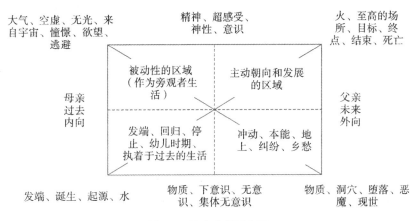

图 4-9　沙盘布局示意图

疗师应尊重案主对自己作品的解释和理解,不要强加自己的解释。

避免假设和推测:治疗师应该避免基于自己的假设和推测来解释案主的沙盘作品,而应该通过与案主的对话和沟通来了解他们的内心世界。

了解案主的文化背景:治疗师应努力了解案主的文化背景,包括宗教、价值观、习俗和传统,以便更好地理解案主的沙盘作品。

开放性和灵活性:治疗师应鼓励案主分享他们的文化背景以及对道具和布局的文化解释,通过开放式对话来促进跨文化理解和交流。治疗师也需要保持灵活的思维,不要局限于特定的理论框架或解释模式,而是根据案主的具体情况和需要来选择合适的解释方式。

倾听和理解:治疗师应倾听案主的表达和需求,尽量理解他们的内心体验和情感需求,以便提供恰当的支持和引导。

敏感性和同理心:治疗师应该对案主的情感体验和敏感问题保持敏感性和同理心,避免触碰他们的痛点或引发他们的不安。

第二节　认知行为疗法干预肿瘤患者心理压力的技术

认知行为疗法(cognitive behavioral therapy,CBT)是一种广泛应用的心理治疗方法,旨在帮助个体识别和改变负面的思维模式和行为。认知行为疗法的核心理念是:人们的情绪和行为受其思维方式的影响。通过与治疗师的合作,个体学会识别并挑战不健康的思维习惯,并通过实践新的、更积极的思维方式来改变自身的情绪和行为反应。CBT 通常使用各种技术，如认知重组和行为实验，以及分配家庭作业，以加强个体在日常生活中应对困难的能力。它被广泛用于应对日常的情绪困扰、行为障碍，以及治疗抑郁症、焦虑症、创伤后应激障碍等精神健康问题，被证明是一种有效的治疗方法。

肿瘤患者在认知行为视角下可能面临诸多情绪困扰和行为障碍。首先，诊断肿瘤可能引发恐惧、焦虑和沮丧等负面情绪。患者可能产生负面的自我评价，怀疑自己的身体能力和价值，甚至产生绝望感。此外，对治疗过程中的不确定性和疼痛的恐惧也可能加剧情绪困扰。在行为方面，患者可能表现出社交退缩、情绪冲动、睡眠障碍、饮食障碍、难以坚持规范化治疗等行为障碍。他们可能避免与他人交流，因为担心被拒绝或不被理解。此外，一些患者可能表现出依赖性行为，如过度吸烟或饮酒，以应对情绪困扰。这些行为障碍可能导致日常功能的受损，进而影响到患者的生活质量和治疗效果。

在认知行为疗法的框架下，治疗师可以帮助肿瘤患者识别并挑战负面的思维模式，如过度悲观或自责，并引导他们建立更积极的应对策略。通过认知重组和行为实验等技术，患者可以学会有效管理情绪，并采取更健康的行为反应，如积极面对治疗过程、保持社交联系、采用放松技巧等。此外，治疗师还可以与患者合作制订目标，并提供支持和教育，以帮助他们应对肿瘤带来的挑战，并提高他们的生活质量和心理健康水平。

一、认知行为疗法的发展背景及对社工的影响

认知行为疗法是一种以人类思维和行为为中心的心理治疗方法，其发展历史可以追溯到 20 世纪 50 年代。CBT 的发展始于对精神分析治疗的批评，以及对行为主义理论的接受与整合。

认知行为疗法对精神分析提出了批评并阐述了行为治疗的局限性。

认知行为疗法对精神分析的批评如下。

（1）时间消耗：精神分析通常需要较长时间，可能持续数年。这对于那些寻求短期治疗或资源有限的个体来说可能不太合适。

（2）过度依赖过去：精神分析通常专注于对过去的经历和潜意识的探索，可能忽视了个体当前的情况和问题。

（3）缺乏实证支持：尽管精神分析在临床实践中被广泛使用，但其理论和技术缺乏大规模的实证研究支持。

认知行为疗法认为行为治疗有如下局限性。

(1)忽视思维过程:行为治疗通常专注于个体的行为,而忽视了个体的思维过程和信念系统。这可能导致治疗结果不够全面或持久。

(2)忽视根本原因:行为治疗倾向于处理特定的症状和行为问题,而忽视了这些问题背后的深层次原因和意义。

(3)不适用于所有人群:某些人可能对行为治疗的技术不够适应或难以接受,尤其是那些更关注个体内在体验和情感的人。

认知行为疗法试图弥补这些方法的局限性,通过整合认知和行为等方面,提供更加全面和灵活的治疗方法。CBT 强调个体的思维模式和行为之间的相互作用,通过识别和改变不健康的思维和行为模式来促进心理健康的改善。

20 世纪 50 年代,行为主义者开始强调环境和学习对个体行为的影响,而忽略了个体的思维过程。20 世纪 50 年代晚期至 60 年代初期,来自美国的心理学家阿尔伯特·埃利斯和阿尔伯特·班杜拉对这种情况提出了疑问。他们认为,个体的思维和信念模式在塑造情感和行为方面起着关键作用。阿尔伯特·埃利斯开创了理性情绪疗法(REBT),强调了情感困扰与不合理的信念之间的关系,提出了"ABC 模型"(事件-信念-情感模型)。同时,阿尔伯特·班杜拉也提出了类似的概念,将焦虑和抑郁等情绪问题与个体的认知失调联系起来。在这一理论框架下,CBT 开始逐渐发展。20 世纪 60 年代末至 70 年代初,亚伦·贝克和阿伦·塞尔根提出了更多有关认知治疗的理论和方法,包括"认知三角"和"患者作为科学家"的概念。这一时期,CBT 的基本原则和技术开始得到进一步发展和完善。20 世纪 80 年代至 90 年代,CBT 的应用范围进一步扩大,开始用于治疗更广泛的心理问题,如焦虑症、抑郁症、创伤后应激障碍等。同时,CBT 也开始应用于医学、教育等领域。

随着时间的推移,CBT 不断演变和丰富。2000 年以来,随着认知神经科学的发展,CBT 与神经科学的结合也逐渐受到关注。研究人员开始探索认知与神经系统活动之间的关系,以更好地理解 CBT 的作用机制。今天,CBT 已经成为一种被广泛接受和应用的心理治疗方法,被认为是许多精神健康问题的有效治疗手段之一。它的理论和技术也在不断演进和改进,以适应不断变化的临床需求和研究发现。

在 20 世纪 60 年代至 70 年代,认知行为治疗理论首次被引入社会工作领域。社会工作者开始学习和探索 CBT 的基本理念,认识到个体的思维、情绪和行为之间的相互影响关系,并将其引入社会工作实践中。在 20 世纪 70 年代至 80 年代,认知行为疗法的技术开始在心理健康服务中得到广泛应用。社会工作者开始学习和运用 CBT 的具体技术,如认知重构、行为实验等,以帮助案主解决各种心理问题。在 20 世纪 80 年代至 90 年代,认知行为疗法逐渐被整合到社会工作实践中,社会工作者开始将 CBT 的理论和技术应用于工作中,以解决案主的心理问题和促进其心理健康。21 世纪初至今,认知行为疗法与社会工作的结合成为一种常见的实践模式。社会工作者与认知行为治疗师合作,共同制订个性化的治疗计划,为案主提供综合的心理支持和治疗。在这个阶段,认知行为疗法的研究和评估成果对社会工作的发展产生了重要影响。社会工作者开始关注 CBT 的治疗效果和应用范围,借鉴相关研究成果来优化自己的实践方法和干预策略。

认知行为疗法对社会工作的影响是显而易见的。CBT 是一种广泛应用于心理健康领域的治疗方法,其理论基础和实践技术对社会工作领域的发展产生了深远的影响。首先,CBT 的理论基础为社会工作理解和干预心理问题提供了重要框架。CBT 强调个体的思维、情绪和行为之间的相互关系,认为不健康的思维模式和行为习惯是导致心理问题的主要原因之一。在社会工作实践中,社会工作者可以借鉴 CBT 的理论观点,帮助案主识别和改变不健康的思维和行为模式,从而减轻心理痛苦和提升心理健康水平。其次,CBT 提供了一系列有效的干预技术和策略,适用于各种不同类型和程度的心理问题。在社会工作实践中,社会工作者可以运用 CBT 的技术,如认知重构、行为实验、暴露治疗等,帮助案主应对焦虑、抑郁、创伤后应激障碍等心理问题,促进他们的康复和复原。CBT 注重案主的参与和自我管理,这与社会工作中提倡的"被服务者导向"的理念相契合。社会工作者可以与案主合作制订个性化的治疗计划和目标,鼓励他们参与治疗过程,并提供支持和指导,以实现心理健康的改善和问题的解决。CBT 强调实践与研究的紧密结合,注重治疗方法的科学验证和效果评估。在社会工作领域,社会工作者可以借鉴 CBT 的研究成果和实践经验,不断优化自己的工作方法和干预策略,提高治疗效果和服务质量。因此,CBT 对社会工作的影响体现在理论指导、干预技术、案主参与和实践研究等方面,为社会工作者提供了丰富的治疗资源和实践经验,推动了社会工作领域不断发展和完善。

二、认知行为疗法的相关技术对肿瘤患者的积极作用和局限性

认知行为疗法(CBT)的相关技术对肿瘤患者具有积极的作用,为他们

应对疾病带来的心理和情绪挑战提供了有效的支持和帮助。

首先,CBT 的技术有助于患者应对焦虑和抑郁情绪。肿瘤诊断往往会给患者带来极大的心理压力,而 CBT 的认知重构技术可以帮助患者认识和改变不合理的思维模式,减少负面自我评价和悲观情绪,从而缓解焦虑和抑郁症状,提升心理健康水平。

其次,CBT 的技术可以帮助患者应对疼痛和不适。肿瘤治疗过程中常伴随着疼痛、恶心、疲劳等身体不适,而 CBT 通过放松训练、注意力转移和疼痛管理等技术,可以帮助患者改变对疼痛的感受和体验,提升应对不适感的能力,从而减轻身体不适,提升身心舒适度。

再次,CBT 的技术有助于患者改进应对策略。肿瘤治疗过程中,患者面临着诸多生活变化和挑战,而 CBT 的技术可以帮助患者建立积极的应对策略,增强问题解决能力和自我调节能力,从而更好地应对治疗过程中的困难和挑战,减少不良情绪和心理痛苦。

另外,CBT 的技术也有助于患者增强自我控制能力。通过认知技术和行为技术的训练,患者可以学会管理情绪、控制行为,增强自我控制和自我调节能力,从而更好地掌控自己的生活和情感状态,增强内在的稳定感和控制感。

最重要的是,CBT 的技术有助于改善肿瘤患者的生活质量。通过减轻心理痛苦、提升心理健康水平,患者可以更好地适应疾病治疗过程,积极面对生活,从而提升生活质量和幸福感。CBT 技术的应用使得肿瘤患者能够更好地理解和应对自己的心理问题,增强心理韧性和抗挫折能力,更好地适应疾病的治疗过程和面对生活的种种挑战。

然而,认知行为疗法在干预肿瘤患者心理压力方面虽然有一定的效果,但也存在一定的局限性。首先,CBT 主要关注个体的思维和行为,对于情绪困扰、精神困境等较深层次的心理问题可能未能完全覆盖。其次,虽然相比其他疗法,CBT 往往在更短的时间内就可见到效果,但是对于一些长期存在的复杂情绪问题,CBT 仍需要一定的时间来取得效果,尤其是部分肿瘤患者可能因治疗周期短、情绪波动大、异地治疗和交通不便等因素而难以持续接受认知行为治疗。此外,个体的接受程度和主动参与程度也会影响 CBT 的效果,肿瘤患者可能因身体状况或治疗副作用影响而难以全情投入。最后,部分肿瘤患者可能存在认知功能障碍或沟通困难,这也会限制 CBT 的应用效果。因此,在应用 CBT 干预肿瘤患者心理压力时,需综合考虑个体情况及治疗需求,结合其他心理支持和干预方式,以达到更全面的治疗效果。这些挑战都需要治疗师根据实际情况调整和优化,以便将这种疗法更好地作用于患者。

总的来说,认知行为疗法的相关技术对肿瘤患者具有积极的作用,能够帮助他们应对心理问题、缓解身体不适、增强自我控制和应对能力,从而提升生活质量,更好地应对疾病治疗过程。CBT 的应用为肿瘤患者提供了一种有效的心理支持和治疗方式,有助于他们更好地应对疾病的挑战,重拾生活的信心。

三、认知行为疗法的关键技术

认知行为疗法一个最基础的技术是通过改变核心信念来改变应对模式。通过认知行为疗法,案主学会识别和理解相关核心信念,并逐步挑战和改变其中的负面、扭曲或不合理的部分。这种改变不仅仅影响着案主的思考方式,更深刻地影响着他们的情绪和行为反应。当案主能够意识到并改变不健康的核心信念时,他们会更加灵活地应对生活中的挑战和困境,减少负面情绪和不良行为模式。通过这种方式,案主可以建立更健康、更积极的应对模式,提升心理健康水平和生活质量。

(一)探索核心信念

认知行为疗法一个基本的假设是案主在过往事件中形成的主观经验累积成核心信念,核心信念产生中间信念,并在相关的情境下引发自动化思维。认知行为疗法的一个基础性工作就是针对情绪、自动化思维、中间信念和核心信念的调整。

1. 情绪觉察

治疗师在引导案主进行情绪觉察时,通常采取以下方法:

首先,治疗师通过建立安全、支持性的治疗环境,营造出一个允许案主自由表达情绪的氛围。这包括建立良好的治疗关系,倾听和尊重案主的感受,确保案主感到被理解和接纳。有时候,给情绪命名的过程被认为是有意义的,这代表着案主通过理性从情绪中获得控制权。

其次,治疗师通过提问和探索,帮助案主认识和表达内在的情绪体验。治疗师可能会询问案主目前的情绪状态,引导他们描述自己的感受,并帮助他们识别和区分不同的情绪。

再次,治疗师教导案主进行情绪觉察的技巧和策略。这包括注意身体的反应和感受,如呼吸、肌肉紧张度和身体感觉,以及注意心理上的体验,如思维、情绪和想法。

接着,治疗师与案主一起探索情绪的来源和触发因素。通过了解情绪的背景和起因,案主可以更深入地理解自己的情绪反应,并学会应对触发情绪的因素。

最后,治疗师鼓励案主接受和表达情绪,而不是压抑或避开它们。治疗师可能会使用情绪调节技巧,如放松训练、情绪表达练习等,帮助案主有效地处理和应对情绪,促进情绪的健康表达和调节。

总的来说,治疗师在引导案主进行情绪觉察时,致力于建立安全的治疗环境,帮助案主认识和表达内在的情绪体验,教导情绪觉察的技巧和策略,探索情绪的来源和触发因素,并鼓励案主接受和表达情绪,以促进情绪的健康表达和调节。

社工:"武女士,我们之前谈到你在面对乳腺癌和胸部疼痛时经常感到恐惧。我想进一步了解你在疼痛发生时的感受、疼痛频次以及可能诱发它的场景。你可以与我分享一下吗?"

武某:"当疼痛发作时,我感觉非常痛苦和不安,而且这种疼痛感伴随着强烈的恐惧情绪。这种情况每周发生几次,而且通常是在我感到特别焦虑或紧张的时候,比如在医院进行治疗之前或者在得知检查结果之后。"

社工:"谢谢你与我分享这些信息,我理解你在这些情况下会感到非常困扰。你平时是如何应对这些情绪和疼痛的呢?"

武某:"我通常会试图转移注意力,比如通过看电视、听音乐或者与家人聊天来分散注意力。有时我也会尝试深呼吸或者使用其他放松技巧来缓解疼痛和调节情绪。但有时候这些方法并不奏效,我会感到无助和沮丧。"

社工:"我理解你会感到无助和沮丧,我想和你一起探讨一些更有效的方法来应对这些情绪和疼痛。我们可以尝试一些放松技巧和认知策略,帮助你更好地应对这些困扰。你对尝试一些新的方法感兴趣吗?"

武某:"是的,我愿意尝试一些新的方法,希望能够找到更有效的方式来处理这些困扰。"

社工:"很好,我们可以一起制订一个计划,尝试一些新的应对策略。如果你在实践中遇到任何问题或需要帮助,随时告诉我。我们会一起努力,找到最适合你的方法。"

2.找出与情绪相关的自动化思维

自动化思维是指无意识的、不带意图的、自然而然的并且不需要努力的思维,这种思维方式是通过长期重复某种行为或思考过程而形成的。自动化思维使个体能够在面对熟悉的情境时快速、高效地做出决策和采取行动，从而节省认知资源和精力。自动化思维影响应对行为的示意图如图 4-10 所示。

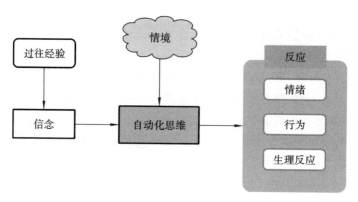

图 4-10　自动化思维影响应对行为的示意图

自动化思维的形成和运用受到多种因素的影响，包括个体的经验、教育背景、文化环境等。例如，一个驾驶员在长期驾驶后可能形成了一套自动化的驾驶反应，使得其在驾驶时能够快速、准确地做出反应，而无须花费太多的认知注意力。

然而，自动化思维也存在一些局限性。由于其是无意识的，因此可能导致个体在面对新情境或复杂问题时出现错误的判断或不恰当的反应。此外，自动化思维容易导致思维的僵化和创新能力的降低，个体可能会固守已有的思维模式，难以接受新的观点或解决方案。

治疗师可以采取一些策略来协助案主识别自己的自动化思维。

提供教育：治疗师可以向案主解释自动化思维的概念和意义，以帮助他们理解自己思维方式的运作机制。

询问案主的思考模式：治疗师可以通过提问和探索，引导案主回顾自己在特定情境下的思考过程和行为反应，以帮助他们意识到可能存在的自动化思维。

观察言行举止：治疗师可以观察案主的言行举止，特别是其在面对特定情境时的反应，从中寻找可能的自动化思维模式。

使用自我觉察工具：治疗师可以引导案主使用自我觉察工具，如情绪日志、思维记录等，帮助他们记录下自己的思维和情绪体验，并分析其中可能存在的自动化思维模式。

探索思维偏差：治疗师可以与案主一起探讨可能存在的思维偏差，如过度悲观、否定性思维等，以帮助他们识别和理解自己的思维模式。

提供反馈和建议：治疗师可以向案主提供客观的反馈和建议，帮助他们认识到自己的思维和行为模式，从而加深对自动化思维的认识。

在针对自动化思维开展工作的过程中，一个非常关键的任务就是对自动化思维的真实性进行检验。案主反思并试图调整自动化思维的这一举措，不仅有助于避免体验压力情绪，也进一步促成对中间信念和核心信念的反思，这有助于从根本上改善案主的应对模式。对自动化思维真实性的检验通常包含如下步骤。

引导案主观察：治疗师可以引导案主观察自己的思维过程和行为反应。案主可以通过自我观察和记录的方式，注意在不同情境下自己的思维模式和反应方式是否呈现出自动化的特征。

提出问题：治疗师可以向案主提出一系列问题，帮助他们探索和分析自己的思维模式。例如，治疗师可以询问案主在特定情境下的思考过程、反应方式和行为选择，以帮助他们深入了解自己的自动化思维。

挑战假设：治疗师可以帮助案主挑战其自动化思维中可能存在的假设和信念。通过向案主提出质疑性的问题，或者展示一些事实和证据，治疗师可以帮助案主重新审视自己的思维模式，评估其真实性和合理性。

进行行为实验：治疗师可以与案主一起设计并实施一些行为实验，以测试和验证自动化思维的真实性。通过实际行动和体验，案主可以更直观地感受到自己的思维模式是否符合实际情况，从而对其进行调整和改变。调整和改变后的思维，我们称为替代思维。

行为实验记录表（空表）如表 4-1 所示。

表 4-1　行为实验记录表（空表）

自动化思维：

替代思维：

担心的结果：

时间	情境（实验内容）	实际结果	自动化思维相信程度	替代思维相信程度

下面这个案例展示了社工引导刘女士觉察出自己自动化思维的过程。

刘某，女，39岁，因乳腺癌接受双乳切除术后正在接受巩固性化疗。她每次洗澡照镜子时看到自己丧失双乳的部位都会陷入深深的沮丧情绪中。

社工："刘女士，刚刚你很好地完成了情绪觉察，你意识到每当你照镜子的时候都会产生强烈的沮丧情绪。你愿意和我说一说，看到这样的画面，你联想到最多的是什么吗？"

刘某："我觉得我不再是完整的女性，我觉得自己的丈夫不会再爱自己了。"

社工："你当时就意识到了自己是这么思考的。"

刘某："不，是你提醒了我，我当时没有意识到，好像这些担心是自动闯入我的脑海里的。"

社工："你不受控制或者说自动地想到了'我不再是一个完整的女性，丈夫也不会再爱我了'。这让你产生了沮丧和担心的情绪。"

刘某："是这样的。"

······

社工邀请刘某进行行为实验，实验内容是让刘某列出当天认为自己丈夫不爱自己的客观表现，检验自己的担忧是否是真实的，如表4-2所示。

表4-2 行为实验记录表（示例）

自动化思维:乳房缺失后丈夫就不爱自己了
替代思维:乳房缺失不代表自己的丈夫就不爱自己了
担心的结果:丈夫抛弃自己

时间	情境（实验内容）	实际结果	自动化思维 相信程度	替代思维 相信程度
3月2日	想到自己缺失乳房后丈夫就不爱自己了，列出今天发现的丈夫不爱自己的证据	找不到证据	90%	30%
3月3日	想到自己缺失乳房后丈夫就不爱自己了，列出今天发现的丈夫不爱自己的证据	找不到证据	85%	40%
3月4日	想到自己缺失乳房后丈夫就不爱自己了，列出今天发现的丈夫不爱自己的证据	找不到证据	70%	50%

时间	情境（实验内容）	实际结果	自动化思维相信程度	替代思维相信程度
3月5日	想到自己缺失乳房后丈夫就不爱自己了,列出今天发现的丈夫不爱自己的证据	找不到证据	50%	55%

3. 探索核心信念和中间信念

核心信念是个体对自己、世界和未来的根深蒂固的基本信念和假设。它们通常是无意识的、难以改变的,是个体认知结构的基础。有关核心信念的例子有:我是没有价值的,我是不值得被尊重的,世界的本质是"恶",只有完美才是可以被接受的。

中间信念是链接核心信念和具体情境的过渡性信念。它们通常是较为具体和可观察的,反映了个体对特定情境的解释和反应方式。中间信念在个体的思维和情绪过程中起着重要的桥梁作用,链接了核心信念与具体行为。例如,一个人可能基于核心信念"我无法被爱",形成中间信念"我必须完美才能获得别人的爱和认可"。中间信念的例子有:相信自己能够控制他人的情绪和行为或者相信自己能够控制外界的事件和结果,对他人的情绪和行为负有过多的责任感,或者对自己过度责备和批评、对生活持有过度谨慎和恐惧的态度等。

不合理信念通常体现在个体的三种思维方式中:绝对化的要求、过分概括化和糟糕至极。

(1)绝对化的要求(all-or-nothing thinking):这种思维方式体现在个体对事物的要求和标准上。个体倾向于以"要么是,要么不是"的极端方式看待事物,没有中间地带或灰色地带。他们对自己和他人的行为、成就、能力等设置了严苛的、绝对的标准。例如,一个人可能认为只有完美才是可以接受的,任何不完美的地方都是不可容忍的。针对绝对化的要求,有两种技术可以协助案主的改变。

①反证法(disconfirmation):治疗师与案主一起探索并找到证据证明绝对化的要求是不现实的。通过展示反例和例外情况,案主可以理解事物不是非黑即白的。

②中庸法则(middle ground):治疗师帮助案主认识到存在于事物之间的中间地带或灰色地带,事物不一定是极端的。鼓励案主考虑到事物的多样性和复杂性。

(2)过分概括化(overgeneralization):这种思维方式表现为个体基于某

一具体事件或情境而对整个情况进行过度概括。个体会将单次的负面经验推广到所有的情境中，认为一次失败就意味着永远无法成功，或者一次挫折就意味着自己是一个彻底失败的人。这种思维方式会导致个体对未来产生消极预期，并限制自己的行动和尝试。针对过分概括化的技术有如下两种可供参考。

①反例分析（counterexample technique）：治疗师指导案主寻找和记下反例，即与过度概括化相矛盾的事例。这有助于案主理解并非所有情境都与过去的负面经验相同。

②情境化讨论（situational analysis）：治疗师与案主一起分析具体情境下的因果关系，帮助他们理解并区分不同情境下的不同结果。

（3）糟糕至极（catastrophizing）：这种思维方式表现为个体对事情的结果过度夸大，将一些小问题或困难想象成灾难性的后果。个体会过分强调可能的负面结果，对潜在的风险和威胁感到过度恐惧和焦虑。例如，一个人可能因为一次社交失误而认为自己永远无法与人相处，或者因为一次挫折而认为自己注定要失败。有如下两种技术可以应对糟糕至极。

①去灾难化（de-catastrophizing）：治疗师首先帮助案主认识到其过度担忧的思维模式，并与其一起澄清这些负面预期是否合理。然后，治疗师鼓励案主收集证据来证明这些灾难化预期的不合理性，可以是过去的经验、类似情境的结果或专业意见。接着，治疗师与案主一起探讨并制定替代思维模式，使其更加客观和平衡，能够更好地反映事物的真实情况。最后，治疗师鼓励案主练习应对策略，以帮助他们更好地应对可能的困难和挑战。通过这个过程，治疗师可以帮助案主改变其灾难化的思维模式，减少负面情绪，并更有效地应对生活中的各种挑战和困境。去灾难化的过程往往还包括证据搜索（evidence search），即鼓励案主寻找证据来证明糟糕至极的预期是不合理的。通过评估风险、收集信息和考虑事物的可能性，案主可以更客观地评估情况。

②问题解决策略（problem-solving techniques）：帮助案主学习解决问题的技能，以应对可能出现的困难和挑战。这有助于案主更好地应对面临的问题，减少对负面结果的过度担忧。

还是以上文中的刘女士为例，下文展示了社工引导刘女士觉察出"自己是一个被无条件地爱着的人"这样一个核心信念的过程。

社工："刘女士，我们之前讨论了你在洗澡时看到自己丧失双乳的部位时的感受和想法。现在我想和你一起探索你可能存在的一些中间信念和核心信念。你是否愿意和我一起尝试一下?"

刘某:"是的,我愿意。"

社工:"好的,首先让我们回顾一下你每次看到自己丧失双乳的部位时的具体想法。你能再告诉我一遍吗?"

刘某:"我觉得自己不再完整,失去了女性的魅力,可能再也不会有人喜欢我了。"

社工:"谢谢你与我分享这些想法。这些想法表明了一种对自己吸引力和价值的负面评估。现在我们来思考一下,这些想法可能是由一些更深层次的信念或价值观所导致的。你能想一下可能是什么原因吗?"

刘某:"也许我认为自己失去了乳房,就失去了吸引人的能力。我觉得自己不再值得被爱。"

社工:"好的,你的回答很有意义。这些想法可能反映了一种更深层次的核心信念,即'我只有拥有完整的身体才值得被爱'。这个信念可能是在你的生活经历和社会文化的影响下形成的。你对这个想法有何感受?"

刘某:"我觉得这种想法让我感到非常沮丧,但我也开始意识到它可能并不真实。也许我需要尝试一些方法来改变这种想法,让自己更加积极地面对生活和自己的身体变化。"

接下来的工作思路可以是协助刘女士重新理解自我的价值,将身体的残缺与自我贬低"解绑",树立"自己值得无条件被爱"的核心信念。也可以试着对刘女士的担忧"去灾难化",并引导刘女士思考:就算丈夫不爱我了又怎么样? 这是一件很恐怖的事情吗?

社工:"刘女士,我邀请你设想一下,假设丈夫不爱你了,会发生什么?"

刘某:"我觉得那将是一场灾难。我会感到非常孤独和失落,可能无法面对生活。"

社工:"你描述的情景听起来确实非常困难。现在,让我们试着将这种情景分解一下。假设你的丈夫不再爱你了,具体会发生什么?"

刘某:"我会感到很沮丧,可能会怀疑自己的价值,觉得自己不再被需要。我可能会担心自己将来的生活,感到无法面对孤独和无助。"

社工:"我明白了,你的担忧主要集中在你会感到孤独和无助,以及你对自己的自我价值的质疑上。这些都是非常真实的情感,但让我们来思考一下,这种情况真的会像你想象的那样糟糕吗?"

刘某:"也许不会那么糟糕。也许我可以依靠其他人的支持,重新找到自己的价值和意义。"

社工:"是的,你说得对。虽然面对丈夫不再爱你的情况会有一定困难,但你也有能力应对这种挑战,并从中找到重新建立自己生活的机会。让我们一起来思考一些积极的应对策略,帮助你更好地应对可能出现的情况。"

以上三个步骤当中的任何一步都可以成为干预的支点,但是一般而言,认知行为治疗的步骤是由表及里的:讨论情绪,必要时给予改善症状层面的情绪干预—识别自动化思维并改变相关情境下的自动化思维—讨论中间信念和核心信念并进行改善—在更多情境下产生合适的自动化思维和情绪体验。

(二)放松练习

即使肿瘤患者的核心心理困扰没有被解决,进行针对症状的放松练习仍然具有积极意义,有助于提高患者的生活质量和应对疾病的能力。首先,放松练习有助于缓解紧张和焦虑的情绪,培养积极的情绪状态,使患者在面对困难和挑战时更加平静和镇定。情绪的改善可以帮助患者更好地应对疾病治疗过程中的不适和压力,减少消极情绪对身体的负面影响。其次,放松练习有助于改善患者的睡眠质量,减轻睡眠障碍对身体和心理健康的影响。良好的睡眠可以增强免疫系统功能,促进身体康复,提高患者的生活质量。此外,放松练习还有助于缓解疾病治疗过程中的身体不适,如疼痛、肌肉紧张等,使患者感觉更加舒适和愉悦。通过放松练习,患者可以获得一段宁静和舒适的时光,减轻身心负担,增强治疗的信心和积极性。

呼吸放松对情绪的积极作用主要表现在减轻焦虑和紧张、提高情绪调节能力、改善情绪状态、提高专注力和注意力以及增强自我控制力和自我意识等方面。通过深呼吸,身体逐渐进入一种放松状态,使紧张的情绪得到缓解。深呼吸有助于平衡自主神经系统,使情绪得到调节,提高情绪的稳定性和适应能力。此外,呼吸放松还可以改善身体感受和情绪状态,促进人体的正向生理变化,如心率减慢、血压降低等。通过呼吸放松练习,个体可以更快地恢复平静和愉悦的情绪状态,并提高专注力和注意力。最重要的是,呼吸放松可以帮助个体培养自我意识和自我控制能力,使其更好地控制和管理情绪,从而提升情绪健康和心理健康水平。

渐进式肌肉放松练习也对情绪有积极的作用。通过这种练习,个体逐步放松身体各个部位的肌肉群,可以有效减轻身体的紧张和心理上的压力。当身体的肌肉逐渐放松时,心理也会逐渐进入一种更加放松的状态,从而使个体感到更加舒适和愉悦。此外,渐进式肌肉放松练习还有助于提高个体的自我意识和自我感知能力,使其更加敏锐地察觉到身体的紧张和放松状态。通过这种练习,个体可以更好地感知和调节自己的身体状态,从而更有效地应对情绪上的不适和压力。

以下是治疗师引导患者进行呼吸放松练习的一般步骤。

• 环境准备:确保治疗室或练习场所安静舒适,没有干扰因素。

• 解释练习目的:治疗师温和地解释练习的目的,即帮助患者放松身心,缓解焦虑和紧张的情绪。

• 安排姿势:患者可以选择坐下或躺下,找到一个舒适的姿势,身体放松但保持警觉。

• 引导呼吸:治疗师开始引导患者进行深而缓慢的呼吸。建议患者用鼻子慢慢吸气,使腹部膨胀,然后用口慢慢呼气,使腹部收缩。强调让呼吸变得平稳、均匀。

• 专注呼吸:治疗师引导患者将注意力集中在呼吸过程中,感受空气进入和离开身体的感觉。

• 逐渐放松:治疗师逐步引导患者放松身体各个部位的肌肉,从头部开始,逐渐向下直至脚部。在每个部位停留片刻,帮助患者感受到放松的感觉。

• 保持练习:治疗师继续引导患者保持深而缓慢的呼吸,保持放松的状态,直至练习结束。

• 温和唤醒:练习结束后,治疗师温和地唤醒患者,让他们慢慢回到正常的状态。

• 反馈和总结:治疗师询问患者练习过程中的感受和体验,鼓励他们分享;对练习效果进行总结和反馈,提出鼓励和建议。

以下是治疗师协助患者进行渐进式肌肉放松练习的一般步骤。

• 解释练习目的:治疗师温和地解释练习的目的,即通过放松身体各个部位的肌肉,帮助患者减轻身心的紧张和压力。

• 安排姿势:患者可以选择坐下或躺下,找到一个舒适的姿势,身体放松但保持警觉。

• 开始放松:治疗师逐步引导患者放松身体各个部位的肌肉,可以从头部开始,逐渐向下,包括面部、颈部、肩膀、手臂、胸部、腹部、臀部、大腿、小腿和脚部等部位。

• 集中注意力:治疗师引导患者集中注意力于放松的感觉,让他们注意到身体各个部位的放松程度,并尽可能地放松每一块肌肉。

109

· 深呼吸：治疗师引导患者进行深而缓慢的呼吸，帮助他们进一步放松身体，将呼吸与放松肌肉的感觉结合起来。

· 保持放松：在每个部位停留片刻，确保患者感受到放松的感觉，并保持放松状态。

· 注意身体反应：治疗师鼓励患者注意身体的反应，如放松的感觉、轻松感和舒适感等，并让他们意识到这些感觉的积极作用。

· 逐渐唤醒：练习结束后，治疗师逐步引导患者从放松状态渐渐回到正常的状态。

· 反馈和总结：治疗师询问患者练习过程中的感受和体验，鼓励他们分享；对练习效果进行总结和反馈，提出鼓励和建议。

（三）系统脱敏技术

在CBT中，系统脱敏技术通常与认知重建和行为技巧相结合。治疗师首先帮助案主识别和理解对恐惧的认知，如错误的思维模式或过度的担忧。然后，治疗师通过系统脱敏技术，逐步引导案主面对他们的恐惧。"系统"指的是一种有组织的、渐进的、有计划的过程，"脱敏"则意味着摆脱对一些特定情境或者议题的高度敏感的反应。这些反应通常表现为焦虑、恐惧以及如呼吸急促、心悸、肌肉紧张或疼痛一类的躯体化反应。

系统脱敏技术的原理是基于条件反射和逐步暴露的心理学理论。它通过逐步暴露患者于引发其恐惧或焦虑的刺激环境中，让患者逐渐适应和应对这些刺激，从而减轻或消除他们的恐惧或焦虑反应。逐步暴露允许患者在一个安全的环境中逐渐习得性地适应和应对恐惧刺激，减弱其对刺激的不适反应。这种过程实际上是一种逆向条件化，通过反复暴露，原本引起患者恐惧的刺激逐渐丧失引发恐惧的作用。同时，治疗师还会教给患者一些积极的应对策略，如深呼吸、放松技巧和积极思维，帮助他们在面对恐惧刺激时保持冷静和放松。通过这些方式，系统脱敏技术能够有效地帮助患者克服恐惧和焦虑，提高应对能力，从而改善他们的心理健康状况和生活质量。

肿瘤患者常常面临治疗过程中的疼痛、手术、化疗、放疗等所引起的恐惧，以及对肿瘤进展、死亡和未来的担忧。这些恐惧和担忧可能会严重影响患者的心理健康和生活质量。通过系统脱敏，治疗师可以帮助肿瘤患者逐步面对和处理他们的恐惧和焦虑。具体来说，系统脱敏可以通过以下方式帮助肿瘤患者。

建立恐惧层级：治疗师与患者一起建立恐惧层级，列出不同的治疗过程或肿瘤相关的情境，按照引起恐惧的程度进行排序。

逐步面对：治疗师逐步引导患者面对他们的恐惧，从最不恐惧的情境开始，逐渐向最恐惧的情境发展。患者可以通过想象或实际接触治疗过程中的各种情境来减轻恐惧的强度。

应对恐惧：患者在逐步面对恐惧的过程中，学会了应对和处理恐惧的技巧。他们可以逐渐改变对肿瘤和治疗过程的认知，减少不必要的焦虑和恐惧。

提高应对能力：通过系统脱敏，肿瘤患者逐渐提高了面对恐惧和焦虑的能力。他们学会了如何应对困难和挑战，增强了心理韧性和抗压能力，从而减轻焦虑和恐惧的强度。

以下是一名社工运用系统脱敏疗法的例子。

患者黄某，45岁，男，患有肺癌。他告诉社工，他对于医院场景有一些恐惧情绪，每次一来到医院或者想到即将来到医院，就会感到呼吸急促、心慌心悸。社工尝试使用系统脱敏疗法帮助他缓解恐惧情绪。社工和黄某共同制定了如下干预过程。

建立信任关系：社工与黄某建立信任关系，让他感到舒适和放松。社工向黄某解释系统脱敏疗法的原理和目的，以及如何帮助他应对恐惧情绪。

确定恐惧层级：社工与黄某一起确定他面对医院场景的不同恐惧情境，并按照恐惧程度进行排序，从最不恐惧的开始到最恐惧的结束。

制订系统脱敏计划：社工与黄某一起制订系统脱敏计划，明确每个恐惧情境的具体内容和面对的步骤，以及完成每个步骤的时间安排。

逐步面对恐惧情境：社工逐步引导黄某面对恐惧情境。首先，社工可以请黄某想象他即将要去医院的情景，并让他描述他所感受到的恐惧情绪。然后，社工引导黄某逐步面对医院的实际场景，从最不恐惧的开始，逐渐向最恐惧的情境发展。

应对恐惧反应：社工在引导黄某面对恐惧情境的过程中，帮助他学会应对恐惧的有效技巧，如深呼吸、放松练习等。社工鼓励黄某在面对恐惧时保持冷静，放松身心，逐渐适应和应对恐惧情绪。

反馈和调整：在每次系统脱敏练习结束后，社工与黄某一起回顾练习的效果，听取他的反馈和感受。根据黄某的反馈，社工调整系统脱敏计划，适应他的需要和进展。

持续支持和跟进：社工持续支持黄某，在系统脱敏治疗的过程中提供必要的支持和鼓励。社工与黄某保持沟通,定期跟进他的进展,帮助他逐步克服恐惧情绪,提高对医院场景的适应能力。

在第一节次的干预中,社工使用到的指导语可能有:

建立安全氛围:"黄先生,感谢你来参加我们的第一次系统脱敏治疗。在接下来的时间里,我们将一起努力克服你对医院场景的恐惧情绪。在这里,你可以完全放松,不必担心任何事情。"

明确目标:"我们的目标是逐步帮助你克服对医院的恐惧情绪。我们会从一些你最不恐惧的场景开始,慢慢向着你最害怕的地方逐步靠近。在整个过程中,你不是孤单一人,我会一直在你身边支持你。"

介绍系统脱敏过程:"系统脱敏是一种有序的过程,我们会从最不具有威胁性的场景开始,逐渐向你感到最恐惧的地方发展。你会逐步学会应对恐惧情绪的方法,并感到渐渐放松。"

深呼吸和放松练习:"在我们开始逐步面对场景之前,我希望你先与我一起做一些深呼吸和放松练习。请跟着我一起深呼吸,慢慢吸气,然后慢慢呼气。在每次呼吸时,尽量放松身体和心灵。"

准备逐步面对场景:"接下来,我们会从恐惧程度最轻微的场景开始,比如想象自己在医院外面的场景,然后慢慢地逐步进入医院内部。在每一步之前,我会确认你是否准备好了。"

鼓励积极参与:"我知道这可能是一项挑战,但我相信你有能力克服恐惧。请尽量放松并全身心投入到这个过程中,如果有任何困难或不适,请随时告诉我,我们会一起解决。"

提供支持和反馈:"在每个阶段结束后,我们将会讨论你的感受和反应。我会向你询问你的感受,以便我们可以了解你的进展并进行必要的调整。"

(四)家庭作业

家庭作业在认知行为疗法中扮演着重要角色,是治疗过程的一项关键组成部分。家庭作业是指在治疗期间,治疗师安排给患者在课堂外完成的任务或练习,旨在加强治疗的效果,促进个体的自我认知和行为改变。

在认知行为疗法中,家庭作业与治疗的核心理念密切相关,主要包括以下几个方面。

巩固学习:家庭作业有助于患者巩固在治疗过程中学到的知识和技能。通过完成家庭作业,患者可以将会谈或者团体辅导过程中学到的概念和技巧应用到实际生活中,从而加深对治疗内容的理解和掌握。

促进自我观察：家庭作业可以帮助患者加强对自己思维、情绪和行为的观察和记录。通过完成作业，患者可以更加客观地了解自己的反应模式和行为习惯，发现问题的根源并寻找解决方案。

改变不良习惯：家庭作业通常旨在帮助患者改变不良的认知和行为习惯。治疗师会安排一些具体的任务，如记录负面思维、应用替代性思维、尝试新的行为方式等，以帮助患者逐步改变消极的认知和行为模式。

促进自主性和主动性：家庭作业鼓励患者在治疗之外积极参与自我探索和改变过程。通过完成作业，患者可以逐渐培养自主解决问题的能力，提升自我调节和应对能力。

加速治疗进程：家庭作业可以使治疗进程更加连贯和高效。患者在课堂外的实践和反思有助于加速认知和行为的改变过程，促进治疗目标的达成。

一般而言，与肿瘤患者心理压力有关的议题十分适合使用家庭作业的形式来达到更好的干预效果，比如：

情绪管理：家庭作业可以包括练习情绪管理技巧，如深呼吸、放松练习或正面思维。患者可以在家中进行这些练习，以帮助自己更好地处理焦虑、恐惧、抑郁等情绪问题。

应对疼痛和不适：家庭作业可以包括练习疼痛管理技巧，如渐进式肌肉放松、可视化或注意力转移。患者可以在家中进行这些练习，以减轻身体不适带来的痛苦和不适感。

认知重建：家庭作业可以包括认知重建练习，如识别和挑战负面思维模式、制定积极的应对策略等。患者可以在家中记录负面思维，并尝试建立替代性的积极思维，以改善心态和情绪。

社会支持：家庭作业可以包括建立社会支持网络的练习，如与家人、朋友或其他患者交流，参加支持团体或社区活动等。患者可以在家中积极参与社交活动，以获得情感支持和实际帮助。

目标设定和时间管理：家庭作业可以包括制定目标和时间管理的练习，如制订每天的活动计划、设定小目标并逐步实现等。患者可以在家中制订并执行这些计划，以提高自我管理能力和生活质量。

自我护理和康复：家庭作业可以包括自我护理和康复练习，如饮食管理、运动锻炼、保持良好的睡眠习惯等。患者可以在家中积极进行这些活动，促进身心康复和健康。

陈某在确诊肿瘤后，自诉情绪压力很大，很难控制自己的情绪，在家经常会因为琐事对妻子发脾气。在一节次的社工会谈中,陈某学习了觉察自己的情绪变化,于是社工布置家庭作业,邀请陈某在下一次会谈前觉察自己的情绪变化,在每一次想要对妻子发脾气时或者对妻子发完脾气后,将情绪记录下来。

社工对陈某说:"陈先生,感谢你在我们的会谈中分享了你目前所面临的挑战。我理解在确诊肿瘤后,你可能面临着巨大的情绪压力。在我们的交谈中,你提到了你在家中对妻子发脾气的情况。我希望能够帮助你更好地管理这些情绪,并改善你与家人的关系。

因此,我想给你布置一项家庭作业,帮助你觉察自己的情绪变化。在下一次会谈之前,我邀请你在每一次想要对妻子发脾气时,或者在你对妻子发完脾气后,记录下你的情绪变化。你可以记录下你当时的情绪状态、触发你发脾气的具体情景,以及你发脾气后的感受和反思。

布置这个家庭作业的目的是帮助你更加了解自己的情绪模式,并开始寻找更好的应对方式。通过记录你的情绪变化,你可以更清晰地认识到情绪发生的原因和影响,并为以后的改变做出努力。

如果你在记录过程中遇到任何困难或有任何问题,都可以随时与我联系。我会在下次的会谈中与你一起讨论你的观察和体会,然后我们可以共同探讨一些有效的应对策略。希望这个家庭作业能够对你有所帮助,期待与你下次的会谈。"

一个星期后,社工如约和陈某开始下一次会谈,社工邀请陈某反馈家庭作业的完成情况,他们进行了一段对话。

社工:"陈先生,很高兴再次见到你。在上次的会谈中,我给你布置了一项家庭作业。我想了解一下你是否完成了这项作业,有没有遇到什么困难?"

陈某:"我没有完成作业,因为我觉得自己很难在情绪激动的时候停下来进行记录,有时候我甚至都忘记了这个任务。"

社工:"我理解,这种情况可能会发生。记录情绪这项工作在刚开始确实需要一些时间来适应。不过,即使你没有完成作业,这也并不意味着失败。重要的是我们能够一起探讨你在面对这些困难时的感受和想法,然后找出一些更适合你的方法。你对此有何想法?"

陈某:"嗯,我觉得我可能需要一些更具体的指导和技巧来应对我的情绪,以便更好地记录下来。"

社工:"好的,我们可以尝试一些新的方法来帮助你应对情绪。比如,你可以尝试随身携带一个小本子,当你感到情绪激动时,立即记录下来。或者你可以在手机上设置提醒,让自己定期回顾并记录情绪变化。你觉得这些方法可行吗?"

陈某:"是的,这些方法听起来不错。我会试一试的。"

社工:"很好,我会为你提供支持和指导。如果你在尝试这些方法时遇到任何问题,请随时与我联系。我们一起努力,一步一步地改善你的情绪管理能力。"

四、正念减压疗法

正念减压疗法(mindfulness-based stress reduction,MBSR)是一种通过培养正念(mindfulness)来减轻压力和焦虑的心理治疗方法。它由乔·卡巴-金(Jon Kabat-Zinn)博士于1979年首次提出,并在以后的几十年中得到了广泛的发展和应用。该疗法强调将注意力集中在当前的感受、情绪和思维上,以一种非评判性、接纳性的方式来减轻压力。它通常结合了正念冥想、身体感知练习、呼吸练习和其他正念技术,旨在帮助个体培养对自身和周围环境的更全面、更灵活的认知方式。

正念减压疗法的核心原则如下。

正念冥想:通过定期的正念冥想练习,个体学会观察自己的感受、情绪和思维以及外界的刺激,而不加以评判或试图改变。

呼吸练习:专注于呼吸的过程,通过深呼吸和放松来减轻身体和心理上的紧张感。

身体感知:通过身体感知练习,个体学会觉察身体各个部位的感觉和紧张程度,以便更好地放松和释放紧张情绪。

情绪和应对:学习将注意力集中在当前的情绪体验上,并培养接受、包容和非反应性的态度。

日常生活中的正念:将正念扩展到日常生活中的各个方面,包括进食、行走、洗澡等日常活动,以增强对当下的关注。

从神经科学的角度来解释正念减压疗法的原理,主要涉及两个方面:大脑结构的改变和神经可塑性。研究表明,长期持续采用正念减压疗法可以改变大脑结构。例如,通过正念练习,大脑中负责情绪调节和认知控制的区域,如前额叶皮质和杏仁核,可能会发生改变。这些区域的增强可能导致更好的情绪调节和注意力控制能力,从而减轻焦虑和压力。另外,正念减压疗法通过改变大脑中神经元的连接和活动模式来影响神经可塑性。例如,正念练习可以增加前额叶皮质和海马体的灰质密度,这与更好的情绪调节和记忆功能相关。此外,正念练习还可以减少杏仁核的活跃度,从而缓解焦虑和恐惧情绪。见图4-11。

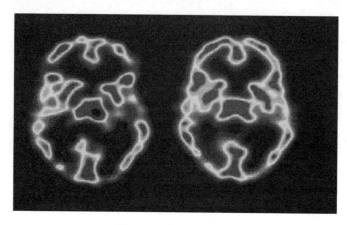

图4-11　脑部扫描图像

注:右侧是正念治疗后的脑部扫描图像,研究显示,正念使大脑的某些区域被激活(Michael Baime,2011)

从应用心理学的视角来解释,正念减压疗法强调通过觉察当下来提高对内在体验的意识。通过练习觉察,个体学会更加敏锐地感知和理解自己当前的情绪状态、身体感觉和思维模式。这种觉察有助于个体更好地应对压力和焦虑,因为他们可以更清晰地认识到自己的情绪反应,并学会通过调节呼吸、放松身体等技巧来调整情绪状态。同时,觉察当下还有助于个体减少对未来的担忧,集中注意力于当前的体验,从而减少焦虑和压力的源头。另外,正念减压疗法强调接纳自我,即接受和尊重自己当前的感受和体验,无论是积极的还是消极的。这种接纳自我的态度有助于个体摆脱自我批评和否定的困境,培养内在的平静和自我同情。通过接纳自我,个体可以更好地与自己的情绪和压力相处,减少因情绪抑制和否认而引起的内心冲突和痛苦。

对于肿瘤患者来说,正念减压疗法可以在多个层面提供帮助。

·情绪管理:肿瘤诊断和治疗过程中常伴随着焦虑、恐惧、沮丧等负面情绪。通过正念练习,患者学会觉察和接受自己的情绪,减少对负面情绪的抵抗,从而更好地应对情绪波动。

·疼痛管理:肿瘤治疗过程中可能伴随着疼痛和不适感。正念练习可以帮助患者放松身心,减轻身体紧张和疼痛的感觉,提高对疼痛的承受能力。

· 睡眠改善:肿瘤患者常常面临睡眠障碍问题,如失眠、焦虑性睡眠障碍等。通过正念练习,患者学会放松身心,降低思维活跃度,改善睡眠质量。

· 提升生活质量:肿瘤治疗对患者的生活造成了许多限制和困扰,如体力下降、活动受限、社交活动减少等。正念减压疗法可以帮助患者更好地应对这些挑战,提升生活质量。

· 提升自我认知:通过正念练习,患者学会觉察自己的身体感受、情绪和思维,提升自我认知水平,更好地了解自己的需求和应对方式。

在临床实践中,正念减压疗法往往通过正念觉察呼吸、"正念葡萄干"、身体扫描等进行,此外,也鼓励将正念运用到日常生活中。总的原则就是,在相关活动中觉察环境、身体在当下的变化,并尝试不带评判地去接纳这一过程。

以下是在某一节次团体辅导中,社工带领成员进行"正念葡萄干"练习的一些指导语。

"欢迎大家参加今天的正念葡萄干练习。在这个练习中,我们将通过觉察当下以及全神贯注地体验葡萄干的味道、质地和感觉,来练习正念。请大家找到一个舒适的姿势,闭上眼睛,放松身体,开始深呼吸。"

"现在,请慢慢拿起一颗葡萄干,用手触摸它的表面,感受它的形状和质地。不要急着放入口中,只是感受一下。"

"现在,请将葡萄干放入口中,但不要立刻咀嚼。感受它在舌头上的触感和口中的温度。闭上眼睛,全神贯注地体验这一刻。"

"慢慢开始咀嚼葡萄干,注意它的味道和口感。感受它的甜味、酸味或其他味道,同时注意咀嚼的感觉和声音。"

"如果你的思绪开始漫游,不要担心,只需要意识到你的思绪,并温和地将注意力引导回对葡萄干的体验上。"

"当你吞下葡萄干时,注意它在喉咙中的感觉和移动的过程。感受它在身体内部的存在。"

五、接纳与承诺疗法

接纳与承诺疗法(acceptance and commitment therapy,ACT)是一种现代的心理治疗方法,旨在帮助个体接受内在体验,包括不愉快的情绪和思维,并以积极的方式与这些体验相处,以实现有意义的生活。该治疗方法强调个体通过觉察、接纳和承诺行为来应对痛苦和困难。接纳与承诺疗法由美国心理学家斯蒂文·海斯教授及其同事于 20 世纪 90 年代创立。它基于行为疗法,并被认为是认知行为疗法的第三大浪潮,与辩证行为疗法和内观认知疗法一起,代表了认知行为疗法的最新发展。

"接纳"指的是个体对内在体验(如情绪、感觉、思维)的接受和容忍。在ACT中,接纳并不意味着认同或赞同这些内在体验,而是意味着个体愿意将它们视为当前存在的现实,并且不试图去抗拒或避免它们。通过接纳内在体验,个体能够减少对痛苦的抗拒,从而减轻情绪困扰,并更加灵活地应对生活中的挑战。"承诺"指的是个体对自己重要价值观的坚定承诺,并为此采取积极的行动。在 ACT 中,个体被鼓励探索和明确自己的内在价值观,然后制定与这些价值观一致的目标,并采取相应的行动来实现这些目标。承诺行为基于个体的价值观和目标,而不受外部条件或内在体验的干扰。通过承诺行为,个体能够实现有意义的生活,并逐步实现自己的理想和目标。

从应用心理学的角度来阐述接纳与承诺疗法的原理,可以理解为该治疗方法结合了心理学中的多个理论和技术,以帮助个体应对心理困扰、提高心理健康水平和生活质量。

• 心理灵活性(psychological flexibility):ACT 强调心理灵活性的重要性,即个体能够灵活地调整自己的注意力、意识和行为,以适应不同的情境和挑战。这与应用心理学中的适应性思维和行为模式密切相关,个体通过觉察内在体验、接受现实,并以与自己的价值观一致的方式行动,从而实现更加灵活的心理状态。

• 价值驱动行为(value-driven action):ACT 鼓励个体探索和明确自己的内在价值观,并将这些价值观作为行动的指导原则。这与应用心理学中的目标设定和意义导向行为相呼应,个体通过制定与自己价值观一致的目标,并采取相应的行动来实现这些目标,从而获得更有意义和满足感的生活。

• 认知觉察(cognitive awareness):ACT 通过认知觉察的训练,帮助个体觉察和接受内在体验,包括情绪、感觉和思维等。这与应用心理学中的情绪调节和认知重建密切相关,个体通过觉察内在体验,并学会与之相处,从而减轻情绪困扰,提高心理健康水平。

• 行为承诺(behavioral commitment):ACT 强调个体通过承诺行为来实现自己的价值观和目标。这与应用心理学中的行为治疗和行为激励理论相呼应,个体通过积极的行动来改变不利的行为模式,建立健康的生活习惯和行为模式。

接纳与承诺疗法可以在多个层面帮助肿瘤患者。首先,肿瘤患者常常面临情绪困扰,包括焦虑、抑郁、恐惧等,ACT 通过帮助患者觉察并接受这些情绪,并以价值驱动的行动来应对,帮助他们减轻情绪困扰,提高情绪调节能力。其次,肿瘤治疗可能导致身体的变化,如手术切除、化疗副作用等,ACT 可以帮助患者接纳这些变化,以及与之相关的情感和情绪,从而减少自我否定和身体形象焦虑。再次,肿瘤患者常常面临死亡的威胁和死亡焦虑,ACT 帮助患者意识到生命的有限性,并鼓励他们选择有意义的生活,从而减轻对死亡的恐惧。另外,肿瘤治疗过程中,患者可能面临诸多困难和挑战,如身体不适、社交隔离、生活质量下降等,ACT 通过帮助患者明确自己的价值观和目标,并采取与之一致的行动,帮助他们建立有意义的生活,提升生活质量。最后,肿瘤患者的家庭和社交关系可能会受到影响,ACT 可以帮助患者与家人和朋友沟通,表达自己的需求和感受,建立互相支持和理解的关系。总的来说,接纳与承诺疗法可以帮助肿瘤患者应对身体和心理上的挑战,提高心理调适能力,建立有意义的生活,从而改善生活质量和心理健康状况。

一般而言,接纳与承诺疗法包含 6 个核心步骤。

(1)接纳:接纳当前的内心体验,包括情绪、感受和思维,不试图抗拒或避免,而是以一种开放、无条件的态度去接受它们的存在。

(2)认知解离:学会将自我从思维、记忆和情绪中分离出来,以一种客观的角度去观察自己的内心体验,而不是完全被它们控制。

(3)关注当下:通过专注于当前的感知和体验,如呼吸、身体感觉和环境感知,个体停止对未来的担忧,从而增强对当下的觉察和接纳。

(4)观察自我:学会观察自己的思维过程,而不是全然认同或被它们所左右,从而减少与负面自我评价和自我意识相关的困扰。

(5)明确价值观:帮助个体明确自己的核心价值观和目标,以此为基础指导行为,使其更加与内心真实的价值观相一致。

(6)承诺行动:根据明确的价值观和目标,采取有意义的行动,以实现个人成长和改变,即使在面临困难或不适的情况下也能坚持。

ACT 的核心概念和 ACT 视角下六边形心理病理模型的对比如图 4-12 所示。

李某,男,37 岁,晚期肝癌患者,全身出现多处转移,疾病预后不佳。李某向社工倾诉,自己饱受疼痛的困扰且自觉难以坚持,失去了治疗下去的勇气和信心。社工和李某讨论后决定,依照接纳与承诺疗法的 6 个步骤,重新

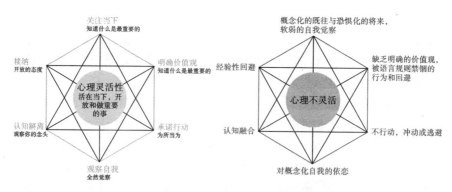

图 4-12　ACT 的核心概念（左）和 ACT 视角下六边形心理病理模型（右）的对比

寻找坚持治疗的动力。他们的工作过程如表 4-3 所示。

表 4-3　李某案例中对应的 ACT 的 6 个步骤

接纳与承诺疗法核心步骤	社工和李某的工作过程
接纳	协助李某接纳晚期肿瘤的事实和预后
认知解离	协助李某重新塑造对疾病、治疗和人生意义的认知，接纳客观事实
关注当下	讨论当下的身体疼痛、治疗任务
观察自我	引导李某不加评判地觉察自己的躯体症状和心理变化，并加以讨论
明确价值观	明确自己真正的期待是提高生活的品质
承诺行动	李某承诺继续规范化治疗

第三节　以人为中心的相关疗法干预肿瘤患者心理压力的技术

在 20 世纪 40 年代至 50 年代，美国心理学家卡尔·罗杰斯（Carl Rogers）创建了一种心理治疗的取向，称为"以人为中心的疗法"（person-centered therapy），也称为"非指导式治疗"或"当事人中心治疗法"。与精神分析学派有很大的不同，这种方法强调个体的积极成长和发展，并特别关注治疗师的态度,如一致性(congruence)、真诚性(genuineness)、无条件积极关注(unconditional positive regard)和共情理解(empathic understanding)等,而非治疗的技巧。罗杰斯还主张,治疗应该由案主主动洞察自己的问题,而不是像传统的精神分析治疗那样由治疗师主导。

以人为中心的疗法强调以下六个核心概念。

· 真诚的治疗关系:治疗师与案主之间的关系建立在无批判性和无强制指导性的治疗环境中。

· 积极回应(positive feedback):治疗师真诚地回应案主,而非假装关注案主的个人问题。

· 无条件积极关注(unconditional positive regard):治疗师对案主的陈述保持无批判的态度,不赞成或反对,仅接纳、认同和关怀案主。在咨询过程中,治疗师应给予案主积极的反馈。

· 共情理解(empathic understanding):治疗师在倾听案主的自述后,站在案主的角度,设身处地地体会案主的内心世界。

· 沟通:案主能够感受到治疗师的理解和接纳,形成有效的沟通。

· 真挚一致性:治疗师能够感受到案主的内在感受,并且能够以真实的方式替代案主表达出这些感受。

以人为中心的治疗的主要目标为使案主更加独立并在内心有更大程度的整合。对此,罗杰斯提出了四个指标以揭示自我实现的程度,即对经验的开放程度、对自己的信任程度、自我评估的内在动力和继续成长的意愿。

一、以人为中心疗法发展背景及对社工的影响

罗杰斯于1940年开始与传统精神分析学派的理论和方法产生分歧,他认为传统方法过于专注于治疗师的解释,而忽视了个体内在的自我实现倾向,可能阻碍个体的成长。1942年,罗杰斯出版了《咨询与心理治疗》一书,首次提出了"非指导式治疗"的概念,强调治疗师与被治疗者之间的合作关系和被治疗者内在的自我实现倾向。

随着时间的推移,罗杰斯不断发展和完善他的理论,并在后续著作中进一步阐述了案主中心疗法的核心概念,如无条件正向看重、共情理解和真诚性等。20世纪50年代,罗杰斯与其他心理学家共同建立了案主中心疗法的基本技术和方法,如反射性倾听、情感表达和提问技巧等。

案主中心疗法逐渐在心理学界引起了广泛的关注和认可,被视为一种具有革命性意义的心理治疗方法,突出了个体的自主性、自我实现倾向和内

在资源。20世纪60年代至70年代,该方法在世界范围内迅速传播,并得到了许多心理学家和治疗师的应用,在临床实践中取得了显著的成果。

20世纪80年代开始,"案主中心疗法"逐渐被称为以人为中心疗法,反映出该理论已不再局限于心理治疗领域,而是被广泛应用于其他领域,如医学教育、教育理论、组织发展等。罗杰斯强调的案主自我治愈的能力已成为现代心理治疗的基石之一,如今无论治疗师采取何种理论取向,都强调以案主为中心的信念,并相信案主有能力做出决定和改变。

以人为中心的疗法对社会工作专业化历史的影响在历史事件中得到了体现。社会工作起源于19世纪末的慈善工作,当时主要关注帮助贫困、被疾病困扰和失业的人群。然而,随着时间的推移,社会工作逐渐发展成为一门专业,以解决社会问题、促进社会公正和个体福祉为目标。

在20世纪初期,玛丽·埃伦·里士满(Mary E. Richmond)在著作《社会诊断》(1917年)中提出了社会工作的专业化概念。她强调了对个体的关注和个性化的帮助,这对社会工作的专业发展产生了深远影响。而以人为中心的疗法正体现了对个体的关注和个性化帮助的理念。

在20世纪30年代至50年代,社会工作开始关注个体的心理健康问题。在此期间,卡尔·罗杰斯提出了以人为中心的疗法,强调个体的自我实现和内在资源的重要性。这与社会工作专业化的发展相契合,为社会工作带来了新的理论和实践方法。

在20世纪60年代至70年代,以人为中心的疗法逐渐在社会工作实践中得到应用和推广。这一时期,社会工作开始强调个体权利和尊重,关注个体的需求和感受,与以人为中心的疗法理念相契合。这一时期的社会工作实践注重倾听、理解和支持个体,强调个体的自主性和参与性。

至今,以人为中心的疗法仍然是社会工作领域中的重要理论和实践方法之一。它强调了个体的主体性和自我实现的价值,推动着社会工作实践向着更加人性化和有效的方向发展。在社会工作的专业化历史中,以人为中心的疗法起到了促进个体福祉和社会公正的重要作用。

二、以人为中心疗法对肿瘤患者的作用

肿瘤患者在应对疾病的过程中常常面临着巨大的心理压力和挑战。他们可能感受到恐惧、焦虑、沮丧、孤独以及对未来的不确定性。在这种情况下,以人为中心的疗法可以发挥积极作用,满足患者的心理需求,提供支持和帮助。

首先,以人为中心的疗法强调建立一种温暖、支持和理解的治疗关系。对于肿瘤患者来说,这种关系至关重要,因为他们可能会感到因疾病被孤立,缺乏理解和支持。治疗师通过展现出真诚、尊重和同理心,与患者建立起平等和亲近的关系,让患者感到被理解和接纳,从而减轻心理上的负担。

其次,以人为中心的疗法注重患者的自主性和主体性。在肿瘤治疗中,患者可能会感到无助和失去控制,而这种治疗方法赋予患者更多的权利。治疗师鼓励患者参与决策,倾听他们的声音和需求,并共同制订适合他们个人情况的治疗计划。这种参与感和自主性有助于患者重建对自己生活的掌控感,增强自信心和情绪调适能力。

此外,以人为中心的疗法强调个体的自我实现和内在资源。治疗师鼓励患者探索自己的内在感受、需求和目标,帮助他们找到内在的力量和应对策略。这有助于患者建立积极的心态,培养乐观的态度和应对挑战的能力,从而更好地应对疾病的影响,提升生活质量。

因此,以人为中心的疗法在帮助肿瘤患者应对心理需求方面具有积极作用。通过建立支持性的治疗关系、强调患者的自主性和主体性,以及促进个体的自我实现和内在资源的发挥,这种治疗方法有助于缓解患者的心理压力,增强他们的心理健康和应对能力。

然而,以人为中心的疗法在干预肿瘤患者心理压力的过程中,也会面临时间、特定问题、胜任力等方面的挑战。

·忽视外部环境的挑战:许多肿瘤患者在应对疾病时缺乏来自家人、朋友和社会的支持。在这种情况下,仅依靠调动患者的内部资源可能无法解决其心理困境。治疗师需要与患者合作,探讨如何建立或扩展社会支持系统,并提供相应的支持和指导。

·治疗师的能力和经验:以人为中心的疗法依赖于治疗师的真诚、同理心和支持性,然而,并非所有治疗师都具备足够的经验和能力来应对肿瘤患者的心理需求。治疗师需要不断提升自己的专业技能,以更好地满足患者的需求。

·时间和资源限制:在临床实践中,治疗师可能面临时间和资源的限制,无法为每位患者提供足够的支持和辅导。这可能导致治疗师无法深入探讨患者的内部体验和需求,从而影响治疗效果。另外,在匹配住院患者的时间、频次等方面,以人为中心的疗法也会遇到较大的挑战。

·结构性和技巧性的局限:以人为中心的疗法通常更注重治疗关系和个体内在体验,而相对缺乏结构性和技巧性。然而,在应对肿瘤患者的心理需求时,可能需要更具结构性和指导性的治疗方法。例如,在应对疼痛管理、应对治疗副作用或应对丧失等方面的挑战时,需要使用特定的技巧和策略。因此,治疗师需要在以人为中心的基础上,结合其他更具结构性和技巧性的治疗方法,以应对肿瘤患者的具体问题。

· 应对特定问题的挑战:除了情绪困扰之外,肿瘤患者还可能面临其他一系列具体问题的挑战,如家庭关系的变化、就业和财务问题、身体功能受损等。以人为中心的疗法虽然可以帮助患者探索内在感受和需求,但可能无法针对这些具体问题提供解决方案。在这种情况下,治疗师可能需要引入其他治疗方法,如解决方案导向疗法或社会支持性治疗,以帮助患者应对特定问题的挑战。

三、动机式会谈

动机式会谈(motivation interviewing,MI)具有强烈的以当事人为中心的色彩,是一种治疗师和案主协作的对话方式,目的是强化一个人对自己改变的动机和承诺,侧重点是解决处在改变的矛盾心态中的案主的常见问题。

动机式会谈最早由美国心理学家威廉·米勒(William R. Miller)和史蒂芬·罗尔尼克(Stephen Rollnick)于 20 世纪 70 年代初提出。他们在解决酗酒问题时,发现传统的指导式干预方法并不总是有效,因此开始探索一种更具合作性的、以患者为中心的方法。在接下来的几十年里,米勒和罗尔尼克等学者继续探索和发展动机式会谈的理论和实践。他们的研究着重于理解个体内在的动机和改变意愿,以及如何通过有效的沟通和引导来增强个体的自我决定力。这一时期的研究成果逐渐奠定了动机式会谈的理论基础,并提出了一系列实践技术和策略。21 世纪以来,动机式会谈逐渐得到了广泛的应用和认可。它被运用于多个领域,如临床心理学、心理治疗、康复医学、社会工作、教育和健康促进等。越来越多的研究表明,动机式会谈是一种有效的干预方法,可以帮助个体增强自我决定力,改变不良行为,并促进健康行为的形成。近年来,动机式会谈不断发展和演变,以适应不同文化背景、人群特征和干预目标。一些学者提出了与动机式会谈相结合的新理论和方法,如解决方案导向的动机式会谈和正念动机式会谈等。这些新方法的出现丰富了动机式会谈的应用领域,并为其在不同场景中的有效性提供了更多的证据和支持。

（一）动机式会谈在干预肿瘤患者心理压力中的运用

无论在情绪调节、行为改变还是在关系优化方面，肿瘤患者都时不时地会处在改变的矛盾当中，MI侧重于解决患者在改变过程中的内在矛盾心态，强化他们矛盾心态中可以增强改变动力的部分，而不是强行灌输观点。针对肿瘤患者，动机式会谈可应对以下心理问题。

· 治疗依从性问题：肿瘤治疗过程中，可能面临患者治疗依从性不足的问题。动机式会谈可以帮助患者探索和强化其对治疗方案的动机和承诺，减少因治疗依从性不足而带来的治疗效果不佳的风险。

· 情绪管理困扰：肿瘤患者常常面临情绪困扰，如焦虑、抑郁等。动机式会谈可以帮助患者探索情绪困扰的根源，加强情绪管理的动机，促进积极的情绪调节和应对策略的发展。

· 健康行为改变：肿瘤诊断常常促使患者考虑改变不健康的生活方式或行为，如戒烟、减肥、增加运动等。动机式会谈可以帮助患者探索改变行为的动机和优势，减少内在的矛盾，增强健康行为改变的决心和信心。

· 生存和治疗目标的调整：面对肿瘤诊断和治疗，患者可能需要调整他们的生存目标和治疗期望。动机式会谈可以帮助患者探索并强化对生存和治疗目标的动机和承诺，减少因不确定性和矛盾而引起的焦虑和困惑。

· 家庭和社会支持的获得：动机式会谈可以帮助患者探索并加强寻求家庭和社会支持的动机，促进患者与家人和社会支持系统的良好沟通和合作，提升患者应对肿瘤挑战的能力。

（二）动机式会谈的过程

动机式会谈由导进、聚焦、唤出、计划四个过程组成（见图4-13）。

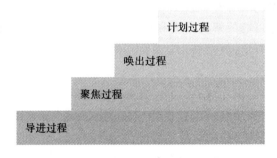

图4-13　动机式会谈的四个过程

1. 导进

动机式会谈的导进阶段是建立治疗师与案主之间合作关系和互信基础的关键阶段。在此阶段,治疗师致力于营造一个支持性的安全氛围,以便案主能够开放地分享其内心体验和困扰。这一阶段的关键是倾听和理解,治疗师通过积极的非言语和言语沟通表达对案主的尊重和关注。

治疗师在导进过程中会向案主介绍动机式会谈的工作方式和目的,以确保案主了解他们的角色和期望。治疗师可能会提供简要的背景信息,介绍治疗师的职业资格和机构背景,以建立信任和透明度。

在导进阶段,治疗师还会倾听案主的故事,了解其独特的背景、价值观和目标。通过有效的倾听和同理心,治疗师能够建立起与案主的情感连接,并表达对其感受的理解和认可。

除此之外,治疗师还会探讨治疗的目标和期望,以确保案主对治疗过程有清晰的认识和期待。他们会鼓励案主分享其希望获得的收益和解决的困扰,以便在后续阶段更好地制订治疗计划和目标。

总的来说,导进过程是动机式会谈中的基础阶段,旨在建立起治疗师与案主之间的合作关系和信任基础,为后续的治疗工作奠定良好的基础。

2. 聚焦

在动机式会谈中,聚焦过程是指治疗师与案主一起探索和明确治疗的焦点和目标。这一阶段旨在帮助案主更清晰地认识到他们想要解决的具体问题,并确定治疗的重点。

在聚焦过程中,治疗师通过提问和倾听来引导案主深入思考并表达他们的关注点和目标。治疗师可能会使用开放式问题和反映式倾听来促进案主的自我探索,帮助他们澄清内心的需求和期望。

治疗师在聚焦过程中还会与案主合作制订具体的治疗目标和计划。他们会与案主讨论可能的解决方案和行动步骤,以及如何衡量治疗的进展和成效。在这个过程中,治疗师会强调案主的个人选择权和责任,鼓励他们积极参与治疗过程。

通过聚焦过程,治疗师和案主可以共同确定治疗的方向和重点,建立起共同的治疗目标,为后续的治疗工作提供清晰的指导。这有助于增强案主的治疗动机和承诺,提高治疗的积极性。

聚焦的过程涉及寻找一个或多个特定的目标或企图得到的结果,这些目标或结果能为治疗指明方向。焦点可以来自当事人、服务背景或者治疗师。有时候允许存在多个话题,因此聚焦点不明晰,可能需要治疗师和案主一起去探索焦点。在这个过程中,治疗师与案主一起探索和明确治疗的目标和方向,以便更好地制订治疗计划和行动步骤。这可能涉及问答、反映性倾听及探索案主的想法、感受和期望。通过这样的合作探索,治疗师和案主可以共同确定治疗的重点,确保治疗过程的目标明确,并且符合案主的需求和期望。这有助于建立起治疗的合作关系,提高治疗的效果和可持续性。

3. 唤出

在动机式会谈中,唤出过程是指治疗师努力激发来访者内在的动机和承诺,以促使他们表达出改变的意愿和决心。这一过程旨在引发来访者对改变的内在动力,使其从内部产生愿望、信心和决心去实现改变。唤出过程通常通过以下方式实现。

探索价值观和目标:治疗师与来访者一起探索他们的价值观、目标和愿景,了解他们希望改变的方向和理想状态。通过提出开放式问题和倾听来访者的回答,治疗师可以帮助来访者更清晰地表达出自己的期望和目标。

引发不一致性:治疗师努力引发来访者内心的矛盾感受,让他们意识到自己的行为和价值观之间可能存在不一致。通过反映来访者的话语和观点,治疗师帮助他们意识到改变的必要性和重要性,从而激发内在的动机。

探索改变的优势和劣势:治疗师与来访者一起探讨改变的可能性、优势和劣势。通过帮助来访者权衡改变与不改变的利弊,治疗师可以促使他们更加深入地思考改变的必要性和可行性。

提供支持和鼓励:在唤出过程中,治疗师不仅表达出对来访者的理解和尊重,还提供支持和鼓励,让他们感受到自己被接纳和支持。通过肯定来访者的努力和进步,治疗师可以增强他们的自信心和动力,促使他们积极面对改变。

4. 计划

在动机式会谈中,计划过程是指治疗师与来访者一起制订可行的行动计划,以帮助他们实现自己的目标和愿景。这一过程涉及确定具体的行动步骤、设定时间表,并就如何应对可能出现的障碍和挑战进行讨论和规划。以下是计划过程的相关步骤。

确定目标:治疗师与来访者共同确定需要改变或实现的具体目标。这些目标应该是具体、可衡量的,能够帮助来访者更清晰地明确自己的期望和愿景。

127

制订行动计划：治疗师与来访者一起讨论并确定实现目标的具体行动步骤。这些步骤应该具体、可行，并考虑到来访者的实际情况和资源。治疗师可以帮助来访者拟订适当的行动计划，以确保其能够顺利实现目标。

设定时间表：治疗师与来访者一起设定实现目标的时间表和截止日期。时间表应该合理、可行，并考虑到来访者的个人情况和时间安排。通过设定明确的时间表，来访者可以更有动力地去实现自己的目标。

探讨应对障碍的策略：治疗师与来访者一起探讨可能出现的障碍和挑战，并制定相应的应对策略。这些策略可以包括应对挑战的具体方法、寻求支持的途径等，以帮助来访者克服困难，顺利实现目标。

确认承诺和责任：在制订行动计划之后，治疗师与来访者一起确认他们的承诺和责任，确保他们能够积极地执行计划，并承担起实现目标的责任。治疗师可以鼓励来访者坚持执行行动计划，并提供必要的支持。

（三）动机式会谈的关键技能

MI的唤出过程是指治疗师引导案主探索内在的动机和目标，从而唤起其改变的愿望和决心。这一过程依靠有效的沟通技巧，如倾听、提问和理解，帮助案主自发地表达内在动机，进而培养自我意识和责任感。唤出过程强调案主的自主性和自我决定，使其更加积极地参与治疗过程。

1. 提出开放式问题

提出开放式问题有诸多好处。首先，开放式问题鼓励来访者更深入地探索自己的想法、感受和经历，从而促进自我认知和理解。其次，开放式问题可获得更多的信息，帮助治疗师了解来访者的情况，并制订更全面和有效的咨询计划。此外，这些问题加深了对话的深度，有助于发现问题的根源并寻求解决方案。开放式问题也增强了来访者的自主性，让他们更自由地表达自己，提高了对话的质量和效果。通过这种方式，治疗师能够与来访者建立起信任和共鸣的关系，进一步促进对话的开展。最后，开放式问题能够激发来访者思考，帮助他们从不同角度看待问题，并发现新的思路和解决方案。

相反，封闭式问题容易给治疗关系造成诸多挑战。最显而易见的是，一方面，一连串的封闭式问题给来访者造成会谈的压力，不利于他们更多地探索自己；另一方面，这样的提问风格强化了治疗师专家的角色，不利于依托"以当事人为中心"的视角激发案主改变的动力。

封闭式提问和开放式提问的过程对比如表 4-4 所示。

表 4-4 封闭式提问和开放式提问的过程对比

封闭式提问	开放式提问
	治疗师:说说你的疼痛吧,最近身体感受到了什么?
	患者:那个地方还是有点痛,感觉和之前没有什么区别。
治疗师:你还感到痛吗?	
患者:还好吧。	
治疗师:有在坚持吃止疼药吗?	治疗师:说说你这一周是怎么吃止疼药的吧。
患者:没有。	
	患者:前两天还按医嘱在吃,这两天就没吃了。
治疗师:你不愿意吃吗?	
患者:是的。	治疗师:后来发生了什么? 好像在服药方面遇到了一些挑战?
治疗师:为什么不愿意吃呢?	
患者:不知道为什么,就是不想吃。	患者:就是对于吃药突然多了很多担忧,不知道要吃到什么时候。

2. 肯定

"肯定"是对案主身上某些好的方面发表评论,包括觉察到、识别出并承认正向的东西。一段肯定的评论可以是关于具体事物的评论,也可以是关于案主正向的意图、品质或者技能的评论。这样的肯定方式不仅有助于打破案主内心的防御机制,协助他们探索更多,也有助于鼓励他们发现自己的价值,拥有改变的动力。

"我可以看到您在面对这种挑战时表现得非常坚强和勇敢。"

"您对治疗计划的积极配合让我感到非常钦佩。"

"您在面对疼痛和不适时展现的坚韧和耐力让人印象深刻。"

"您对自己的健康和康复充满了信心,这种乐观的态度对治疗过程至关重要。"

"您对自己的健康和生活的关注和努力值得我们赞赏和肯定。"

也有一些肯定不是针对案主的某一个层面发表评论,这样的肯定旨在表达出治疗师对案主的无条件接纳和积极的关注,这对维持良好的治疗关系也是有帮助的。

"很高兴今天再次见到你。"

"今天和你的会谈让我很愉快。"

在心理治疗中使用肯定技巧是至关重要的,它有助于建立治疗师与案主之间的信任和合作关系,提升案主的自尊和自信,促进积极变化。然而,在运用肯定技巧时,治疗师需要注意以下几个方面。

· 真诚:肯定的话语必须真诚,表达出治疗师对案主的真实认可和赞赏。

· 适度:肯定技巧应该在适当的时间以适当的方式使用,过度使用可能导致失去效果。

· 具体:肯定的话语应该具体,指出案主的具体行为、努力或成就,让肯定更有意义和有效。

· 与案主的配合:根据案主的个性、文化背景和情境来调整肯定的方式和内容,确保其能被案主理解和接受。

· 避免与批评混淆:肯定不应该与批评混淆,避免在肯定的同时暗示或暗指案主的缺点或错误。

· 平衡性:保持平衡,充分体现对案主的尊重和关注,不偏袒也不严厉。

· 自我识别:避免将自己的价值观或偏好强加于案主身上,肯定的话语应该是针对案主的需求和价值观而言的。

3. 反映性倾听

反映性倾听是动机式会谈中的一种十分重要的技巧,指的是治疗师以回应案主话语的方式,传达对案主言辞和情感的理解和关注。在反映性倾听中,治疗师通过重述、概括或提炼案主的话语内容,表达对案主感受和体验的共鸣,从而增进双方之间的沟通和理解。见图 4-14。

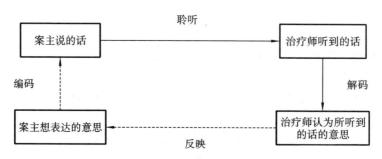

图 4-14 反映性倾听的互动过程示意图

这种技巧的主要目的是让案主感受到被理解和被接纳,促进治疗师与案主之间的良好关系,以便更有效地探索和解决案主的问题。通过反映性倾听,治疗师可以帮助案主更深入地探索和理解自己的感受、想法和动机,从而激发其内在的动力和资源,促进积极的变化和发展。

反映性倾听不仅可以增强治疗师与案主之间的情感联系,还可以帮助案主更清晰地表达自己的想法和感受,增强对自身问题的认识和理解。通过反映性倾听,治疗师可以向案主传达尊重和支持,建立起一种合作和支持的氛围,从而为案主的变化和成长创造良好的条件。

托马斯·戈登(Thomas Gordon)总结了在反映性倾听中12种不太合适的干预方式。所谓"不太合适",即在反映性倾听中使用这些话术时,有可能阻碍了咨询进程中来访者的前进,削弱了他们改变的能量。

以下为反映性倾听中的12种障碍:

(1)命令、指导或指挥。

(2)警告或威胁。

(3)给予忠告、提出建议或提供方法。

(4)晓之以理、辩论、讲课。

(5)说教、告诫、告诉当事人责任担当。

(6)评判、批评、不赞同、责备。

(7)同意、赞同、表扬。

(8)羞辱、嘲弄、人身攻击。

(9)解释、分析。

(10)宽心、同情、安慰。

(11)提问题、探查。

(12)退出、打岔、迎合、改变话题。

反映性倾听应基于这样的原则:治疗师既要对来访者说的话感兴趣,又要尊重他们自己的生活智慧。治疗师相信,案主比他人更了解他们自己。哪些因素影响了自己的性格形成、人生选择、行为模式、态度与信念,案主远比他人知道得多。

张某,男,29岁,肺癌晚期。他最近感觉妻子对自己越来越冷淡,他怀疑妻子因为嫌弃自己的疾病而出轨。这样的猜测让他的心理压力越来越大,他在犹豫要不要找妻子谈一谈,于是找到社工诉说了自己的困扰。下面一段对话展示了社工对张某困扰的反映性倾听,括号内的数字是社工触发的前文所述的障碍的编号。

张某:"我不知道该不该和自己的妻子谈一谈。"

社工:"作为丈夫,你有责任和妻子确认这件事情。"(5)

张某:"但我不知道如何开口。"

社工:"不,你和她共同生活这么多年,你怎么会不知道呢?"(6)

张某:"我担心她现在已经没有耐心和我聊了。"

社工:"你有没有想过给她发一个短信?"(3)

张某:"我不知道发些什么。"

社工:"你可以这样开头,谢谢你这段时间照顾我,但是我最近情绪很不好。"(1)

张某:"看到我的短信,她一定会感到厌恶的,或者会当作没看见,她总是在回避交流。"

社工:"可是如果你不确认的话,别人就会一直嘲笑你戴着'绿帽子'。"(2)

张某:"算了,确认了又怎么样,没有用的,别人笑话就笑话吧。"

社工:"你沟通了可能会难受,但是你这样停滞不前,不是一样也很难受。我觉得试一下还有可能突破困境。"(4)

张某:"我其实挺害怕和她沟通的。"

社工:"如果这种害怕很强烈的话,先保持原状也是一个不错的选择。"(11)

这段对话中,张某的每一句话都在暗示着他有更多的担忧,但是全部被社工忽略,没有机会讨论更多。反映性倾听建议治疗师使用陈述句回应案主的话,表达对案主的兴趣,并用自己的语言复述案主的陈述,进一步猜测案主的陈述背后的意图。当案主在接受治疗师的反馈的过程中感受到尊重和接纳,看到自己的价值和责任,会重新反思自己的内心,有可能产生改变的动力。以下是一段推荐的对话。

张某:"我不知道该不该和自己的妻子谈一谈。"

社工:"你觉得有一些理由要和妻子谈一谈,但又有一些理由让你有些犹豫。"

张某:"每一次沟通,我的妻子总是在逃避。"

社工:"妻子一直在逃避,这让你不愿意继续和她沟通。"

张某:"是的。每次和她说话她都默不作声,甚至对我发脾气,让我不要说了。"

社工:"你感觉妻子回应沟通的方式让沟通很难继续,你不想再经历这样的场景,这让你很难受。"

张某:"可是想想我现在,也不是很好受啊。"

4. 摘要

在治疗关系中,摘要被视为推动案主前进的有效工具。在一些治疗关系中,摘要技术的运用效果可以与影响性技术媲美,特别是对于反思能力较弱的案主而言。

摘要是一种特殊形式的反映性倾听。它主要分为三种类型:汇集性摘要、连接性摘要和过渡性摘要。虽然这三种类型之间存在一定的重叠,但通常各有其特定的运用场景。摘要是有选择性的,在进行摘要时,治疗师需要仔细思考,确定需要包含哪些信息、排除哪些信息,以及如何呈现这些信息。治疗师应当选择那些有助于案主前进的素材,并始终遵循动机式会谈的原则。

1)汇集性摘要

汇集性摘要将信息集中在一起,然后呈现给案主,同时保持谈话向前推进。由于摘要有助于强化案主希望寻求改变的语句,因此,在一次会谈中要反复多次进行。一份优秀的摘要可以为案主提供全景式的视角,让他们既可以因为治疗师关注的特定部分而感到被肯定,又可以因为信息的汇集交织而获得全新的视野。使用摘要时需要注意,要与会谈的氛围相符,也要与治疗师的性格和风格相符。过于突兀和频繁地使用摘要可能会导致案主的阻抗。

2)连接性摘要

与汇集性摘要不同,连接性摘要侧重于把案主此刻说出的信息与先前说过的放在一起做比较,意在突出前后信息之间的联系或割裂。这有一点类似于我们所说的温和的"面质"技术。连接性摘要有助于体现差距,发挥激励作用,还可以用来探索案主的矛盾心态。

在连接性摘要中,治疗师不会对案主的矛盾观点进行评价,而是将它们放在同等重要的位置上,让案主自行分配权重。连接性摘要使用的连词是"而/同时",而不是"但/但是"。使用"而/同时"这类连词可以让两种观点同时存在,这也反映了案主内心的真实体验。最后,治疗师可以通过连接性摘要将案主忽略的或间接的信息与案主先前提到的内容整合起来。

社工:"张先生,你刚刚提到你感觉如果沟通的话,妻子的反应让你很难受,同时你也提到,不沟通的话,你现在的状态也让你很难受。"

3)过渡性摘要

治疗师使用过渡性摘要来确定或调整会谈的方向。过渡性摘要有时会使用"看我有没有充分理解你说的内容"或者"我听你说了自己的情况"这样的过渡语。这些句子成了过渡性摘要的一种标志。过渡性摘要可能会比较长,也能作为一种铺垫来引出关键问题,有点类似于我们说的"释义＋问题"技术。

社工:"张先生,刚刚我们讨论了你和你妻子之间的沟通障碍,我不知道自己有没有理解你的意思。你现在对于找妻子谈话有一些担忧,你没有信心很好地回应妻子在沟通中的表现,你认为现在妻子对你的态度不好可能是因为她嫌弃你是一名肿瘤患者。同时你也谈到,如果不沟通的话,现在僵持下去的关系令你感到难受。不知道有没有什么是你刚刚说了而我没有提及的?"

5. 提供信息和建议

在 MI 中,有一些场景是适合治疗师为案主提供必要的信息和建议的,尤其是在案主主动要求治疗师这么做,或者治疗师能够明显地觉察到案主在寻求建议的时候。

但是,在 MI 中,提供信息和建议的治疗师与表现出高度指示性的专家角色不同。第一,在 MI 中,治疗师是在案主的邀请或许可下提供信息或者建议的;第二,治疗师不仅仅为案主提供简单的信息,还仔细地了解他们的视角和需求,甚至引导案主讨论不同的建议或应对方案,帮助案主基于治疗师提供的信息得出属于他们自己的结论。在提供建议时,治疗师应该参考如下原则。

·导进为先:治疗师应该在建立良好治疗关系的基础上,逐步引导案主思考解决问题的可能性,以案主的意愿和目标为导向。

·谨慎提供:治疗师应该在提供建议时保持谨慎,避免过度引导或指导案主,以充分尊重和支持案主的自主性和自主权。

·询问许可:在提出建议之前,治疗师应该征得案主的同意,确保案主愿意探讨和接受这些建议,以增强案主的治疗动机和合作意愿。

·强调个人选择:MI 强调案主是自己生活的专家,治疗师应该强调案主有权做出自己的选择,并尊重其决定权,促进案主对自身改变的主动参与和责任感。

·提供选择清单:治疗师可以向案主提供不同的选择,让案主根据自己的需求和价值观做出决定,而不是强加自己的观点或建议。这样做有助于增强案主的自信心和决策能力,促进有效的变化和发展。

四、存在主义相关的治疗技术

讨论生命价值和死亡含义的时候,不可避免地需要谈到生命、存在、死亡的本质、价值和意义。综合考虑下,存在主义和意义治疗法的相关理论和观点可以为我们的讨论提供依据,尤其是存在主义强调了人在苦难面前的自由、选择和责任,可以为身处困境中的晚期肿瘤患者提供力量。

存在主义和意义治疗法对于晚期肿瘤患者(尤其是思维反刍于无意义感、无价值感,从而缺乏生活动力者)的积极作用在于:

(1)可引导其重新思考"意义"的标准与体现,重新发掘生命的意义。

(2)对于始终无法寻得生活意义者,存在主义可以引导其重新思考意义是否一定存在,能否在无意义的前提下积极生活。

(3)对于上述两点均很难做到者,也可以使用意义治疗法中的非反思法帮助其应对情绪方面的困扰。

(一)存在主义理论

以人为中心的疗法在诞生和发展的过程中受到了存在主义哲学的显著影响。例如,存在主义强调个体的自由意志、责任和存在的意义,主张人应该面对生活中的挑战并从中寻找个人成长的意义。而以人为中心的疗法也注重个体的自我实现和成长,强调个体对自己的问题的理解和解决能力,以及与治疗师之间建立的真诚、尊重和理解的关系。存在主义作为哲学流派包含了众多的概念,并且不同的概念在不同的哲学家看来含义迥异,尽管他们都是存在主义者。以下主要结合 Thopmson(1992)对萨特等人进行的社会工作的阐释,介绍存在主义的一些重要概念,并试图找到这些概念的内在关联。

1. 存在

存在无疑是存在主义的核心概念。存在主义试图探索出存在的本质,萨特将存在分为两种类型:自在的存在和自为的存在。所谓自在的存在就是纯粹的存在,所以自在的存在仅仅是在那里,没有好坏、没有分化、没有意见,是中立的,没有内在意义的,也是静止的。由此衍生出的一个概念是存在先于本质。而自为的存在是一个动态的过程,是有意识的、有潜力的,也是可以改变的。由存在的这两种概念可以得到的启示是:一方面,人是在无意义的世界中生活的,人的存在本身也没有意义;另一方面,人可以在原有存在的基础上实现自我塑造,从而拥有意义。

2. 自由和责任

人或许无法也没必要改变自在的存在,但是人可以自由地选择如何与这种自在的存在共处,这样人就成为塑造自己生活的主体。不过存在主义认为,人应该为自己的自由选择承担责任。人在创造自己的生活之时,也制造了自己的问题。通俗地讲,人有行动的自由,但人没有免于回应环境施加给我们的压力的责任的自由,这些都是存在的事实。

3. 自欺(bad faith)和本真性(authenticity)

存在主义认为,一个人只要选择了一个时间,他就得为这一时间的后果承担全部责任。他不能把责任推诿于他无法控制的条件,把自己的选择及后果说成不可避免、命中注定、迫不得已、顺乎自然、随波逐流等。人不能逃避自由,却能找出种种借口推卸责任,这些借口就是自欺。没有自欺则为本真,本真的行动与自由和责任保持一致。要实现本真性的存在,就要控制自己的生活,包括接受选择和责任、学会与焦虑共存,并要以自己的价值观进行选择,而非屈从于外部影响。

总体来说,存在主义治疗不以特殊的干预技巧见长,它往往依照案主的独特性而做出反应,其中有三种策略可作为参考。

增强沟通:存在主义思想认为一个家庭的不同群体需要跟一个具有整合性的群体进行交往。治疗师需要寻求改善整合,即为群体利益做贡献。这有助于在追寻所有的个人计划之中提供相互支持。

消除限制感:在存在主义看来,人们会遭遇诸多的限制,这些限制让他们无法自由进行选择,久而久之,人们会接受这样的限制,他们会在主观上感到比他们实际面对的更多的限制。存在主义将此视为接受选择自由的非现实性限制的"自欺"。

赋予意义:治疗师要与案主一起赋予生活以"意义"。当前的问题可能会阻碍人们对他们做出的选择以及仍将做出的选择的价值形成一个现实的评估。已经形成的自我感可能被当前的问题所破坏,根据存在主义的假设,这需要重构。

(二)意义治疗法

意义治疗法的理论背景与存在主义理论的背景重叠颇多,存在主义当然也极大地影响了意义治疗法。二者都强调个体特殊的存在性,强调个人存在的责任,强调人具有的潜力,重视现在与未来。

详细来说,意义治疗法包括如下内容,这些内容对于治疗师可以产生较大启示:不管在任何情况下,人都具有意义;追寻意义比追寻快感、权力还重要;人在任何情境中都有自由与责任。意义治疗法对苦难和死亡也有一定的探讨,意义治疗法理论认为苦难对于人有重要的作用或者意义,人在受苦的时候最会思考人生的意义,探索受苦的因素,探索处置之道,因此苦难有益于人的成长、能提高思考深度、有益于对生命意义的体会。意义治疗法理论也认为死亡促成了活着的意义,有助于个体珍惜生命和生活。意义治疗法鼓励人们拥有面对死亡的勇气。

基于相关的理论背景,除了基本的意义分析法外,意义治疗法还有一些特殊疗法,以应对案主的特殊需求。

1. 矛盾取向法(paradoxical intention)

矛盾取向法是要求案主去做他所害怕的事或要求案主采取相反于原有态度的态度,即培养案主拥有一种超越自身的视角与能力,对自己的症状采取一种嘲笑、幽默的态度。一旦拥有这种态度,案主的很多症状便会消失。

2. 非反思法/停止反省法(de-reflection)

针对强迫症患者或者出现反刍思维的案主,治疗师要求案主停止过度思考,转而去关注一些带来积极情绪的事物,避免陷入过度的自我观察、自我反省等,以此来获得更好的情绪体验。在理想状态下,案主通过这样的方法也可以重新找到生活的意义。

第四节　自然疗法干预肿瘤患者心理压力的技术

自然疗法以其独特的理念和手段,为缓解肿瘤患者的心理压力提供了有力的支持。它让患者在亲近自然、调节身心、改善饮食的过程中,逐渐找回内心的平静与力量,为战胜疾病注入更多的信心与勇气。

芳香疗法以其独特的香气,引导患者进入宁静与平和的境地。香气不仅能刺激大脑释放让人愉悦的激素,减轻焦虑和抑郁,更能唤起人们内心的积极情感,增强面对疾病的勇气和信心。对于肿瘤患者来说,芳香疗法仿佛是一阵清新的风,吹散了心中的阴霾,带来了一丝生机和希望。

音乐疗法则以其优美的旋律,触动人们的心灵。音乐能够跨越语言和文化的障碍,直接与情感相连。对于肿瘤患者而言,音乐疗法能够缓解紧张情绪,减轻疼痛感,提高生活质量。一首悠扬的歌曲,仿佛能够穿越时空,为患者带去一份抚慰内心的力量与温暖。

作为中华民族的传统智慧,中医食疗更是为肿瘤患者提供了一种全面而温和的调理方式。通过合理的饮食搭配,中医食疗能够调节身体机能,增强免疫力,缓解化疗带来的副作用。同时,中医食疗能根据患者的体质和病情,进行个性化的调理,帮助患者恢复体力,提升精神状态。

一、芳香疗法

芳香疗法(aromatherapy)是采用从芳香植物中提取的精油,结合植物本身的功效,以改善身心健康的一种自然疗法,该疗法在西方广泛运用。芳香物质源于植物,属于小分子结构,能起到安抚心灵、舒缓身体、减轻炎症及疼痛、维持身体及情绪平衡、净化身体及环境和增加幸福感的作用。芳香疗法作为一种补充替代的非药物疗法,其理论基础源于医学、药学及心理学,提倡无创、自然,可辅助减轻患者痛苦、提高生命质量,在帮助患者缓解疼痛、舒缓情绪及镇静助眠等方面具有独特优势。

(一)芳香疗法的历史

芳香疗法早在六千多年前的古老文明中就有记载,其最早是古埃及人使用的一种普通浸渍方法。古埃及人从芳香植物中萃取出精油,并在沐浴后用芳香精油进行按摩,起到保护肌肤的作用。后来,芳香精油在宗教仪式中发挥了重要的作用,人们坚信芳香气味具有驱魔、净化的功效。20世纪30年代,化学家盖特福赛发现薰衣草可以治愈被烧伤的手,且不留瘢痕,芳香疗法的概念由此诞生。在第二次世界大战中,法国军医让·瓦涅用芳香精油治疗受伤的军人。法国生物化学家玛格丽特·摩利首度将精油用于美容及按摩。

"芳香疗法"一词虽源于欧洲,但在中国的应用历史更为悠久,早在殷商时期的甲骨文中便有熏燎、艾蒸和酿制香酒的记载,至周代就有佩戴香囊、沐浴兰汤的习俗。公元前3000年有人将菖蒲的根作为杀菌防腐剂,《黄帝内经》中也有类似记载。

(二)芳香疗法的作用机制

芳香疗法采用的治疗介质主要为植物精油及植物基础油。植物精油是从植物的根、茎、叶、花和果实中,通过蒸馏、压榨等方法萃取出来的。而芳香疗法是通过人体皮肤及黏膜对精油中的小分子物质的吸收达到治疗效果。英式芳香疗法普遍为外用,德式芳香疗法还包括内服。芳香疗法的主要作用机制分为两大类:第一大类是透皮吸收,即小分子活性成分通过皮肤及黏膜快速进入人体血液循环,作用于靶器官后随肝肾代谢排出体外;第二大类是扩香吸入,即芳香物质由鼻腔吸入,到达鼻前庭,由鼻腔嗅黏膜抓取后,产生神经传导传入下丘脑边缘系统,刺激中枢神经系统合成与释放激素、神经递质等,对人体神经系统产生调节作用。

(三)芳香治疗方法

1. 按摩

按摩是芳香治疗最主要的方法,主要手法为瑞典式按摩,为传统的欧洲按摩技术,接受度高。其按摩动作主要为抚推、轻扫、揉搓、拍捶等。相较于中国的推拿及亚洲的其他按摩技术,瑞典式按摩手法更为轻柔,患者不会出现疼痛感,更加适合安宁疗护患者。瑞典式按摩通常从手心或者足心开始,沿着血液流向心脏的方向推动,从而达到促进血液循环、安抚放松的效果。

2. 伤口护理

伤口护理是将植物精油直接点涂于伤口,或者稀释后使用,通常用于局部伤口的消炎及抑菌。适用于伤口护理的精油有茶树、薰衣草、洋甘菊、乳香、永久花等。

3. 扩香吸入

扩香吸入是通过扩香介质如扩香石、香薰机等,将精油散发到空气中去。扩香吸入是患者居家或者病房中最容易开展的芳香治疗方式。在没有扩香介质的情况下,可以使用水蒸气扩香法,即在容器中倒入适量温水,将精油滴入,通过水蒸气将芳香物质带入空气中。

4. 沐浴

沐浴是将精油滴入温水中进行泡浴,从而舒缓身心的疗法。对于安宁疗护患者,若不能全身泡浴,可以选择温水擦浴或者足浴,同样也能达到治疗效果。

5. 口服

口服即直接服用精油,此种治疗方式需严格把控精油质量及用量,一般不作为安宁疗护使用。

139

（四）安宁疗护中精油的选择

1. 常用的单方精油

1）柑橘类

常用的柑橘类精油有柠檬、红橘、莱姆、葡萄柚等，有效成分主要为单萜烯等，具有激励、提振、止痛、抗炎等治疗功效；对机体的神经、免疫及内分泌系统有调控作用，可用于改善患者抑郁状态及腹胀、食欲降低等消化道症状等。

2）松柏科类

常用的松柏科类精油有大西洋雪松、欧洲赤松、丝柏等。大西洋雪松精油的主要成分为倍半萜烯、倍半萜醇及倍半萜酮，其主要功效为促进伤口愈合及毛发生长，促进淋巴液回流及止痛等，可用于水肿及疼痛的干预。

3）花草类

常用的花草类精油有依兰、广藿香、蓝胶尤加利、马郁兰、真实薰衣草、欧薄荷、茶树等，其有效成分主要为氧化物、酯类、单萜醇、倍半萜烯及倍半萜醇等，具有抗氧化、抗菌、促进伤口愈合等治疗功效。

4）叶类

常用的叶类精油有苦橙叶等，有效成分为醇类及酯类等，具有平衡神经失调、安神、抗痉挛、消炎抗感染等治疗功效。

5）根类

常用的根类精油为生姜，其有效成分主要是倍半萜烯，具有健脾和胃、降脂、止痛及抗氧化等治疗功效。

安宁疗护中常用的单方精油如表4-5所示。

表4-5　安宁疗护中常用的单方精油

精油名称	主要成分	生理功效
柠檬	单萜烯	消胀气、抗菌、激励
红橘		抗痉挛、健胃、抗菌、安神
莱姆		抗感染、消炎、护肝
葡萄柚		利尿、抗菌、开胃
丝柏		消肿、抗氧化、抗感染

精油名称	主要成分	生理功效
依兰依兰	倍半萜烯	消炎、安抚、抗抑郁
大西洋雪松		促进伤口愈合、淋巴液流动、止痛
生姜		健胃消胀、降脂、止痛、抗氧化
马郁兰	单萜醇	强化神经、镇痛、抗感染、抗氧化
茶树		抗菌、消炎、强心
欧薄荷		强肝、止痛、祛痰、强心
广藿香	倍半萜醇	促进组织再生、祛湿、消炎、促消化
蓝胶尤加利	氧化物	止咳、祛痰、镇痛、抗感染
真实薰衣草	酯类	抗痉挛、消炎、止痛、抗凝血
苦橙叶	醇类及酯类	平衡神经失调、安神、抗痉挛、消炎抗感染
欧洲赤松	倍半萜烯及倍半萜醇	促进伤口愈合及毛发生长、止痛
岩兰草	酸类	抗痉挛、止痛、消炎

2. 常见症状及精油选择

1)神经系统症状

①焦虑。

薰衣草5滴＋岩兰草3滴＋檀香2滴,扩香。

②沮丧。

广藿香5滴＋佛手柑3滴＋葡萄柚2滴,扩香。

③失眠。

葡萄籽油10 mL＋荷荷巴油10 mL＋橙花2滴＋乳香2滴＋依兰依兰1滴,抚触。

马郁兰6滴＋广藿香6滴＋岩兰草2滴＋薰衣草1滴,于30 mL冷水中摇匀,喷洒在周围环境中。

2)消化道症状

①胀气、便秘。

荷荷巴油10 mL＋肉豆蔻2滴＋胡萝卜籽2滴,抚触。

②食欲丧失。

橄榄油10 mL＋红橘2滴＋生姜3滴,抚触。

3）其他

①伤口感染。

没药＋茶树精油等量混合，涂抹在伤口周围。

②呼吸道感染、痰液黏稠。

丝柏 4 滴＋乳香 4 滴＋茶树 2 滴＋大西洋雪松 2 滴，扩香。

③水肿。

葡萄籽油 10 mL＋荷荷巴油 10 mL＋杜松 4 滴＋丝柏 6 滴，抚触水肿局部。

3. 安宁疗护常用的配方推荐

一般选择两到三种精油进行复方调配，必要的情况下可以增加。

1）神经系统症状

①焦虑。

薰衣草 5 滴＋柠檬 3 滴＋苦橙叶 2 滴，扩香。

②沮丧。

广藿香 5 滴＋马郁兰 3 滴＋柠檬 2 滴，扩香。

③失眠。

葡萄籽油 10 mL＋红橘 2 滴＋乳香 2 滴＋依兰依兰 1 滴，抚触；依兰依兰 6 滴＋广藿香 6 滴＋欧薄荷 2 滴＋薰衣草 1 滴，于 30 mL 冷水中摇匀，喷洒在周围环境中。

2）消化道症状

①胀气、便秘。

扁桃仁油 10 mL＋生姜 2 滴＋甜茴香 2 滴＋胡萝卜籽 1 滴，抚触。

②食欲丧失。

橄榄油 10 mL＋欧薄荷 2 滴＋生姜 3 滴，抚触。

3）其他

①伤口感染。

薰衣草＋茶树精油等量混合，涂抹在伤口周围。

②呼吸道感染、痰液黏稠。

茶树 4 滴＋薰衣草 4 滴，扩香。

③水肿。

葡萄籽油 10 mL＋雪松 2 滴＋葡萄柚 3 滴，抚触水肿局部。

(五)芳香治疗的注意事项

(1)精油最好选用单方100％纯精油,复方精油由于经过调配,其储存时间会大大缩短。

(2)尽量用深色玻璃瓶盛装,否则精油里的活性成分容易分解变性,失去功效。

(3)瓶口需要安装控油口,帮助把控滴数及浓度。

(4)瓶身上应有出口国文及拉丁文标示植物名(拉丁文名不同,直接影响所萃取的原生种别)。

(5)注意批号、保存期限及标注产地,有高质量认证更佳。

(6)芳香治疗对于精油浓度的把控是非常严格的,四肢及躯干,浓度以不超过2.5％为宜;面部不超过1％;头皮及眼部不超过0.5％。具体换算方法如下:

2.5％:精油5滴+10 mL基础油。

1％:精油2滴+10 mL基础油。

0.5％:精油1滴+10 mL基础油。

基础油作为稀释及润滑的介质,常选择葡萄籽油、橄榄油及甜杏仁油等。

(六)芳香疗法在安宁疗护中的具体操作——以手疗为例

对于安宁疗护工作人员来说,选择手疗不易受病情、室温等因素影响,无须患者更衣,也无侵犯性操作,治疗的同时可以兼顾对患者尊严的维护;而且手疗可以改善患者末梢循环,带给患者温馨、安全的体验。手疗可以由护理人员进行操作,也可以由陪护或家属操作。家属也可以通过精油抚触的过程,表达对患者的爱。

(1)准备阶段。

选择安静、祥和、室温舒适、通风良好的环境,可以播放患者喜欢的轻音乐;避开进食前后,选择患者相对平静时操作;患者可取卧位或半卧位,以放松舒适为宜。

(2)调配好适合患者的精油处方。

(3)进行手疗时,注意温柔抚触的基本原则,不可造成患者疼痛,具体操作如下。

第一步:操作者用毛巾裹住患者的小臂,温柔而有节奏地揉捏,进行皮肤和肌肉的放松(见图 4-15)。

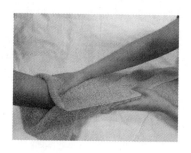

图 4-15　第一步示范图

第二步:操作者用手包住患者的手掌,停顿,掌心感受双方的温度传递(见图 4-16)。

第三步:温和地刺激患者每一个指尖及指关节(见图 4-17)。

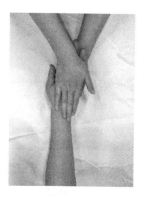

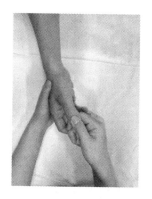

图 4-16　第二步示范图　　　　　　图 4-17　第三步示范图

第四步:转动患者手腕关节,注意不使关节受伤(见图 4-18)。

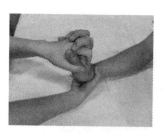
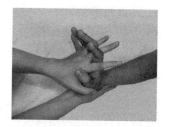

图 4-18　第四步示范图

144

第五步：取精油，将调配好的精油滴入掌心，双手合十按压，将精油均匀涂抹于手掌（见图 4-19）。

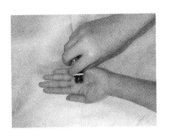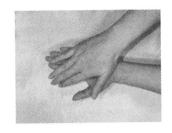

图 4-19　第五步示范图

第六步：展油，将按摩精油由患者的手部以轻压的方式涂抹至肘部，可重复几次展匀精油（见图 4-20）。

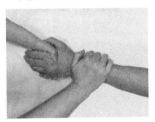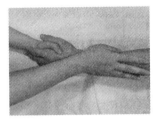

图 4-20　第六步示范图

第七步：轻揉患者手腕至肘部的肌肉，注意手背一侧及手心一侧（见图 4-21）。

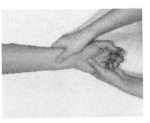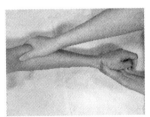
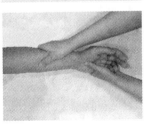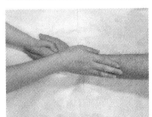

图 4-21　第七步示范图

145

第八步:轻柔地摩搓患者的肘部(见图 4-22)。

第九步:摩搓、揉捏患者手背一侧手腕中央(见图 4-23)。

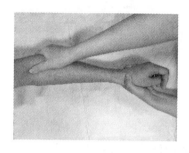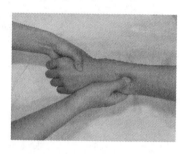

图 4-22 第八步示范图　　　　　图 4-23 第九步示范图

第十步:摩搓、揉捏患者掌骨骨间(见图 4-24)。

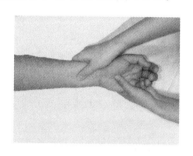

图 4-24 第十步示范图

第十一步:按摩患者每一根手指(见图 4-25)。

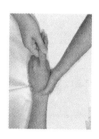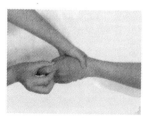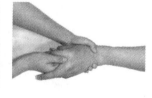

图 4-25 第十一步示范图

第十二步:使患者手心向上,打开手心(见图 4-26)。

第十三步:保持患者手心向上,轻轻分推手心(见图 4-27)。

第十四步:轻柔地由患者手部推行至肘部(见图 4-28)。

第十五步:双手包住患者手掌,向指尖拨离(见图 4-29)。

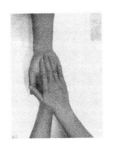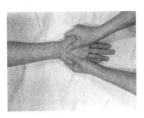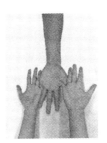

图 4-26 第十二步示范图

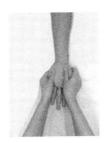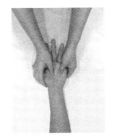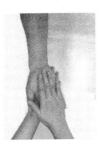

图 4-27 第十三步示范图

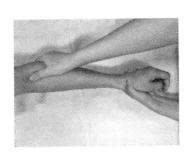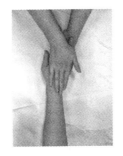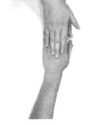

图 4-28 第十四步示范图　　　　　图 4-29 第十五步示范图

(七)芳香疗法在安宁疗护中的实施路径

(1)沟通为工作的开始,也是重中之重,充分沟通,了解接受安宁疗护的患者及其家属的关注点,并且向患者及家属介绍芳香疗法可以解决的范畴,以及不可解决的症状,使患者及家属充分了解芳香疗法是一种补充替代疗法,与临床医疗具有本质的区别。

(2)充分了解患者病史,从管床医生处了解患者目前的治疗方案,与管床医生共同拟定芳香治疗目标。芳疗师拟定配方后,需得到管床医生的同意方能开展芳香治疗。

（3）操作过程中的记录与反馈流程为"症状收集—配方准备—实施治疗—过程记录—患者反馈—总结加强"，注意环境、温度等细节，如果在确定配方前了解患者对气味的偏好，治疗过程会更加顺利。

（4）建立信赖关系，患者及家属与芳疗师之间的关系对芳香疗法的疗效起到很大的影响作用。

二、五音疗法

五音疗法是依据五行理论把五音（宫、商、角、徵、羽）与人的五脏（脾、肺、肝、心、肾）、五志（思、忧、怒、喜、恐）有机地联系在一起，即五音配五脏，五脏配五行，五行配五志，由此为患者选择音乐来缓解症状的治疗方法。音乐疗法是有效的心理治疗方法之一，能够优化心理状态、激发情感效应、增强心理干预效果。研究证实，五音疗法不仅能改善晚期肿瘤患者的焦虑、抑郁等负性情绪，且有助于提高患者的生存质量。临床上可根据患者的症状来选择合适的音乐曲目。

（一）养脾宜宫音

脾胃受损时可能会出现腹泻、腹胀、疲乏等症状，宜选听宫调式乐曲，因宫调式乐曲辽阔厚实、沉静稳健、悠扬绵绵，有助于调和脾胃。代表曲有《春江花月夜》《月儿高》《月光奏鸣曲》《二泉映月》等。

（二）养肺宜商音

肺气受袭时可能会出现咳嗽、咳痰、鼻塞、气喘等症状，宜选听商调式乐曲，因商调式乐曲激愤悲壮、高昂慷慨，可调补肺气。代表曲有《第三交响曲》《嘎达梅林》《悲怆》等。

（三）养肝宜角音

肝气郁结时可能会出现口苦、抑郁、易怒、眼部干涩等症状，宜选听角调式乐曲，因角调式乐曲柔和甜美、生气盎然，可疏肝解郁。代表曲有《春之声圆舞曲》《江南丝竹乐》《江南好》等。

（四）养心宜徵音

心气虚弱时可能出现心慌、胸闷等症状，宜选听徵调式乐曲，因徵调式乐曲欢快明朗、惬意宣泄，可补益心气。代表曲有《步步高》《喜洋洋》《解放军进行曲》等。

（五）养肾宜羽音

肾气不足时可能会出现形寒肢冷、腰膝酸软等症状，宜选听羽调式乐曲，因羽调式乐曲阴柔滋润、潺潺流淌，可促肾气升发。代表曲有《梁祝》《汉宫秋月》《平沙落雁》《山居吟》等。

三、针对肿瘤患者情绪压力的膳食指导

肿瘤患者日常饮食对身体机能状态也至关重要，不同病种、不同治疗阶段的肿瘤患者所需的膳食营养也不尽相同，此外，肿瘤患者时常会伴随焦虑、抑郁等心理问题，饮食调养亦可改善这些症状。

（一）饮食选择方法

1. 根据病种、症状特点选择饮食

1）肺癌患者

肺癌患者大多属气阴两虚、阴虚内热之体，常有咳喘、胸闷、痰中带血等症状，宜选用杏仁、柑橘、荸荠、梨、白木耳、莲子等止咳化痰、养阴润肺类食品。而有伤阴动血作用的辛辣刺激食品及烟酒均应禁忌，油腻及不易消化的食物亦应忌用。

2）胃癌患者

胃癌患者消化功能骤减，宜多吃藕粉、牛奶、豆浆、豆芽、芝麻、柑橘等；忌粗糙不易消化及辛辣、过冷、油腻的食物。

3）肝癌患者

肝癌患者应以低脂肪食物为主，多选用新鲜蔬菜水果，特别是菠菜、佛手、绿豆及富含维生素 K 的动物肝脏类食物；忌辛辣及油腻食物。

4）肠癌患者

肠癌患者大便有脓血时，宜多吃无花果、藕、黑木耳、荠菜、马齿苋、苹果等；大便不通时，宜食梨、蜂蜜、萝卜等。忌食辣椒、咖啡及高脂食品。

5）食道癌患者

食道癌患者少吃盐，不要吃高碘食物，主要有各种海产品，也包括加碘食品和加碘盐，因为高碘食物会导致肿块破溃。

2. 根据不同治疗时期选择饮食

1）手术后

手术后患者多属气血亏虚、食欲下降，这时应注意调理脾胃功能以助气血恢复，除了多吃高蛋白、高纤维食物，还要多吃一些具有补益作用的食物，如大枣、糯米、桂圆等；忌食油腻或过冷过热的食物。

2）放疗期

放疗期患者常有阴津不足之口干咽燥等表现，宜多吃一些滋润清淡、甘寒生津、凉血清热的食物，如荸荠、枇杷、鲜藕、西瓜、丝瓜、绿豆、绿茶等；忌烟酒及辛辣香燥的葱蒜、辣椒、桂皮等。

3）化疗期

化疗期患者日常饮食要定时、定量、少食多餐，多吃含维生素 A、维生素 C、维生素 E 的绿色蔬菜和水果，吃富含硒的食品可以明显地减轻化疗药物所致的胃肠道反应，主食应选用粗粮以促进消化，烹调方法最好是蒸、煮、炖，可以吃南瓜粥、山楂、萝卜、金橘，喝酸梅汁等促进消化。

另外，化疗期间患者应多喝水，既有利于纠正水电解质紊乱，又可加快体内化疗毒物的排出，但心肾功能不全者应控制水和钠的摄入。

化疗药物多会耗伤人体，可以多食茴香菜、荜澄茄、胡椒粉等温性食物。发热、腹泻或出汗时要适当补充食盐，而便秘患者要多吃富有纤维素的食物及每天喝一些蜂蜜。

（二）焦虑与抑郁状态的食物选择

一部分肿瘤患者会伴随焦虑、抑郁等心理问题，推荐食用以下五类食品。

（1）鱼类：鱼肉中的 Omega-3 脂肪酸，特别是二十二碳六烯酸（DHA），在大脑发育中起着重要作用。这些脂肪也可能对心理健康发挥重要作用。

（2）绿色蔬菜：研究表明维生素 B_{12}、叶酸可以改善患者的焦虑、抑郁状态。菠菜、西兰花、抱子甘蓝等食物富含叶酸。

（3）益生菌：酸奶、酸菜等。

(4)全谷物:燕麦、全麦面包、糙米等。

(5)维生素 D:蛋黄、牛奶等。

(三)中医膳食疗法干预

众所周知,"药食同源"是中医药界一个重要的概念。适当运用中医膳食疗法,做到"辨证施膳",对治疗肿瘤能起到很好的辅助作用。

1. 胃癌药膳食疗

胃癌贫血严重者:龙眼肉 25 g,红枣 5 个,粳米 100 g。

胃癌身体虚弱者:黄芪 10 g,党参 20 g,枸杞子 15 g,茯神 10 g,淮山药 15 g,猪排骨 300 g。将药物煮透后,在药液中加入排骨慢炖 3～4 小时。

胃癌化疗后贫血:人参 15 g,甲鱼 500 g,猪蹄 250 g。

胃癌化疗后白细胞减少:阿胶 15 g,糯米 100 g,红糖少许。

胃癌术后:乳鸽 1 只,大枣 10 g,香菇 3 个,生姜 5 g。

胃癌术后体虚:花生米 20 g,小枣 5 g,粳米 50 g。

2. 结肠癌药膳食疗

热毒壅盛:水发海参 60 g,木耳 15 g,猪大肠 1 段。

气滞血瘀:猪血 200 g,鲫鱼 100 g,大米 100 g。

肝胃阴虚:木耳 15 g,金针菜 30 g,乌鸡 500 g。

3. 肝癌药膳食疗

枸杞松子肉糜:肉糜 150 g,枸杞子 100 g,松子 50 g。

玉米须炖龟:乌龟 1 只,玉米须 100 g。

紫草薏米粥:紫草 10 g,白芍 15 g,薏米 50 g,白糖适量。

4. 鼻咽癌药膳食疗

(1)火毒内盛耗阴伤津。

灵芝冰糖蒸藕片:灵芝 10 g,鲜莲藕 200 g,冰糖 15 g。

海带蘑菇藕片汤:海带 50 g,蘑菇 100 g,鲜莲藕 150 g。

海带木耳蛋汤:海带 30 g,木耳 15 g,鸡蛋 2 个。

(2)肝气郁结。

百合银耳羹:鲜百合 100 g,银耳 20 g,冰糖 30 g。

胡萝卜银耳羹:胡萝卜 50 g,银耳 20 g,冰糖 25 g。

第五节 中医适宜技术在肿瘤患者心理干预层面的应用

受病痛折磨和药物、手术、放化疗等治疗的影响,肿瘤患者治疗期间常出现抑郁、焦虑等不良心理状态,患者的心理损害如不能得到及时恰当处理会影响治疗和康复,导致躯体功能、心理功能和社会认知功能等明显降低,从而影响治疗周期及生活质量。中医适宜技术可以提高肿瘤患者治疗效果和生存质量、改善其心理状态。

中医适宜技术包括多种手段,如针刺、艾灸、耳穴压丸、穴位贴敷等。这些手段都是在中医理论的指导下,通过对身体经络、气血、脏腑等方面的调理,达到治疗和保健的目的。

一、针刺疗法

针刺疗法是将细针刺入人体的特定穴位,通过调节经络气血,调整脏腑功能,达到治疗和保健的目的。针刺疗法的介入在改善恶性肿瘤患者临床症状、控制疼痛、舒缓心理及精神压力、延长带瘤生存时间等方面均具有明显效果。

(一)操作方法

评估患者症状,选择合适体位,根据骨度分寸法等,用手揣摸按压欲针之处,确定穴位;施术者手部、患者针刺部位消毒;根据患者的性别、年龄、胖瘦、体质的强弱、病情的虚实、病变部位的深浅和腧穴所在的部位,选择长短、粗细适宜的针具,当刺入一定深度时,患者局部产生酸、麻、胀、重等感觉或向远处传导,即为"得气"。得气后调节针感,一般留针 25~30 分钟后起针,起针时注意按压针孔。在针刺及留针过程中,密切观察患者有无晕针、滞针等情况。如出现意外,紧急处理。

(二)注意事项

(1)患者在过于饥饿、疲劳,精神过度紧张时,不宜立即进行针刺。对于身体瘦弱、气虚血亏的患者,进行针刺时手法不宜过强,并应尽量选用卧位。

（2）妇女怀孕三个月者，不宜针刺小腹部的腧穴。若怀孕三个月以上者，腹部、腰骶部腧穴也不宜针刺。至于三阴交、合谷、昆仑、至阴等一些通经活血的腧穴，在怀孕期亦应予禁刺。当妇女行经时，若非为了调经，亦慎用针刺。

（3）小儿囟门未合时，头项部的腧穴不宜针刺。

（4）常有自发性出血或损伤后出血不止的患者，不宜针刺。

（5）皮肤有感染、溃疡、瘢痕或肿瘤的部位，不宜针刺。

（6）对胸、胁、腰、背脏腑所居之处的腧穴，不宜直刺、深刺。对于肝脾肿大、肺气肿患者更应注意。

（7）针刺眼区和项部的风府、哑门等穴以及脊椎部的腧穴，要注意掌握一定的角度，不宜大幅度提插、捻转和长时间留针，以免伤及重要组织器官，产生严重的不良后果。

（8）对于尿潴留患者，在针刺小腹部的腧穴时，也应掌握适当的针刺方向、角度、深度等，以免误伤膀胱等器官而出现意外事故。

（三）推荐取穴

针刺有良好的调神、解郁、助眠作用，临床上可选用以下穴位。

主穴：百会、四神聪、印堂、神门、内关、合谷、翳风、太冲。

配穴：肝郁气滞型加期门、外关；肝郁脾虚型加肝俞、足三里；痰瘀互结型加丰隆、三阴交；气滞血瘀型加膻中、行间；痰湿困脾型加太溪、阴陵泉。

二、艾灸疗法

灸法是以艾绒为主要材料，点燃后直接或间接熏灼体表穴位的一种治疗方法。肿瘤患者术后体质较差，宜补养气血，调和阴阳，从而增进机体免疫力。艾灸能通过利用燃烧艾条产生的热量，激发经脉经气，调整脏腑功能，改善患者病理状态，减轻因肿瘤本身或各种治疗引起的不适及不良反应，改善患者的负面心理状态，从而提高患者生存质量。临床上对肿瘤患者进行心理干预的艾灸方法包括温针灸、温灸器灸等。

（一）操作方法

1. 温针灸

温针灸是将针刺与艾灸相结合的一种方法，操作方法是：将针刺入腧穴得气后并给予适当补泻手法而留针时，将纯净细软的艾绒捏在针尾上，或将一段约 2 厘米长的艾条插在针柄上,点燃施灸。待艾绒或艾条烧完后除去灰烬,将针取出。

2. 温灸器灸

温灸器灸一般分为盒式和筒式,其原理基本相同,都是将艾条裁成小段后放入温灸器中,再点燃艾条,即可置于腧穴或应灸部位,进行熨灸,直到所灸部位的皮肤红润为度。温灸器灸有调和气血、温中散寒的作用。

（二）注意事项

（1）大血管处、心前区、乳头、腋窝、会阴、孕妇腹部和腰骶部不宜施灸。凡属热证或阴虚发热者,不宜施灸。

（2）对于有糖尿病、肢体感觉障碍的患者,需谨慎控制施灸强度,防止烫伤。

（3）施灸后如局部出现小水泡,无须处理;如水泡较大,可用无菌注射器抽出水泡渗出液,并用无菌纱布覆盖。

（4）施灸时应注意艾火勿烧伤皮肤或衣物。用过的艾条应装入小口玻璃瓶或筒内,以防复燃。

（三）推荐取穴

（1）温针灸取穴:神门、内关、太冲、足三里、血海、三阴交、中脘。

（2）温灸器灸取穴:百会、肝俞、脾俞、膻中、中脘、神阙、期门、内关、足三里、太冲。

三、温灸罐疗法

温灸罐疗法是集刮痧、按摩、灸疗三者为一体的新式中医治疗方法,以中医经络学说和皮部理论为基础,用温灸罐直接在表皮经络及穴位上进行刮治和熏灸以刺激体表络脉,从而激发经气、温通经络、行气导滞、驱寒除湿、调节阴阳,起到修复机体平衡的作用。临床上可用温灸罐沿背部督脉、夹脊、膀胱经,上肢三焦经、心包经,下肢胆经、肝经的经络循行路线进行刮拭,达到活血通络、疏肝解郁的作用。

（一）操作方法

选择紫砂罐或者陶瓷罐,检查罐缘是否完整,罐体消毒,插入艾柱并点燃,将按摩介质均匀涂抹于治疗部位,以温热的温灸罐缘成 45°角接触皮肤进行直线或弧线刮拭。在需要温灸的部位,施术者手持温灸罐,以罐底平面接触皮肤进行较长时间的温灸,以患者感到微热而不烫伤皮肤为宜。操作后清洁皮肤,协助患者穿衣。

(二)注意事项

(1)施温灸罐前排空膀胱,选择舒适体位,注意保暖。

(2)施温灸罐后注意保暖,30分钟内避免受凉,防外邪入侵。

(3)施温灸罐后嘱饮用适量温开水,助于体内代谢。

(4)疲劳、过饥、过饱、过渴、饮酒、大汗、情绪不稳、高热等禁用。

(5)患有心脏病、血液病和皮肤破溃、过敏、骨折者以及妊娠期妇女禁用。

四、耳穴压丸法

耳穴压丸法又称耳穴压豆疗法,是最常见的耳穴疗法。该疗法采用王不留行籽刺激耳部穴位或反应点,通过经络传导可起到止痛、镇静以及减轻应激反应等多种作用,具有操作简单、起效时间短的优势,患者和医生的接受度较高。

(一)操作方法

常规消毒,左手手指托持耳郭,通过眼睛观察、探穴针刺激等方法,找出耳部的颜色变化、丘疹、脱屑等位置或者找到明显的压痛点,右手用镊子夹取王不留行籽贴压于相应变化点上,嘱患者每日按压穴位3～5次,每次3～5分钟,手法由轻到重,每次揉按以有酸、麻、胀、痛、热感为宜(以人体能忍受为度),左右两耳交替使用。

(二)注意事项

(1)贴压耳穴应注意防水,以免脱落。

(2)夏天易出汗,贴压耳穴不宜过多、时间不宜过长,以防胶布潮湿或皮肤感染。

(3)如对胶布过敏,可用黏合纸代之。

(4)外耳患有炎症扩散或刺激区有湿疹、溃疡、冻疮、破溃的情况不能采用耳穴疗法。

(5)对于过度饥饿、疲劳、精神高度紧张、年老体弱者以及孕妇,按压宜轻,习惯性流产者慎用。

（三）推荐取穴

神门、皮质下、三焦、肝、交感、心、肾、内分泌、肿瘤侵犯主要脏器穴位。

五、穴位贴敷疗法

穴位贴敷疗法是以中医的经络学为理论依据,将药物制成一定的剂型,贴敷于某些穴位或特定的部位上,利用药物对机体的刺激和药理作用,达到调整机体和治疗疾病的目的的一种无创痛穴位疗法。中药穴位贴敷能够扶正培本、刺激穴位、直达脏腑,并且其药效主要是通过皮肤渗透作用,不经过肝脏代谢,可避免药物对胃的刺激及为肝脏带来的负担,从而有效保护肝肾功能,减少了不良反应的发生。

（一）操作方法

根据所选穴位,采取适当体位,使药物能贴敷稳妥。贴药前,定准穴位,用温水将局部洗净,或用乙醇棉球擦净,然后敷药。对于所敷之药,无论是糊剂、膏剂或捣烂的鲜品,均应将其很好地固定,以免移动或脱落,可直接用胶布固定,也可先将纱布或油纸覆盖其上,再用胶布固定。一般情况下,刺激性小的药物,每隔 1～3 天换药 1 次,不需溶剂调和的药物,还可适当延长至 5～7 天换药 1 次;刺激性大的药物,应视患者的反应和发泡程度确定贴敷时间,数分钟至数小时不等,如需再贴敷,应待局部皮肤基本正常后再敷药。

（二）注意事项

(1)药物应均匀涂抹于纱布或空白帖中央,厚薄以 0.2～0.5 cm 为宜。

(2)贴敷时间依据选用的药物、患者体质情况而定,以患者能够耐受为度。对于老年人、儿童、体质偏虚者,贴敷时间可以适当缩短。若贴敷期间出现皮肤瘙痒、疼痛,应该暂停贴敷,报告医生,给予处理。

(3)对于残留在皮肤上的药物,用温水擦拭,不宜用刺激性强的物品擦洗。

（三）推荐药物和取穴

药物:吴茱萸、丁香、当归、香附、柴胡、白芍、川芎、枳壳、陈皮。
主穴:合谷、内关、气海、神阙。

配穴:膻中、期门、中脘、天枢、足三里、三阴交。

六、中药足浴疗法

中药足浴是通过温度和药物,利用皮肤的御邪、分泌、吸收、渗透、排泄、感觉等多种功能,作用于局部皮肤、肌肉、关节,改善三者的代谢,强化其功能,并且通过皮肤对药物的吸收,针对局部及全身的疾病进行治疗。这种方法能调和周身气血,调整脏腑功能,改善肿瘤患者睡眠质量,减少其内心抑郁及焦虑情绪。

（一）操作方法

使用 1500 mL 冷水浸泡药物 20 分钟,随后加入 1000 mL 水进行煎煮,保证足浴温度在 38～42 ℃,确保患者感到舒适,并选取适当器皿,以水位淹没脚踝为标准进行睡前足浴,足浴时间通常为 20～40 分钟,可以根据个人的具体情况适当延长或缩短。

（二）注意事项

(1)足浴时间一般 40 分钟即可,时间过长易出大汗,气随津脱,可能导致头晕甚至晕厥。

(2)中药汤温度不要过高,40 ℃左右为人们比较适应的温度,过高的温度会烫伤皮肤,而且血液循环过快反而引起不适,甚至出现虚脱。

(3)属特异体质的人士足浴时可能出现过敏反应,应立即停止足浴。

(4)在足浴过程中,由于足部血管受热扩张,可能会出现头晕等现象,当出现这类现象时,应暂停足浴,平卧休息,待症状消失后再进行足浴。

(5)妊娠及月经期的妇女不宜进行足浴。

(6)各种严重出血病或局部受伤在二十四小时以内的患者不宜进行足浴。

(7)足部有开放性软组织损伤、急性传染病、外科急症或中毒的患者不宜进行足浴。

(8)饭前、饭后 30 分钟以内或过饥、过饱以及醉酒的人士不宜进行足浴。

（三）推荐药物

足浴配方药物:五味子、川芎、石菖蒲、香附、夜交藤、郁金、百合、茯苓、柴胡。

七、推拿按摩疗法

推拿按摩疗法是在人体体表运用各种手法以及做某些特定的肢体活动来防治疾病的中医外治法,具有疏通经络、滑利关节、调整脏腑气血功能和增强人体抗病能力的作用。研究表明,按摩对缓解肿瘤患者的恐惧、疼痛、压力、恶心及提高其生活质量有积极的影响。

(一)操作方法

按摩的手法很多,主要有以下几种。

摩法:用手的掌部和指腹在患部慢慢做往返直线抚摸,作用部位较浅,动作应轻巧灵活。

按法:用掌心或掌根或双手重叠在一起有节奏地一起一落按压患部适当部位,注意用力要均匀适当。

拿法:用手把适当部位的皮肤,稍微用力拿起来,叫作拿法,适用于肌肉丰满处或肩、肘关节部位。

擦法:用手掌、大小鱼际、掌根或小指腹在皮肤上摩擦。操作时使用上臂带动手掌,力量大而均匀,动作要连贯,使局部皮肤有灼热感。

揉法:用拇指和四指呈相对方向揉动,手指不能离开皮肤,使该处的皮下组织随手指的揉动而滑动。

滚法:用手背掌指关节突出部或以小鱼际、小指掌指关节的上方在皮肤上滚动,操作时用力要均匀。

拍打法:用虚掌拍打患侧肢体及躯干部,用力轻巧而有反弹感,动作要有节律,可起到解除痉挛作用。

(二)注意事项

(1)注意环境和个人卫生,操作者的手要保持清洁和温暖,指甲须经常修剪,以免给患者带来不适甚至损伤患者皮肤。

(2)操作过程中应密切观察患者的反应,以便适时调整手法刺激量,谨防不良反应或意外发生。一旦发生意外,应立即停止操作,及时给予对症处理。

(3)操作顺序一般为自上而下、从前到后、由浅入深,循序渐进,并可依据病情适当调整。

(4)一个部位按摩时间在 3 分钟左右,时间不宜过长。

（5）注意观察患者反应，若有晕厥、恶心、疼痛加重等不适现象发生，应按推拿异常情况及时处理；若神经挤压及挫伤、关节半脱位或脱位等适宜推拿处理的，可按现症推拿整复；若出现骨折、肾挫伤、脑梗死等，应立即停止施术，及时送往相关科室治疗，必要时还应进行现场抢救，并要做好患者康复的妥善安排和处理。

（三）推荐按摩部位

肿瘤患者因体质虚弱，常采用柔和的手法。

头部：取仰卧位，点按患者头部百会、四神聪、印堂、攒竹、太阳、风池、风府、率谷等穴位。

上肢：手少阴心经、手少阳三焦经、手阳明大肠经、手太阴肺经循经按揉，重点按压合谷、内关、神门、外关、鱼际、手三里等穴位。

躯干背面：取俯卧位或正坐位，项背部从上而下，沿督脉、膀胱经循经按揉、弹拨、点揉、拍打。重点按压心俞、肝俞、脾俞、肾俞、大肠俞、环跳等穴位。

腹部：取仰卧位，点按中脘、气海、关元、天枢、大横等穴位。

下肢：取仰卧位，点按足三里、阴陵泉、三阴交、太冲等穴位。

参 考 文 献

[1] 周丽荣,林征,林琳,等.功能性便秘患者肛门直肠动力学与精神心理因素的相关性分析[J].中华消化杂志,2009(2):132-133.

[2] 马志国.沙盘疗法及其操作技术[J].心理技术与应用,2015(6):56-59.

[3] 李江雪,申荷永.沙盘游戏疗法的形成与应用[J].社会心理科学,2005,20(2):52-55.

[4] 李娜.心理咨询理论与实践[M].成都:西南交通大学出版社,2021.

[5] 高伟,陈圣栋,龙泉杉,等.情绪调节研究方法的蜕变:从有意情绪调节到自动化情绪调节[J].科学通报,2018,63(4):415-424.

[6] 顾瑛琦.正念的去自动化心理机制及临床干预效果研究[D].上海:华

东师范大学,2018.

[7] 张婍,王淑娟,祝卓宏.接纳与承诺疗法的心理病理模型和治疗模式[J].中国心理卫生杂志,2012,26(5):377-381.

[8] 刘艳,吕美荣,张爱华.接纳承诺疗法对癌症患者心理灵活性影响的meta 分析[J].中国心理卫生杂志,2021,35(8):657-663.

[9] 张岩岩,胡知仲,卢梓航,等.接纳承诺疗法和辩证行为疗法的比较分析[J].医学与哲学,2021,42(12):46-49.

[10] 邹海蓉,刘辉.罗杰斯"以人为中心"治疗理论的述评[J].湖北社会科学,2005(12):123-124.

[11] 朱随芝.人文关怀在肿瘤患者临终阶段的实施[J].中国社区医师:医学专业,2012,14(3):306-307.

[12] MEYER D. Models of brief psychodynamic therapy:a comparative approach[J]. Psychiatric Services,1997,48(11):1477.

[13] MESSER S B. What makes brief psychodynamic therapy time efficient[J]. Clinical Psychology:Science and Practice,2001,8(1):5-22.

[14] LEICHSENRING F, LEIBING E. The effectiveness of psychodynamic therapy and cognitive behavior therapy in the treatment of personality disorders:a meta-analysis[J]. The American Journal of Psychiatry,2003,160(7):1223-1232.

[15] STRAKER N. Psychodynamic psychotherapy for cancer patients[J]. Journal of Psychotherapy Practice and Research,1998,7(1):1-9.

[16] LUDWIG G, KRENZ S, ZDROJEWSKI C, et al. Psychodynamic interventions in cancer care I:psychometric results of a randomized controlled trial[J]. Psycho - Oncology,2014,23(1):65-74.

[17] WENZEL A. Basic strategies of cognitive behavioral therapy[J]. Psychiatric Clinics,2017,40(4):597-609.

[18] BIERE-RAFI S,JANSSEN K,JURGENS E,et al. Cognitive behavioral therapy[J]. Clinical Infectious Diseases,2023,77(7):1074-1075.

[19] CONSTANCE B. Trauma:Contemporary directions in trauma theory,research, and practice[J]. Social Work Education,2013,32(1):134-135.

[20] WITTY M C. Client-centered therapy[J]. Handbook of Homework Assignments in Psychotherapy：Research，Practice，and Prevention，2007，35-50.

[21] BOZARTH J D，FRED M Z，REINHARD T. Client-centered therapy：the evolution of a revolution[J]. Humanistic Psychotherapies：Handbook of Research and Practice，2002，147-148.

[22] ARCH J J，MITCHELL J L. An acceptance and commitment therapy (ACT) group intervention for cancer survivors experiencing anxiety at re-entry[J]. Psycho - Oncology，2016，25(5)：610-615.

[23] FARRAR A J, FARRAR F C. Clinical aromatherapy [J]. The Nursing Clinics of North America，2020，55(4)：489-504.

[24] LV X N，LIU Z J，ZHANG H J，et al. Aromatherapy and the central nerve system (CNS)：therapeutic mechanism and its associated genes[J]. Current Drug Targets，2013，14(8)：872-879.

[25] MACHTELD V D B. Evaluation of haptotherapy for patients with cancer treated with chemotherapy at a day clinic [J]. Patient Education and Counseling，2006，60(3)：336-343.

[26] LIAO J, WU Y, ZHAO Y, et al. Progressive muscle relaxation combined with Chinese Medicine Five-Element Music on depression for cancer patients：a randomized controlled trial [J]. Chinese Journal of Integrative Medicine，2018，24(5)：343-347.

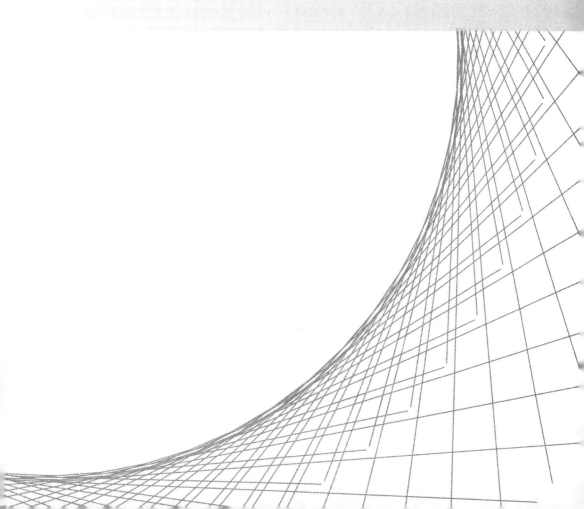

第五章　肿瘤患者心理干预模式及路径

第一节 全人关怀综合干预模式对肿瘤患者心理的影响

一、全人关怀综合干预模式的内涵

(一)概念界定

1. 全人关怀

全人关怀是一种综合性的服务理念,它强调关注人的整体需求和全面发展,而不仅仅局限于某一层面的关怀。其中"全人"是指每个人都是一个完整的个体,具有身体、心理、社会和精神等多个层面的需求。因此,全人关怀理念致力于满足人们在各个层面上的需求,促进他们的全面健康发展。

全人关怀理念的核心是以人为本,尊重每个人的独特性和多样性。它强调关怀的综合性和整体性。近年来,"全人"理念在教育、医疗、法律界都有探讨和发展。本书中的全人关怀理念是指医院多学科团队从身、心、社、灵四个层面来帮助患者全面康复。

2. 综合干预

综合干预是一种全面的、多学科的治疗方法,旨在通过多方面的干预措施来改善肿瘤患者的生活质量,延长其生存期,帮助患者身心得到发展。这种干预通常由多个专业领域的医疗专家组成团队,包括肿瘤学医生、外科医生、放射治疗医生、心理医生、营养师、康复治疗师等,以提供全面的治疗和支持。

(二)全人关怀理念在肿瘤患者治疗中的重要性

全人关怀理念在肿瘤患者治疗中具有重要的意义。这一理念强调将患者视作一个整体,关注其身体、心理、社会和精神层面,而不仅仅是疾病的治疗。全人关怀理念在肿瘤患者治疗中的重要性体现为以下四个方面。

1. 身心健康的平衡

肿瘤治疗对患者身体和心理都会带来巨大的挑战。全人关怀理念能够帮助患者保持身心平衡,通过提供身体治疗、心理支持、社会支持和精神抚慰等方面的服务,帮助患者更好地应对治疗过程中的各种困难和挑战。

2. 个性化治疗方案

全人关怀理念强调患者的个性化需求,鼓励医护人员与患者建立密切的关系,了解患者的个人价值观、家庭情况等因素,从而制订更符合患者需求的治疗方案。

3. 提升生存质量

肿瘤治疗常常会影响患者的生活质量,包括身体功能、心理状态、社会交往等方面。全人关怀理念致力于提升患者的生存质量,不仅通过治疗来控制疾病,还通过提供心理支持、社会支持等方式帮助患者更好地适应疾病,提高生活质量。

4. 促进康复

全人关怀理念强调治疗全过程的连续性,包括治疗结束后的康复阶段,通过提供全方位的支持和服务,帮助患者更好地康复,减少复发和并发症的发生。

全人关怀理念在肿瘤患者治疗中的重要性不言而喻。它不仅能够提高治疗效果,提升生存质量,还能够促进患者的康复,为患者带来更多的关爱和温暖。因此,医护人员应该积极倡导和实践全人关怀理念,为肿瘤患者提供更加全面和个性化的服务。

(三)全人关怀综合干预的意义

在人们的惯性思维中,往往把处境中的人标签化。在过去的医疗模式中,在医护的眼里,肿瘤患者是"行走的肿瘤";在家人的眼里,肿瘤患者是"身体虚弱、需要照顾的弱者";在社会场合,肿瘤患者被看作"生命危在旦夕的可怜人""做了坏事遭报应的人""不能工作、失去社会角色的人"……这样的标签思维延伸到行为上,会对患者造成负向的心理暗示,增加患者的心理负担。而这些标签往往是旁观者无意识地贴上去的。

所谓"全人"理念,就是要回到医者的本心。医护人员和蔼可亲、耐心细致的态度,科学的治疗方案,舒适的就医环境,社工的帮扶等,都是帮助患者改善心境的积极的疗愈因子。全人关怀理念所倡导的,就是帮助患者从心理上撕下别人贴在他们身上的标签,不被其影响,能够看见真实的自己,面对现实的困境。生病了,需要医治。生命有长短,而生命的底色是自己可以决定的,不会因病而褪色。离肿瘤患者最近的人——医护、营养师、康复师、家属,更需要从心底撕下为肿瘤患者贴上的标签,尊重、理解患者的处境,关怀患者的心理需求,陪伴患者走一段坎坷而又意义非凡的旅程。帮助肿瘤患者面对疾病,面对人群,面对过去的自己、现在的自己和将来的自己,与现阶段生病的自己和解,不将自己的人的属性淹没在肿瘤疾病的治疗中。医院通过建立全人关怀综合干预模式,最大限度地调动患者的心理资源,帮助患者增强治疗的信心,为抵御疾病的侵扰、享受生命的真谛创造条件。

二、全人关怀综合干预模式的组织原则

(一)以患者为中心

MDT团队将患者的需求、价值观和个人偏好置于治疗和护理计划的核心位置,通过尊重和理解患者的独特性,提供个性化的医疗服务。

心理工作者应对不同癌种、不同疾病分期、不同治疗阶段患者的心理特点有所了解,还应对不同类型肿瘤患者可能会接受何种治疗有所了解。这些必要的知识有助于心理治疗师成为肿瘤患者多学科整合照护(MDT to HIM)团队的一部分,从而了解和理解患者的病情以及他们的担心。具体给予患者何种层次的心理干预以及具体干预的内容要以患者需求为导向,治疗师还要整合考虑患者的病情及生存期等因素,为患者制订具体的干预方案。

(二)多学科团队合作

建立由医生、护士、社会工作者、心理医生、营养师等多学科专家组成的团队,共同制订综合治疗计划,全面关注患者的生理、心理健康。

(三)综合评估和计划

进行全面的健康评估,包括肿瘤类型、病情严重程度、患者的身体状况、心理健康状况、社会支持系统等方面,制订个性化的治疗和护理计划。与健康人不同,肿瘤患者的心理状态会受到病情变化、治疗因素以及与治疗团队和照护者关系的影响,因此治疗目标和治疗框架会根据这些因素的变化而做出相应调整,例如当患者病情发展或面对较为艰难的治疗抉择时,需要将患者家人也纳入治疗决策中来。

(四)治疗与护理的整合

将医学治疗与康复护理、心理支持、营养指导等综合干预措施相结合,

提供全面的治疗方案,既治疗肿瘤又关注患者的生活质量。

(五)关注心理治疗的特殊性

1. 治疗设置的特殊性

对于门诊患者,治疗常需固定在每周相同时间。即使患者在治疗师所在的医院住院,治疗师也应尽量提前和患者约好治疗时间,有任何日程上的改变都应该尽早通知患者,因为肿瘤本身具有不可预测性,会给患者带来强烈的不确定感,而清晰稳定的日程安排能在一定程度上给患者带来心理上的控制感和稳定感,缓解患者的焦虑。当患者在治疗中表现得不够投入时,治疗师应首先评估患者无法投入的原因,如患者不是只对心理治疗无兴趣,而是对其他的人或事都提不起兴趣,那就要评估患者是否出现了抑郁。对于抑郁患者,可考虑给予一些行为治疗或精神科药物治疗,改善他们的情绪和提升他们的精力。如果患者表示自己感觉很平静、很舒适,那此时可以帮助患者家属去理解患者这种顺其自然的心态。当患者状态好时,可以步行或在他人协助下借助轮椅进入心理治疗室接受治疗;而当患者病情发展或需要住院时,安静的化疗输液室、单人病房等都可能成为心理治疗的场所。当患者居所离治疗师非常远,交通不方便时,还可考虑以视频或电话的方式与患者沟通。

2. 治疗内容和治疗过程的特殊性

大部分肿瘤患者从得知诊断结果那一刻就强烈感受到自己的生命被缩短了,以及由此带来的时间紧迫感。因此,在心理治疗过程中,需要给患者一个反思空间去考虑过去、现在和未来,在这样的空间中让患者拥有对生与死的双重觉察,即尽管死亡是有可能发生的,但我现在还活着,生的希望还存在。治疗过程中生与死的叙事交替出现,治疗师应当对这两种谈话内容都保持开放和接纳的态度。离别、失落和哀伤也是在肿瘤患者的心理治疗中经常出现的主题。治疗师应当允许患者去展开这些主题,并探索患者的文化背景、家庭背景、以往经历和应对离别、失落以及哀伤的方式。治疗师要根据自己的经验对患者进行评估,及时发现那些有较高风险会发展为焦虑、抑郁或病理性哀伤的患者。

3. 治疗关系的特殊性

良好的治疗关系会给患者带来安全感和稳定感,也会让患者感到有希望。与其他心理治疗一样,在肿瘤患者的心理治疗中,移情和反移情都有可能出现。治疗关系的结束有时是因为到了治疗计划设置的终点,也有可能是患者的病情恶化或去世导致的突然的治疗中断。选择合适的时间来终止治疗关系是对治疗师临床经验和工作能力的挑战,因为有时治疗结束也意味着意识到患者的生命即将走到终点。这时候治疗师可以诚实地表达自己对离别的悲伤,也要给患者充分表达悲伤的机会和空间,但不强求患者来表达悲伤,如果患者不想表达悲伤,要尊重患者的选择。

(六)持续关怀和监护

提供终身的关怀和监护,包括定期随访、体检、心理支持等,以监测疾病复发、治疗后并发症,帮助患者适应肿瘤治疗后的生活。治疗师应对患者有全面了解,包括患者的文化背景、家庭背景、世界观、价值观、信仰,以及个人对疾病的理解、看法和解释。因此,治疗师如能丰富自己有关其他文化、习俗、信仰的知识,将有助于在治疗过程中更好地理解和帮助患者。很重要的一点是,治疗师在治疗过程中要对患者的价值观保持尊重和好奇心,这样才有利于治疗联盟的建立。

(七)促进患者自我管理

通过教育、培训和支持,治疗师帮助患者学会有效的自我管理技能,包括药物管理、饮食管理、情绪管理等,提高患者的治疗依从性和自我护理能力。

综合干预原则旨在为肿瘤患者提供全面的、以患者为中心的关怀,帮助他们在治疗过程中保持身心健康。

三、全人关怀综合干预模式的设计

相对于其他普通病种的患者,肿瘤患者在生理治疗上呈现病程长、治疗复杂、多重副作用、身体多项系统受累等特点,同时,肿瘤患者的社会角色陡然转变,各项叠加导致其承受的心理压力增大。在肿瘤患者的治疗过程中引入全人关怀理念,可以从身心社灵的四个维度提高患者的治疗效果和生存质量。

(一)综合干预团队介绍

(1)肿瘤治疗专科医生和护理团队是主力。

综合干预团队能为患者提供科学系统的肿瘤治疗方案。现阶段医疗体系的实际情况是,医疗团队的专业背景越强大,面对的患者数量也更庞大,医生能够给予患者的沟通时间不充裕,且医生需要把有限的精力放在自己的专业上。专科医生并没有足够的时间对患者进行心理上的安抚与呵护,如何在这种现状下尽可能地提高患者的治疗舒适度,使患者得到更好的、有尊严的治疗体验,是时代给予医务团队的考题。

（2）医务社工、心理咨询师、营养师、康复师和中医师是综合干预团队的重要合作伙伴。

在传统的医疗模式中引入了多学科团队,为肿瘤患者就医过程提供全面的支持。不同学科团队成员的加入,为传统治疗中的社会支持、心理援助、营养搭配和身体减负做了有效的补充。多学科团队的分工合作能为患者提供专业的、全方位的服务。

（3）志愿者团队的加入,为多学科团队增添了新的力量

一些覆盖面大、细碎的实务性工作,如组织患者参与各项活动等,都可以交给志愿者团队。特别是癌康会志愿者,他们的存在给患者增添了治疗的信心。志愿者团队从外围社会支持的角度,鼓励患者保持希望、积极抗癌。

全人关怀综合干预团队的组成如图 5-1 所示。

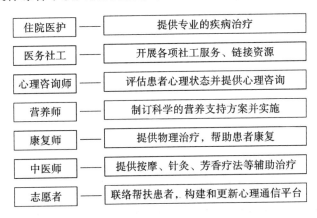

图 5-1　全人关怀综合干预团队组成

（二）全人关怀综合干预模式的干预内容

基于全人关怀理念的综合干预团队的每位成员都可以从自身的学科出发,从身、心、社、灵四个层面,对患者提供综合性的服务。

1.身——患者身体的照顾

患者需要忍受癌痛和治疗中的各种不适,这种不适感会长期存在,给患

者增添身体负担。而肿瘤专科的医护人员可以通过科学的治疗方法来减缓患者的疼痛。

肿瘤患者的身体会在很长时间内处于一个相对虚弱的状态,综合干预团队中的营养师可以针对患者的身体,在营养供给上给予帮助,康复师可为患者提供物理治疗、按摩、针灸等,缓解患者的身体症状。在肿瘤治疗过程中,一部分患者出于对肿瘤疾病的恐惧,处于身心分离的状态,感觉自己的身体是麻木的,从而失去了一定的感受力。心理咨询师和医务社工可以开展正念冥想训练,慢慢让患者与自己的身体产生连接,通过放松冥想、艺术治疗、音乐治疗减轻患者的身体痛苦。癌康会志愿者通过介绍自己的抗癌经历,帮助患者增加抵御疾病的经验,增强抗癌的信心。

医务社工可以与患者建立深度的关系,其与患者进行深度交流,对患者的需求有全面而具体的了解。由于医务社工的专业性,他们可以将生理层面的身体不适与心理问题的躯体化表达区分开,帮助患者寻求准确的医疗资源。另外,医务社工对患者的陪伴和支持在一定程度上缓解了患者的焦虑情绪,对患者身体层面的放松有积极影响。

2. 心——患者心理的安抚

肿瘤专科医护团队对患者的心理特点有专业的认识,在与患者交流的过程中,充分考虑患者处在何种阶段,会有什么样的感受。大多数肿瘤患者在得知诊断结果以后,可能经历五个心理分期:震惊和否认期、愤怒期、协议期、抑郁期、接受期。第一阶段为震惊和否认期:大多数患者在得知自己患有癌症时,都无法接受这一事实,然后,患者会否认疾病的事实,并认为医生做出了错误的诊断。第二阶段为愤怒期:当患者否认某事时,心中会怀有一些希望,当看到事实无法改变时,患者会从否认变为愤怒。第三阶段为协议期:经过一段时间的愤怒和发泄,患者会慢慢平静下来,但其内心的心理活动尚未停止。第四阶段为抑郁期:在接受治疗的过程中,当患者无法忍受治疗的副作用或治疗效果不佳时,患者面对残酷的事实会表现出悲伤、哭泣、沉默、胆怯、无助和绝望。第五阶段为接受期:经过一段时间的内心挣扎,患者的情绪会慢慢平静下来,再次接受事实,平静地面对疾病和治疗给生活带来的巨大变化。

除此之外,如何告知患者坏消息,如何在平时查房的过程中通过谈话让患者保持一个积极的心理状态,也是肿瘤专科医生需要学习和掌握的。

医生对患者的心情起到非常重要的作用,有时医生一句话会让患者的心情低落好几天,有时也会让患者信心大增。调查显示,医患之间多一些简短的对话,哪怕就是问候一声,也能给患者带来很大的安慰,患者知道医生对自己是友好的,是重视自己的,这对患者来说是一个良好的心理暗示。

如何让患者顺利过渡到接受期呢? 首先,要尊重个体的差异性,每个人的原生家庭环境、成长经历、现阶段的支持系统都不一样,每个人停留在每个阶段的时间就不一样,情绪波动程度也是不一样的。多学科团队中专业的心理咨询师、精神科医生可以在这个阶段运用自己的专业知识和临床经验,为患者的心理保驾护航。心理咨询师与患者有独处的时间,训练有素的心理咨询师可以在这段时间内倾听患者在治疗期间的所思所想所感。有些患者不愿意在家人和朋友面前谈自己对疾病的相关感受,他们可以在咨询室向心理咨询师宣泄自己的情绪。营养师可以为患者搭配有营养且能够改善患者抑郁、焦虑的食物。康复师可以通过按摩和针灸的方式,舒缓患者的情绪压力。癌康会志愿者可以通过自己的亲身经历,开导患者走出心理阴霾,积极抗癌。

医务社工能够利用正念冥想的方式,帮助患者纾解心理压力;通过资源链接,寻找合适的心理救助资源。

3. 社——患者社会支持系统的维护

肿瘤专科医护团队在制订治疗方案的时候,应充分考虑患者的社会支持系统,利用患者的社会支持系统为其肿瘤治疗增添助力。

多学科团队是患者社会支持系统中的一部分,从不同层面为患者提供社会支持。

我们倡导"全人关怀理念",很重要的一个因素就是患者是社会人,他有自己的社会关系网和社会支持系统。医务社会工作者在社会支持这个板块中发挥着重要的作用。患者在治疗过程中社会关系的变化,如家庭关系的变化(配偶不堪压力提出离婚等)和社会角色的变化(从原单位职工变为无业的病人),都会对患者的身体和心理产生影响。医务社工对患者的社会关系进行观察和梳理,对能够为患者提供支持的社会关系进行加固,鼓励患者与相关人员加强沟通,为患者的治疗增添助力;对于不能为患者提供支持,甚至对患者的治疗产生阻碍的社会关系,医务社工可根据实际情况介入,减少患者治疗的阻力。

医务社工在现实层面介入患者的真实生活场景,帮助患者解决实际问题,如申请救助金、申请慈善基金,从而缓解患者的经济压力,在一定程度上让患者的心理压力得到纾解。在患者心灵层面,患者因为得到社会工作者的帮助而体会无利益相关的陌生人的善意,这让患者的心灵得到滋养,感受

171

到社会的温暖。

4.灵——对生命意义的探寻

肿瘤专科医护团队首先应尊重患者的世界观、价值观、人生观,对患者合法的宗教信仰应予以鼓励和支持;鼓励患者在灵性层面的探索,其在灵性层面获得的力量可以为肿瘤治疗提供助力。

尊重患者的宗教信仰,鼓励患者探索生命的意义。人一旦能够超越存在主义危机,便可以通过绽放自己的生命活力来获取力量。

著名的哲学家尼采说过:"如果一个人知道自己为什么而活,就能忍受任何一种生活。"有人为某种信仰而活,有人为某个关系、某个事物而活。每个人都是自己生活的哲学家。在本节中,笔者把灵性理解为患者对生命意义的探寻。对生命意义的探寻是人与生俱来的动力,只是有的人在成长的过程中迷失了自己的人生道路。存在主义心理流派认为,确诊肿瘤是探索生命意义的一种契机,有的人在患病的过程中,找到了自己一生想要去完成的事情,带着责任心、使命感,过完自己的后半生。当然,能走到灵性层面的患者是少数,笔者认为,在医院层面,没必要也不能把患者在灵性层面的探索作为心理干预的目标和结果。人本主义流派认为,人本具足,意思是人天生有自我发展的动力和条件,如果发展不畅,是因为心理和现实层面受到了阻力,只要能移除这个阻力,患者就能找到自己的人生方向。

全人关怀综合干预模式的干预内容如图 5-2 所示。

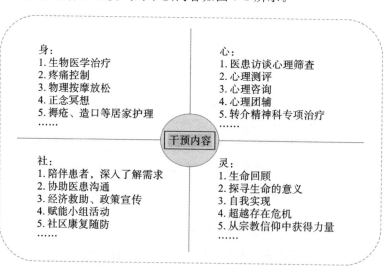

图 5-2　全人关怀综合干预模式的干预内容

(三)全人关怀综合干预模式的干预形式

为了能全方位、全周期地对肿瘤患者进行综合干预,综合干预团队发挥"互联网＋"优势,采用线上线下相结合的干预方式。线上开展科普讲座,建立病友微信群,帮助患者在预防期、居家/康复期都能得到全面的关怀照顾。线下通过正规治疗、规范化的疼痛治疗、小讲座、赋能小组、心理咨询等方式,为患者在治疗过程中减轻身体、心理负担。另外,通过优化就医流程、美化物理环境、营造良好的舆论环境等方式,减轻患者治疗过程中的焦虑感和病耻感。

全人关怀综合干预模式的干预形式如图5-3所示。

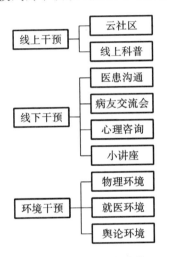

图 5-3　全人关怀综合干预模式的干预形式

四、全人关怀综合干预模式对肿瘤患者心理的积极影响

通过对患者身、心、社、灵四个维度的综合干预,患者的整体治疗效果有明显提高,患者的心理痛苦明显降低。

(一)减少癌痛和治疗中的不适感,减轻患者身体和心理负担

药物治疗、物理治疗等规范化的疼痛治疗方法可以有效缓解患者的焦虑情绪。认知行为疗法让患者对治疗有相对清晰的认识,减轻患者的恐慌感。在放松训练中,患者通过正念冥想给精神松松绑,身心得到放松。

（二）为患者提供物料支持，帮助患者摆脱体貌变化带来的失落感

根据患者的需求，为因治疗脱发的患者准备假发，缓解患者因容貌变化产生的焦虑；为切乳的女性患者准备义乳，缓解患者的身体改变对其造成的困扰。对需要用造口袋的患者，为其耐心、详细地讲解造口袋的使用方法和注意事项，防止因使用不当造成生活上的不便和心理上的刺激。为经济困难患者申请经济救助，缓解患者因经济困难而产生的焦虑。

（三）简化就医流程，让患者安心就医

简化就医流程的具体举措有：改善预约挂号系统，设立快速诊疗通道，减少等待时间；完善电子病历系统，加强医生之间的交流和协作，从而减少不必要的检查，提高就医效率；提供线上线下全面的导医服务，帮助患者快速找到目的地，了解就诊流程和注意事项；提供专业的陪诊服务，由具备一定医学知识的专业人员陪诊，协助处理各项手续，解答患者疑问，安抚患者情绪，从而有效降低患者独自面对医疗场景的心理压力，让患者安心就医。

（四）营造舒适的医疗环境，有利于患者放松心情

医疗环境的色彩选择应以温暖、宁静的色调为主，如浅蓝、淡绿等，有助于缓解患者的焦虑情绪。同时，合理的空间布局能确保患者和医务人员通行顺畅，减少混乱感。在医疗环境中引入自然元素，如绿植、花卉、水族箱等，可以为室内增添生气和活力。保持医疗环境的清洁与卫生是美化环境的基础。医疗机构应建立严格的清洁和消毒制度，确保患者在一个安全、卫生的环境中接受治疗。鼓励患者参与医疗环境的美化工作，如设置患者建议箱、开展环境美化主题活动等，可以增强患者的归属感和满意度。

（五）提供多样化的心理干预手段，满足患者不同的心理需求

认知行为疗法可以帮助患者调整不合理的思维模式，增强应对能力；放松训练可以缓解患者的焦虑情绪，提高身心舒适度；艺术疗法、音乐疗法等也可以帮助患者表达情感、释放压力。

大量研究表明，基于全人关怀的综合干预模式对患者心理具有显著的积极影响。它可以有效缓解患者的焦虑、抑郁等负面情绪，提高患者的心理健康水平；同时，它可以增强患者的自我认知和自我管理能力，促进患者康

复和回归社会。然而,要充分发挥全人关怀综合干预模式在患者心理干预方面的优势,还需要注意以下几点:①要加强医疗团队的心理干预技能培训,提高团队的专业素质和服务水平;②要关注患者的个体差异和需求变化,提供个性化的心理支持;③要加强与患者及其社会支持网络的沟通和协作,形成合力,为患者提供全方位的关怀和支持。

　　总之,全人关怀综合干预模式是一种有效的医疗服务方式,它对患者心理具有积极的影响。深入了解患者的心理状况、加强社会支持网络建设、提供多样化的心理干预手段等措施,可以帮助患者更好地应对疾病带来的心理压力和挑战,促进患者全面康复和健康发展。

第二节　肿瘤患者心理健康全周期服务临床路径的设计

一、肿瘤患者常见的心理阶段

(一)接受诊断结果

　　患者得知癌症诊断的 2 周内为情绪休克期,患者一时难以接受癌症的诊断,会感到震惊,其极力否认、回避或不相信如此残酷的事实,担心、委屈、焦虑、抑郁等负面情绪都可能出现,主要是否认、猜疑和恐惧。有的患者不承认癌症诊断结果,照常地工作和学习;有的患者怀疑医生的诊断是否正确,家属有没有隐瞒病情等;有的患者恐惧癌症和死亡。

　　在这些情绪状态下,患者可能出现食欲缺乏、睡眠困难、注意力难以集中和难以维持日常生活等症状,对于大多数人,这些症状会在 7 到 10 天内消失,有的人需要更长的时间。不同的人在不同的心理状态下会表现出不同的行为,如有的患者认为是医生把检查结果弄错了,会到不同的医院重复检查;有的患者逃避现实,把医生开的检查单扔在一边。总之,如何接受晴天霹雳似的诊断结果,是每个癌症患者必须渡过的第一个心理难关。

(二)面对治疗症状

　　患者对诊断结果确信不疑后,所有的心思都集中在与疾病有关的事情上,否认、猜疑的情绪逐渐消失,恐惧成为主要的情绪。一些平时体质较好、较年轻的患者易出现委屈和愤怒的情绪,认为自己很不幸,想不通为什么偏偏自己得了癌症。

治疗期间,疗效是每个患者及家属考虑和担心的问题,心情都是焦虑伴随着希望。治疗的副作用和昂贵的医疗费用都会加重患者的心理负担,治疗费用成为很多患者心中压着的一块大石头。

很多患者在接受规范的治疗和了解疾病的相关知识后,能以乐观平和的心态面对疾病及治疗,心情会渐渐平静下来,能积极面对困难,着手解决问题,情绪趋于稳定。而有的患者无法用平和的心态面对疾病及治疗,或整日被负面的想法纠缠,感到悲伤、恐惧、无助,对前途悲观失望,甚至产生放弃治疗或轻生的念头。

癌症造成的不幸是相似的,如何面对癌症治疗期间的种种困难、如何调整自己的心态是癌症患者要经历的第二个心理难关。

(三)克服复发恐惧

有些患者在治疗期间心态很平和,治疗结束或告一段落后其担忧和不安的情绪反而增加,害怕肿瘤扩散或转移,这种阴影始终笼罩在心头久久不能散去。尤其在医院复查时,听到病友谈论自己的病情,发现有人已经全身扩散,又加剧了内心的担忧和不安。而每次复查,医生都无法给出"以后不会复发"的保证,癌症复发的可能会让患者的内心很焦虑。对未来的不确定感让患者无法安心,感到无助和苦恼。感冒、发热、身体的不明疼痛都会让患者十分紧张,草木皆兵,误以为是复发的信号。如何面对扩散的阴影,正是癌症患者要渡过的又一个难关。

(四)应对社会回归

很多患者因为癌症离开了工作岗位,在家里也不再是主要劳动者。当医院的治疗结束后,患者面临着如何回到工作岗位、如何使自己的家庭生活正常化、如何回归社会这些难题。有些患者因为自己身体形象的变化,如发胖、变黑、乳房切除等,很难重拾昔日的自信,感到自己无法回到单位见原来的同事,也无法面对家人。如何战胜自己回归社会,也是癌症患者面临的一个心理难关。

二、肿瘤患者心理痛苦管理标准

《NCCN临床实践指南:心理痛苦的处理》共列出了11条有关心理痛苦管理的标准。

第1条:疾病的各个阶段和各种场景中的心理痛苦应该被识别、监测、记录和及时处理。

第2条:筛查应该区分出心理痛苦的水平和性质。

第3条:理想化的状态是每次医疗访视时将对患者进行痛苦筛查作为以病人为中心的照护标志。至少,应在第一次医学访视、适当的时间间隔和疾病状态发生变化时进行心理痛苦筛查。

第4条:应根据临床实践指南对心理痛苦进行评估和管理。

第5条:应该成立跨学科的机构来实施心理痛苦管理标准。

第6条:应制订教育和培训计划,以确保参与心理痛苦评估和管理的相关人员具有充足的知识和技能。

第7条:应随时提供具有癌症心理治疗经验的心理咨询师或精神科医师作为工作人员完成接诊。

第8条:需要对肿瘤患者心理痛苦管理的相关从业人员提供服务补偿。

第9条:临床健康结局测量应该包括心理社会领域的评估如生活质量、患者及家属满意度。

第10条:应使患者、患者家人和治疗团队知晓心理痛苦管理是整个医疗照护的一部分,应在治疗中心和社区提供心理社会服务的相关信息。

第11条:应将心理痛苦管理计划/服务质量纳入医疗机构持续质量改进项目。

三、肿瘤患者心理健康全周期服务临床路径

肿瘤严重威胁人类的生存,给个人、家庭及社会均造成巨大影响。研究发现,心理疾病是癌症患者的常见并发症,12个月患病率高达39.4%。癌症患者的身心状态得不到及时的调整,可能会导致治疗决策能力和依从性下降,生活质量水平降低,甚至增加自伤、自杀等不良事件的风险。随着早诊、早治技术的不断提高,目前我国存在大量的癌症幸存者。随着"新医科"概念的提出,慢性病患者的长期照护问题、带病生存问题得到关注。重视和解决肿瘤患者的身心健康问题是广大肿瘤医务工作者重要的临床任务之一。基于此需求,本书设计制定了肿瘤患者心理健康全周期服务临床路径,以场

所划分,涵盖门诊、住院和社区/居家康复阶段;以疾病过程划分,包括诊断初期、积极治疗期、长期幸存期及疾病进展期、生命终末期,从而保证肿瘤患者在各个心理阶段均可及时获得有针对性的心理帮助(见图5-4)。

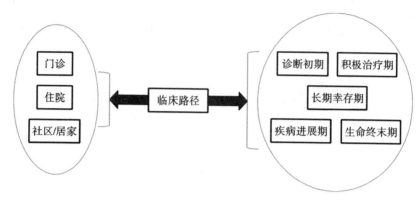

图 5-4 肿瘤患者心理健康全周期服务临床路径的设计

(一)肿瘤专科医院门诊及住院患者心理痛苦管理

1. 肿瘤患者"五位一体"阶梯式心理康复管理团队及路径

建立"五位一体"组织框架:成立"五位一体"的阶梯式心理康复管理小组,构建"医院层面—科室层面—专业层面"的三级管理模式。具体组织框架见图3-1。

(1)医院层面:由医务部、护理部、医务社工处牵头,科室主任、护士长组成心理康复管理领导小组。

①建立多学科诊疗团队,包括肿瘤科医师、心理健康护士、医务社工、心理咨询师、精神科医师(院外合作)、康复治疗师、中医师的专家团队。

②建立高效转诊程序,设置心理专科护士为转诊负责人,识别到患者心理痛苦水平需要干预时,当前接诊人员联系心理专科护士,立即启动转诊程序,保证患者及时得到专业的治疗。

③领导小组负责模式架构设计、工作制度及流程制定、组织疑难病例多学科会诊等工作,在整个模式管理中起到计划、组织、指导的功能。

(2)科室层面:成立由科室主任、护士长、病区医务社工、医疗组长、护理组长组成的医护一体化心理康复管理小组。在科室设立心理专科护士为病区心理痛苦管理员,负责筛查、对接、转诊、随访等工作。医务社工小组每周完成一次病区查房。

(3)专业层面:以医务社工/心理专科护士为主导,成立医护一体化心理康复专业小组。

①心理健康护士:患者入院 24 h 内完成心理评估,住院期间根据病情动态评估患者的心理状态,对有不良心理情绪的患者进行初步的心理安慰和教育,并告知主管医生予以关注,必要时由科室心理专科护士按流程完成转诊工作。

②肿瘤科医师、康复治疗师和中医师:根据患者不良心理情绪评估结果进行相应处理;协助患者解除或缓解心理痛苦相关的身心症状,对患者病情变化及治疗相关内容予以合理解答,并做好心理疏导。

③医务社工:每个病房对接 1 名医务社工,负责病区患者身心健康问题的应急处理,对存在不良心理情绪或肿瘤晚期的患者进行日常陪伴及生死教育,为有需要的患者及家属提供相应的社会资源;在患者出院后,联合心理专科护士完成随访工作,并协助患者做好居家康复期间的心理照护。

④心理咨询师/心理健康工作室:医院成立心理健康工作室,在晚期肿瘤患者比例较高的特殊科室设置一名心理咨询师,对存在不良心理情绪的患者进行心理干预,包括一般性支持治疗、团体辅导等;对首诊的患者进行心理评估和必要的心理指导,帮助患者坚定治疗信心、降低患者恐惧;除此之外,还应完成重度不良情绪患者的随访工作。

⑤精神科医师(院外):当患者出现重度不良情绪或有自杀倾向时,由心理专科护士按转介程序完成相应转诊、随访工作。

2. 建立门诊及住院患者心理痛苦筛查—评估—应答—转介—随访全过程管理流程

门诊患者心理痛苦筛查主要采用观察法,对有需求的患者可以采用适当的评估量表进行筛查或转介至心理健康工作室寻求帮助。住院患者由医务社工联合病区心理专科护士共同完成心理痛苦筛查工作。心理痛苦温度计(DT)能快速识别患者心理痛苦程度及问题来源。心理痛苦温度计与视觉模拟评分尺度的单条目自评量表类似,共包括两部分,分别是模拟温度计、问题列表。其中模拟温度计总共含有 11 个刻度,即 0~10,0 表示无痛,10 表示极度痛苦。具体用法:指导患者结合自身近期(7d)所经历的平均痛苦程度,准确标记出相对应的数字。问题列表共 5 个问题(信仰/宗教问题、躯体症状、社会实践问题、家庭问题、情绪问题)、40 个条目。为保证筛查的及时性,其他医务人员需要协助识别患者的不良情绪。筛查完成后由心理专科护士判定患者的问题来源及可能需要对接的诊疗团队,按流程完成转介工作,并完成当次随访。随访资料统一汇入医务社工部管理,考虑患者反复入院治疗的情况,对于完成转介的患者,由心理专科护士建立随访个案资料,以保证随访的连续性。对于转介后出现转科、出院的患者,由医务社工及心理咨询师完成随访工作。

肿瘤患者心理痛苦管理流程图如图 5-5 所示,住院患者心理痛苦干预流程如图 5-6 所示。

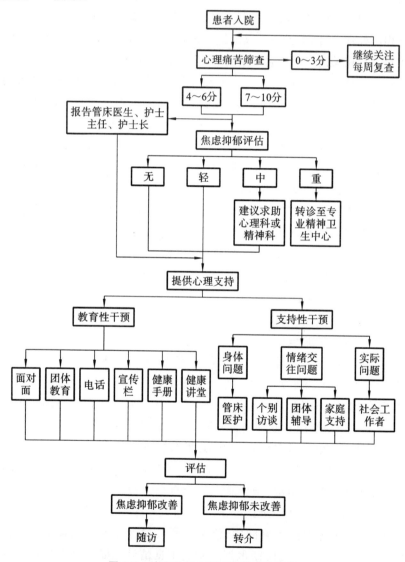

图 5-5 肿瘤患者心理痛苦管理流程图

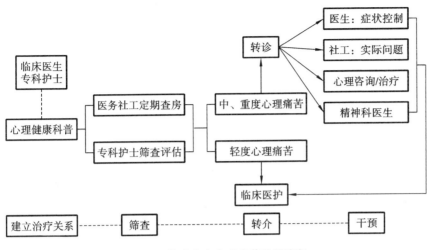

图 5-6　住院患者心理痛苦干预流程

3.门诊及住院肿瘤患者心理痛苦问题及干预措施

1)诊断初期患者

刚确诊的患者一般还处于诊断"休克"中,出现的问题主要是信息沟通内容不足和信息沟通方式欠佳,对疾病认识和体会尚不足,对今后生活感到恐惧、迷茫和不知所措。

医疗干预:

①及时告知患者及家属关于诊断、治疗、预后以及检查结果的重要信息,根据不同患者的特点和文化背景选择告知的信息内容和信息量。

②让患者有足够的时间和医生讨论她/他认为重要的事情。

③医生要询问患者关于自己的病情想要了解多少,以及希望谁来参与她/他的治疗决策。

④核实患者自己的应对方式及信息、心理、支持等需求。

⑤重视患者主观报告的感受和症状的严重程度,鼓励患者积极表达。

⑥关于患者的治疗选择,以及每种选择的优劣,最好能够给患者提供书面资料,以便他们回家后进一步商讨、考虑。

⑦关于治疗方案和沟通过程中的重要信息,最好能够给予患者书面资料,以免他们遗忘。

⑧根据不同患者的特点和文化背景,以一种相对积极的方式告知患者病情。

心理干预:

①询问患者得知诊断结果后的情绪状况,对于过度紧张、焦虑或情绪抑郁的患者,及时转诊至肿瘤心理科或精神科,接受专业的评估和干预。

②对于诊断期的患者,最常用的心理干预是支持性心理治疗和教育性干预。

2)积极治疗期患者

此期患者从早期的反应中清醒过来,意识到自己是一个癌症幸存者,开始重新定义自己的生活及疾病状态。即使多数患者都在努力恢复常态,还是有部分患者陷入强烈的痛苦中而无法自拔,感觉自己再也无法恢复以往的生活。甚至在疾病缓解时,其仍不断提醒自己是癌症患者,严重影响日常生活质量。

不同类型患者的医疗及心理干预内容如下。

(1)手术治疗患者:

①术前告知患者手术过程的细节信息,再次确认患者对治疗的预期和需求。

②术前告知患者术后大致的疼痛程度和时间,让患者对术后疼痛程度有比较准确的预期和适当的心理准备,教会患者运用调节呼吸、分散注意力、变换体位等方法放松身心,掌握咳嗽或活动时保护伤口的方法,达到减轻疼痛的目的。最后,使患者了解个体对疼痛的耐受度不同,强调疼痛较严重时可用止痛药物,不必担心成瘾。

③术前要与患者充分沟通,评估患者术前焦虑的程度,对于术前焦虑的患者要了解其焦虑的原因并给予帮助,必要时转诊至肿瘤心理科或精神科接受专业的评估和干预。

④术后如果患者出现睡眠倒错、意识障碍、幻觉、攻击冲动或嗜睡、痴呆等表现,要注意评估其是否出现了谵妄症状,必要时转诊至肿瘤心理科或精神科,接受专业的评估和干预。

⑤术后出院前及术后第一次复查时要注意评估患者的焦虑、抑郁情绪,对于有焦虑、抑郁的患者要及早转诊至肿瘤心理科或精神科接受专业的评估和干预。

⑥给患者提供必要的信息支持。例如,对于乳腺癌患者,要告知从哪里可以获得义乳或乳房重建;对于有造口的患者,应告知从哪里可以获得造口袋以及应当如何护理造口。患者对来自医疗专业人员的信息和支持有非常强烈的需求,一些新型症状管理设备和模型可以被运用到患者术后的恢复中。

（2）放疗患者：

①在患者放疗前，要再次确认其对治疗的预期和需求，并给予教育性干预，以消除患者的紧张、恐惧感。教育内容包括介绍放疗程序，带领患者参观放疗机房及放疗设备，讲解放疗期间可能出现的不良反应及预防和处理的方法，说明治疗时坚持体位的重要性和单独留在室内的原因等，鼓励患者提问并予以耐心解释。

②评估患者放疗前焦虑的程度，对于放疗前焦虑的患者要了解其焦虑的原因并给予帮助，必要时邀请肿瘤心理科或精神科医师会诊。

③关注放疗过程中患者出现的疼痛等不良反应，以及不良反应对患者睡眠和情绪的影响，给予相应的医疗或护理处理。如果患者出现失眠、情绪问题或疼痛控制不理想，可以邀请肿瘤心理科或精神科医师会诊。

（3）化疗患者：

①在化疗前再次确认患者对治疗的预期和需求，向患者介绍化疗可能会引起的不良反应及应对策略，以及可获得的资源。

②在化疗前教给患者肌肉放松法以及引导性想象法，以便其在化疗过程中能够放松，避免过于关注化疗过程中的细节，预防预期性恶心、呕吐的发生。

③关注患者在化疗当中出现的不良反应，并及时给予医疗和护理方面的处理。

④如果患者在化疗过程中出现了失眠、焦虑、抑郁以及预期性的恶心呕吐等症状，或者出现常规药物难以控制的恶心呕吐症状，可以邀请肿瘤心理科或精神科医师会诊。

⑤化疗过程中医护人员要多与患者沟通，邀请患者提问并耐心回答问题，给予患者和家属鼓励和支持。

⑥对于年轻、未育的乳腺癌患者，在化疗前应询问其是否有生育方面的需求，给予信息支持或转诊至生育专家。

3）长期幸存期患者

此期患者进入社区/居家康复的慢病管理状态，需要康复、就医复查等多方面的信息，以及回归社会的应对技巧。

医疗干预：

①指导患者制订居家的康复活动方案，告知其应对可能出现的问题的方法。

②联合患者共同制订随访和复诊计划及协同护理相关内容。

③提供相关康复信息,包括症状管理和医疗信息等方面,如活动指导视频、宣教手册、俱乐部活动公告、网站等。

心理干预:

①关注患者的情绪,特别是在术后半年或一年内要评估患者的焦虑、抑郁情绪以及对疾病进展的恐惧程度。对于焦虑症、抑郁症患者,要转诊至肿瘤心理科或精神科接受专业的评估和干预。

②对于刚结束治疗进入康复期的患者,可以给予团体干预,旨在帮助患者获得康复知识,减轻焦虑、抑郁,提高生活质量,促进康复。

③告知患者如何加入恶性肿瘤康复会或抗癌乐园等患者团体组织。

④对于乳腺癌、结直肠癌和妇科肿瘤患者,医生在随访时可以主动询问患者性生活的恢复情况,提供信息支持,如果有必要,转诊至肿瘤心理专家或性心理专家接受干预。

⑤如果患者在治疗后外貌有所变化(如脱发、水肿、乳房缺失、有造口等),应注意评估其是否有体象障碍。

⑥可以询问患者的个人生活、夫妻关系以及家庭生活的恢复情况,如果发现患者在回归正常生活、夫妻关系以及家庭关系等方面存在问题,可以转诊至肿瘤心理专家或性心理专家接受干预。

4)疾病进展期患者

此期患者出现较为明显的治疗相关不良反应,如治疗信心丧失、担心肿瘤复发、治疗方案决策困难、有焦虑型依恋与回避型依恋、减少与社会的链接、遭遇生命意义危机。

医疗干预:

①告知患者坏消息:国内外多数学者认为应尊重患者的自主权,根据患者和家庭的具体情况,帮助家庭决策者分析其利弊大小,权衡告知过程。在家属不反对的情况下,医护人员应创造适宜条件告知患者病情,告知过程中关注患者的情绪反应并给予共情式回应。

②为患者提供信息支持:告知患者和家属下一步可能的治疗选择,并详细分析每种治疗方案的优劣;鼓励患者/家属说出自己的担忧和顾虑,就他们关注和担心的问题予以充分讨论;提供转诊至缓和医疗或支持治疗机构的建议。

③症状控制:关注并及时、妥当处理患者出现的躯体症状;鼓励患者在

有躯体症状出现的时候及时与医疗团队沟通;关注并及时、妥当处理患者出现的精神症状。

心理干预:

①心理痛苦筛查得分≥4分,且心理痛苦主要由情绪问题引起的患者可转至肿瘤心理科或精神科。同时,临床医护人员和科室驻点医务社工需加强对此类患者的关注。

②主动询问患者的感受,鼓励其表达情绪,并给予共情反应。

③适当推荐患者接受针对晚期恶性肿瘤患者的意义中心治疗等。

在针对晚期肿瘤患者开发的心理干预方法中,意义中心疗法(meaning-cen-tered psychotherapy)和癌症管理与生存意义(managing cancer and living meaningful,CALM)疗法是应用最广泛、证据等级最高的两种心理干预方法。

5)生命终末期患者

患者治疗失败或疾病进入晚期,预计生存期短,能否坦然面对死亡的威胁是患者面临的最大心理挑战。

医疗干预:

①为患者提供信息支持:真诚地与患者沟通病情和预后,让患者对自己的生存期有合理的预估;告知患者目前有哪些治疗选择,以及不同的治疗选择会如何影响患者的生命长度和生活质量。

②提供讨论死亡准备的机会:邀请患者参与讨论以重新设定生命终末期的照护目标和相关需求;与患者和家属讨论预立医嘱的事宜,包括呼吸机的使用、心肺复苏和重症监护;提供转诊至缓和医疗、安宁疗护或支持治疗机构的资源。

③症状控制:注意评估患者的疼痛、疲劳等躯体症状;以缓和医疗为主,最大限度地缓解患者的躯体症状;让患者最大限度地感到舒适。

心理干预:

①与患者共情,帮助他们修改不切实际的目标,鼓励患者表达可以达成的心愿,并帮助患者实现,例如和家属共度一段美好的时光,会见亲密的朋友等。

②心理支持或干预主要方法或目标:认知改变、人生回顾、加强意义、维持尊严、叙事等,音乐、协作等形式也可以采用。

③患者的生命进入终末期,配偶和其他家属的陪伴会是心理痛苦的缓

冲剂,应积极开展夫妻干预或家庭干预来促进家庭成员相互支持,共同面对即将到来的死亡。

④询问患者是否有未完成的心愿以及对自己后事的安排。在临终和告别方面给患者一些支持,让他们和家属更好地就这些方面进行交流。

(二)社区/居家康复期肿瘤患者心理痛苦管理

1. 社区/居家康复期肿瘤患者心理痛苦管理团队建设

"五社联动"是以社区为平台、社会工作者为支撑、社区社会组织为载体、社区志愿者为辅助、社区公益慈善资源为补充的新型社区治理机制。"五社联动"模式应用到医院场域中,是指将医院作为主要的工作场域,以社区为次要工作场域,以社区社会组织为抓手,以社区公益慈善资源为补充,医务社工为主,社区志愿者为辅,这些主体要素各司其职又相互配合,共同回应患者多层次需要的服务模式。

医务社会工作者是"五社联动"在社区应用的枢纽和核心,其主要功能是分析评估患者可实现的需求,统筹协调其他四方力量共同为病患及其家属提供力所能及的服务与支持;社区是为患者提供健康教育、康复休养、感情交流以及资源链接等服务的区域;志愿者的主要服务对象为医院和社区的患者、家属以及居民,可以有效地弥补专业医务社会工作者短缺的问题;社区社会组织是指医院可链接到的社区中已成立或者可通过号召成立的社会组织,这些组织能够积极配合医院为患者和居民开展各类服务和活动;社区公益慈善资源是指医院可获得、可支配的,用于回应医院需求、提供医院服务、解决医院问题、促进医院治理的一切物质、资金、技术、服务等社会资源。

肿瘤医院"五位一体"模式图如图 5-7 所示。

2. 社区/居家康复期肿瘤患者心理健康照护方案

社区/居家康复期肿瘤患者心理痛苦主要有:在心理需求方面,缺乏面对疾病的信心和相关的应对方式,存在自我怀疑和恐惧心理;在经济方面,癌症治疗费用较高昂,担忧治疗过程中频繁往返医院对工作角色的破坏,病耻感及自卑心理影响自身社会关系;在家庭支持方面,担忧家庭角色的缺失,担忧疾病及治疗对父母、子女的影响,尤其是未成年子女的抚育。

对出院患者进行健康随访、组织筹建病友俱乐部以及对有转介需求的

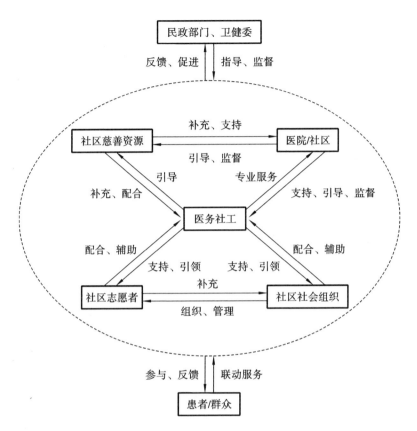

图 5-7　肿瘤医院"五位一体"模式图

患者进行转介,是推行全周期一站式医疗服务模式必不可少的组成部分。院后服务在医务社会工作者的倡导和社区志愿者的推动下,通过对接社区社会组织,为出院患者提供科学、专业、便捷的院外康复和继续治疗服务,从而使医疗卫生服务有效地延伸至院后与家庭。由于肿瘤这一类疾病的特殊性,患者治疗出院后仍需定期复查和跟踪随访,医务社工可以利用院中形成的互助小组,发挥患者的主观能动性,建立长效的互助模式,在出院后搭建癌症康复俱乐部这一平台,这有助于病友一起交流,对疾病的康复具有重大的意义。此外,对于有转介需求的患者,医务社工还将依据患者的不同需求,将患者转介到社区医疗机构、综合性医院精神科或当地精神卫生中心,让他们能够及时得到进一步的治疗。

第三节　肿瘤患者常见病种的心理干预服务案例

案例 1　口腔癌患者术后自我接纳及适应性提升

一、个案信息

（1）来访者基本情况：张女士，女，52 岁。

（2）来访者主诉：张女士首次来，可以看出她精神状态较为低迷。尽管她的外貌因口腔癌术后有所改变，但她依然保持整洁干净。她表示不明白为何自己这样如此爱干净的人会得口腔癌，并且感到别人可能因此看她的笑话。

（3）外部信息：患者主动求助。张女士得病前人长得漂亮，也很能干。张女士爱人性格内向，在家都是张女士说了算。张女士有一个女儿在外地上大学。

二、来访者心理评估

（一）心理测验结果

广泛性焦虑量表（GAD-7）：9 分（轻度焦虑）。

抑郁症筛查量表（PHQ-9）：3 分（没有抑郁）。

（二）评估依据

张女士的情况属于典型的癌症术后心理障碍。由于外貌的改变和对社会评价的担忧，她产生了严重的社交焦虑和自我认同问题。同时，她对医生的抵触态度也反映出她在专业知识上的缺乏和对未知的恐惧。

(三)原因分析

1.心理因素

张女士的情绪状态较为低落,有明显的自我否定和焦虑感。她对于未来感到迷茫和恐惧,不知道如何面对社会和他人。

2.社会因素

张女士表现出明显的社交退缩,不愿意与人接触,甚至对于医生的建议也持有抵触态度。她强调想按照自己的意愿进行治疗,对于医生的专业建议持有疑虑。

三、心理咨询方案

(一)咨询目标

根据张女士的情况,心理咨询的目标可以分为短期目标和长期目标。

短期目标:

(1)帮助张女士接受和适应术后外貌改变和口腔癌的现实。

(2)提高张女士的情绪管理能力,减轻焦虑和抑郁情绪。

(3)增强张女士的自我认知,理解自身情绪和需求。

长期目标:

(1)帮助张女士建立自信心,提高生活质量和幸福感。

(2)增强张女士的适应能力,更好地应对生活中的挑战和压力。

(3)促进张女士的个人成长和发展,实现自我价值。

这些目标的实现可以帮助张女士更好地面对现实,提高自身心理素质和适应能力,从而更好地适应生活。

(二)咨询方法

为了帮助张女士建立正确的疾病观和自我认同,采取以下具体做法。

(1)倾听与理解:需要提供一个安全、无压力的环境,让张女士可以自由地表达自己的感受和情绪,包括对疾病的恐惧、对未来的担忧以及对自身外貌变化的接受程度。

(2)自我觉察与反思:让张女士意识到自己对他人眼光的过度在意,并帮助她理解这种在意背后的原因。通过自我反思,她可以逐渐意识到自己的焦虑大多来自内心,而非他人的真实反应。

189

（3）认知行为疗法：协助张女士纠正不健康的思维模式——"我必须得到每个人的认可"或"我被他人评判"。通过认知重构，帮助她建立更为客观和健康的自我观念，意识到每个人都有自己的标准和看法，不必过于在意。帮助张女士理解并纠正一些不健康的思维模式，摆脱对自己的苛刻评价和对疾病的过度恐惧。认知行为疗法可以引导张女士认识到这些想法的非理性之处，并学会用更积极、更健康的方式来思考问题。

（4）自我肯定与自我接纳：协助张女士接受并认同自己，包括自己的疾病和外貌变化。可以通过角色扮演、正向反馈和自我鼓励的方式，帮助她发现自己的优点和价值，提高自信心。当张女士遭遇他人的负面评价时，帮助她学会冷静应对，告诉自己"那是他们的观点"或"我不是完美的"。这样可以帮助她不被他人的评价左右。

（5）生活技能培训：提供一些实用的生活技能，以及管理情绪、应对压力和适应新生活方式的方法，帮助张女士更好地应对日常生活中的挑战。

（6）家庭和社会支持：鼓励张女士的家人和朋友参与心理咨询过程，提供必要的情感支持，并帮助她构建一个健康的社会网络。

（7）定期评估与反馈：定期对张女士的情况进行评估，了解她的进步和仍然存在的问题。根据反馈结果，及时调整心理咨询的策略和方法。

（8）提供教育资源：为张女士提供口腔癌和术后护理的相关知识，帮助她更好地了解自己的状况，提高自我照顾的能力。

（9）创设艺术治疗或身体活动：利用艺术治疗（绘画、音乐等）或身体活动（瑜伽、冥想等）来帮助张女士释放情绪、放松身心。

（10）培养生活乐趣：鼓励张女士参与一些她喜欢的活动，在生活中获得更多的满足感和乐趣，从而增强自我认同和生活动力。

（11）探索未来规划：与张女士一起探索她未来的目标和规划，帮助她找到生活的方向和意义，增强对未来的希望和期待。

通过以上具体做法，心理咨询师可以帮助张女士建立正确的疾病观和自我认同，提高她的心理适应能力和生活质量。

（三）咨询设置

每周1次，每次45 min以内，连续3周。

四、咨询过程

前期：初步了解与评估阶段，我们通过面谈和心理测试等方式，了解张女士的背景和目前面临的困扰。

中期:在深入咨询阶段,我们制订了个性化的咨询方案,采用认知行为疗法、情绪调节训练等方法来帮助张女士调整不良认知和情绪。

末期:总结咨询效果,对张女士的未来发展提出建议。

具体干预措施:

(1)提供心理疏导和支持,帮助张女士建立正确的疾病观和自我认同。

①倾听与共情:首先,心理咨询师需要给予张女士足够的倾听空间,让她自由地表达自己的感受和困惑。同时,通过共情技巧,理解她的痛苦和焦虑,让她感到被接纳和理解。

②认知行为疗法:认知行为疗法可以帮助张女士改变消极的自我评价和错误的疾病观念。通过正念冥想,帮助她意识到自己对疾病的过度担忧,从而减少焦虑情绪。

③疾病教育:针对张女士对疾病的误解,通过健康教育的方式,为她提供关于口腔癌及其治疗的专业知识,从而帮助她建立正确的疾病观。

④自我接纳与自尊建设:通过引导张女士认识到身体形象的变化是疾病治疗的必然结果,帮助她逐渐接受并爱护自己。通过鼓励她参与喜欢的活动、与他人交流等,提升她的自尊心和自信心。

⑤社交技巧训练:针对张女士的社交焦虑,可以通过社交技巧训练,如眼神交流、微笑问候等,来帮助她增强与他人的互动能力,克服社交恐惧。

⑥家庭和社会的支持:鼓励张女士的家人和朋友参与心理咨询过程,共同为她提供情感支持,形成一个良好的康复环境。

⑦跟踪与反馈:心理咨询师定期与张女士进行会谈,评估她的心理状态和治疗进展,及时调整治疗方案。同时,鼓励张女士分享治疗过程中的感受和体验,以便更好地满足她的需求。

通过上述具体的心理咨询做法,可以帮助张女士建立正确的疾病观和自我认同,从而更好地应对生活中的挑战和困难。

(2)引导她正确看待他人的眼光,并教授她有效的社交技巧,以克服社交焦虑。

①自我认知重塑:首先,帮助张女士认识到每个人对她的看法都是主观的,并不代表事实。鼓励她正视自己的感受,不要过分在意他人的评价。

②积极的自我对话:教导张女士在面对他人眼光时使用积极的自我对话,告诉自己"我是一名勇敢的病人,我有权利自信地生活"。

③增强自信心:通过积极的心理暗示、身体语言调整和行为模式重塑,

帮助张女士在社交场合中更加自信。

④社交技巧训练:提供面对面的社交技巧训练,例如如何开始对话、维持对话、结束对话等,并教导她如何在社交场合中保持自然和放松。

⑤模拟场景练习:模拟一些常见的社交场景,让张女士进行角色扮演练习,从而在实际环境中增强自信。

⑥参与社交活动:逐渐引导张女士参与一些小型的社交活动,帮助她在实际环境中提高社交能力。

⑦家庭和朋友的参与:鼓励张女士的家人和朋友参与社交技巧训练过程,共同为她提供支持和鼓励,形成一个良好的社会支持系统。

⑧反馈与调整:定期收集张女士的反馈意见,了解她在社交场合中的表现,并根据需要进行调整和指导。同时鼓励她积极分享自己的体验和感受。

(3)与医生进行沟通,解释张女士的担忧和抵触情绪,以便医生更好地为她提供支持和指导。

①建立合作关系:首先,与医生建立合作关系,共同为张女士提供心理和医学支持。明确彼此的角色和职责,确保治疗的一致性和有效性。

②收集信息:在会谈中,认真倾听张女士的担忧,了解她的疑虑和需求。将这些信息整理并反馈给医生,以便医生更好地了解她的状况。

③解释疾病和治疗:与医生讨论张女士的担忧,请求医生以通俗易懂的方式向她解释疾病和治疗方案,以减轻她的焦虑和恐惧。

④提供心理支持:请求医生在适当的时候给予张女士一定的心理支持,鼓励、肯定或提供积极的反馈,以增强她的治疗信心。

⑤沟通调整方案:与医生合作,根据张女士的实际情况和需求,适当调整治疗方案。确保治疗方案不仅具有医学上的合理性,还考虑到她的心理状况。

⑥尊重与合作:在与医生的合作中,始终保持尊重与合作的态度。遵循医生的建议和指导,并确保双方在治疗过程中保持协调一致。

⑦沟通与协作:定期与医生进行沟通和讨论,共同评估张女士的治疗进展。及时发现并解决治疗过程中可能出现的问题,确保治疗顺利进行。

(4)鼓励张女士积极参加康复和社交活动,逐步提高她的自信心和适应能力。张女士参加了一次本科室举办的"心理健康讲堂"。

①建议参加康复活动:建议张女士参与医院或社区组织的康复活动,如康复讲座、康复训练班等。这些活动可以帮助她了解疾病康复的知识,同时与其他康复者交流经验,增强康复的信心。

②鼓励参加社交活动:鼓励张女士参加一些社交活动,如朋友、家庭聚会。开始时可以选择一些较为轻松的场合,让她逐渐适应并提高社交能力。

③提供社交技巧训练:在张女士参加社交活动之前,可以为其提供一些社交技巧训练,如如何与人打招呼、如何维持对话等。这将帮助她更加自信地与人交往。

④鼓励自我表达:鼓励张女士在社交场合中积极表达自己的想法和感受,而不是过于关注他人的评价。通过自我表达,她可以逐渐提高自信心和自我认同感。

⑤肯定与鼓励:在张女士取得进步时,给予充分的肯定和鼓励。这可以增强她的自信心,激励她更加积极地参与社交活动。

⑥沟通与调整:在张女士参加社交活动后,及时与她进行沟通,了解她的感受和表现。根据需要进行调整和指导,帮助她更好地适应社交场合。

(5)张女士的丈夫尝试表达自己内心的想法,给予张女士关心和支持。女儿定期与张女士视频通话,分享自己的生活。

丈夫的具体做法:

①坦诚沟通:丈夫可以定期与张女士沟通,分享自己的感受、想法和对她的支持。可以表达对她的关心和爱意,鼓励她积极面对疾病和治疗。

②实际行动:丈夫可以通过实际行动来表达对张女士的支持,如陪伴她参加康复活动、照顾她的日常生活等。这样可以给她提供实际的帮助和鼓励。

③尊重与理解:在与张女士的沟通中,丈夫应尊重她的感受和需求,理解她的情绪变化。避免过于强调病情或给予过多压力,应多提供情感上的支持和安慰。

女儿的具体做法:

①定期视频通话:女儿可以定期与张女士进行视频通话,分享自己的生活、工作和学习情况。这样可以让她感受到家庭的温暖和关注,减轻孤独感。

②倾听与陪伴:在通话中,女儿可以多倾听张女士的想法和感受,给予积极的回应和支持。可以通过视频通话的方式陪伴她度过一些时光,增加彼此的亲密感。

③鼓励与支持:女儿可以向张女士表达自己的关心和支持,鼓励她积极面对治疗和康复。可以用正面的话语激励她,增强她的自信心。

④传递正面信息:女儿可以在与张女士的交流中传递正面信息,分享一

些关于康复的积极案例或故事。这样可以给她带来希望和正能量,帮助她保持乐观的心态。

通过以上具体做法,张女士的丈夫和女儿可以给予她家庭的支持,帮助她更好地应对疾病和治疗带来的挑战。同时,家庭成员之间的互动和沟通也有助于增强家庭的凝聚力和亲密度。

五、咨询效果

(一)来访者自评

经过一段时间的咨询,张女士逐渐接受了外貌改变的事实,对口腔癌有了更深入的了解,自我认知和情绪管理能力有所提升。同时,她对生活充满了希望,对自己也更有信心了。

(二)咨询师评估

经过一段时间的咨询,张女士在认知、情绪管理以及生活态度等方面取得了明显的进步。

(1)接受外貌改变:张女士逐渐接受了自己外貌因治疗而改变的事实。她明白这是疾病康复过程中的一部分,并且学会了如何通过穿着、妆容和发型来展现自己的魅力。面对外貌改变这一挑战,她展现出了积极的适应能力和自我接纳的态度。她不再过度关注外貌的变化,而是更加注重内在的成长和个人的价值。她表示,这种接受让她感到更加自信和从容。

(2)深入了解口腔癌:通过心理咨询师的引导,张女士对口腔癌及其治疗有了更为深入的了解。她学会了如何更好地维护自己的口腔健康,同时也意识到定期进行口腔检查的重要性。这种认知的改变使她对未来有了更积极的预期。

(3)情绪管理能力提升:张女士表示,在咨询过程中,她学会了如何更好地管理自己的情绪。当面对困难和挑战时,她不再像以前那样容易沮丧和焦虑。这种情绪的稳定性使她能够更好地应对生活中的起伏。

(4)生活态度转变:张女士对生活充满了希望,她开始积极参与康复活动和社交活动,与家人和朋友的关系也变得更加亲密。她表示,这种积极的生活态度使她对未来充满了期待,相信自己能够克服任何困难。

(5)自信心增强:与之前相比,张女士对自己的信心明显增强。她不仅在社交场合中表现得更加自如,还在工作中取得了更好的成绩。这种自信来源于她内在的成长和心理的成熟。张女士对生活充满了希望,对自己也更有信心了。她开始规划未来,设定个人目标,并采取积极的行动来实现这些目标。这种自信和积极的态度激发了她内在的动力和创造力,使她更加主动地追求自己的梦想和目标。

总体而言,经过一段时间的咨询,张女士在认知、情绪管理、生活态度和自信心等方面取得了明显的进步。她对自己的评价更加积极,对未来也充满了希望。这种自我评价反映了她在心理方面的成长和成熟,也为她的全面康复奠定了坚实的基础。

(三)其他评估

(1)广泛性焦虑量表(GAD-7):5 分(轻度焦虑)。
(2)抑郁症筛查量表(PHQ-9):2 分(轻度抑郁)。

六、咨询师反思

在为张女士提供心理咨询的过程中,我深感每个患者背后都有其独特的心理需求和挑战。对于张女士,她面临的不仅是疾病带来的生理改变,还有外貌变化带来的心理压力和社会认同的困惑。

初始阶段的挑战:初始会谈中,张女士表现出了明显的社交退缩和自我否定,这让我意识到她需要的不仅仅是医学知识的普及,更是对自我价值的重新认识和肯定。

知识传递与情感支持的平衡:我认识到,单纯地告诉张女士"你要坚强"或"你要自信"是远远不够的。我更多的是提供一个安全、无评判的环境,让她感受到自己被接纳和理解。同时,通过与医生、家人和朋友的合作,构建了一个全方位的支持系统,这为张女士的康复提供了有力的支撑。

持续的支持与反馈:跟踪反馈是整个咨询过程中的重要环节。我定期与张女士进行会谈,评估她的心理状态,了解她的需求和困惑,这有助于及时调整治疗方案。

技能训练与生活实践的结合:鼓励张女士参与社交活动是一把双刃剑。一方面,她需要这样的实践来真正提升自己的社交技巧;另一方面,过度的压力可能会让她退缩。因此,适时的技能训练和渐进的实践安排显得尤为重要。

家庭与社会的融入:家庭和社会的支持是张女士康复过程中不可或缺的一部分。看到张女士与其丈夫和女儿的关系逐渐融洽,我深感家庭的力

195

量对于患者的康复有多么重要。

七、后续咨询计划

患者出院后一周内进行电话随访。继续关注张女士的康复进程,并根据其需要提供进一步的指导和支持。同时,我也会对自己的咨询方法和技巧进行反思和改进,以便更好地服务于其他患者。

(案例作者:高娟)

案例 2　认知行为疗法缓解肺癌患者焦虑情绪个案

一、个案信息

(1)来访者基本情况:胡先生,男,64 岁,家谱图如图 5-8 所示,既往有高血压史,吸烟 40 余年,平均 20 支/日,父母健在。

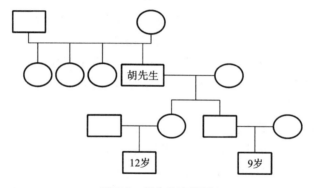

图 5-8　胡先生家谱图

(2)来访者主诉:右侧大腿疼痛半月余入院检查,发现右肺癌伴转移,入院行放化疗及免疫靶向治疗。化疗一个周期之后,疼痛加剧,不能正常行走,恶心呕吐严重,觉得自己不能完成整个治疗计划。看到同病房病友没有一个像自己这样反应大的,同样是化疗药,别人打完一个周期还可以下床,自己化疗一天就完全下不了床,感觉天旋地转,觉得自己的治疗效果并不好。整晚睡不着觉,心里面胡思乱想,感觉自己很没有用,现在生病了,让一家人都为自己操心。他想好好活着,为家人活着,可是自己没有办法,治疗的副反应让他不想吃东西,不仅身体疼痛,还有恶心、呕吐、便秘等症状。治疗一个周期瘦了 5.3 斤。

(3)外部信息:患者主动求助。患者女儿是三甲医院护士,工作20余年,特别关心父亲的身体。

二、来访者心理评估

(一)心理测验结果

广泛性焦虑量表(GAD-7):13分(中度焦虑)。
抑郁症筛查量表(PHQ-9):5分(轻度抑郁)。

(二)评估依据

(1)来访者当前存在的问题:
疼痛:疼痛评分4~8分(中重度疼痛)。
焦虑:担心自己治疗效果不好,不能顺利完成治疗计划。
失眠:入睡困难。
便秘:与胡先生使用止痛药物和化疗药物副作用有关。
(2)诊断依据:各筛查量表。

(三)原因分析

(1)心理因素:担心自己治疗效果不好,不能顺利完成治疗计划。
(2)社会因素:全家都希望他能快点好起来。

三、心理咨询方案

(一)咨询目标

(1)近期目标:控制疼痛,缓解便秘、恶心等药物副作用。
(2)中期目标:缓解焦虑。
(3)长期目标:解决失眠问题。

(二)咨询方法

面对面沟通。

(三)咨询设置

每周1次,每次60 min以内,连续4周。

四、咨询过程

（一）前期

建立关系，收集胡先生的资料，和胡先生一起探索问题。

（二）中期

帮助胡先生正确认识治疗的副反应，使其能积极应对治疗。

1. 认知行为疗法（CBT）

目标：帮助胡先生识别和改变负面思维模式，建立积极、适应性的应对策略。

方法：

（1）思维重构：教导胡先生识别和质疑焦虑的想法，并用更现实、更有益的想法来替代。

①识别焦虑的想法：帮助胡先生意识到焦虑的想法，并明确指出这些想法是否真实、是否具有逻辑依据。当胡先生感到焦虑时，他可能会有一些负面的自我评价或担忧未来会发生的事。通过指出这些想法的不合理性或证据不足，使胡先生认识到他的焦虑可能是过度的或没有依据的。

②质疑焦虑的想法：鼓励胡先生对焦虑的想法提出疑问。例如，询问他为什么会有这样的想法，是否有证据支持这些想法。通过引导胡先生思考其他可能的解释或观点，使他意识到他的想法可能不是唯一正确的。

③寻找更现实、更有益的想法：教导胡先生用更积极、更现实的思维来替代焦虑的想法。例如，当感到担忧时，可以提醒自己这种担忧是没有根据的或者试图专注于当下的事情。同时，也可以寻找更积极的自我评价或思考解决方案，以增强自信心和应对问题的能力。

④实践思维重构：通过角色扮演、想象练习或实际生活中的情境模拟，让胡先生有机会实践思维重构技巧。这将有助于他更好地应对焦虑的想法，并逐渐养成更健康的思维方式。

⑤持续支持和反馈：在思维重构过程中，给予胡先生足够的支持和鼓励，让他感到自己不是孤单的。同时，定期提供反馈，帮助胡先生识别和纠正不健康的思维方式。

（2）放松训练：教授胡先生如何通过深呼吸、渐进性肌肉松弛等技术来放松身体，减轻紧张和焦虑。

①倾听和理解：给予胡先生足够的倾听和理解。耐心地听取胡先生的担忧、顾虑和困惑，并表达对他的共情。通过理解和接受胡先生的情感，使

其感到被关注和支持。

②澄清和引导:在倾听的基础上,引导胡先生进一步澄清其思维和情感。通过提问和引导,帮助他意识到不健康的思维方式,并探索更健康的思考方式。

③疾病教育:向胡先生提供有关疾病的信息和教育,帮助他建立正确的疾病观。解释疾病的原因、病程、治疗方案等,并强调积极配合治疗的重要性。同时,通过教授胡先生有关应对策略和技巧,提高他对疾病的应对能力。

④自我认同和自我照顾:鼓励胡先生积极探索自己的价值观、兴趣爱好和目标。通过与胡先生一起制订自我照顾的计划,包括健康的生活方式、社交活动和放松技巧等,促进他的身心健康。同时,帮助他意识到自我认同的重要性,并鼓励他接受自己的疾病但不被疾病定义。

⑤家庭和社会支持:了解胡先生的家庭和社会支持系统,并鼓励他与家人和朋友保持联系。教导他如何有效地与家人和朋友沟通,并寻求支持和帮助。此外,可以提供家庭心理教育或建议他寻求家庭咨询,以改善家庭关系和减轻家庭压力。

⑥跟踪和支持:定期与胡先生保持联系,了解他的进展情况并提供必要的支持。评估他的心理健康状况,并提供适当的指导和建议。同时,鼓励他保持积极的态度和继续努力,并对他的进步给予肯定和赞扬。

(3)活动规划:鼓励胡先生参与有意义的活动,以分散注意力,提升情绪。

①了解胡先生的兴趣和喜好。在鼓励胡先生参加康复活动和社交活动之前,首先要了解他的兴趣和喜好,这样可以根据他的个人喜好来选择适合的活动,增加他参与的兴趣和动力。

②推荐适合的康复活动。根据胡先生的身体状况和兴趣,为他推荐适合的康复活动。这些活动可以是身体锻炼、艺术疗法、手工艺、园艺等,旨在帮助他恢复身体功能、提高生活质量。鼓励他尝试多样化的活动,找到自己感兴趣的领域。

③设定目标与计划。与胡先生一起制订目标和计划,明确他参加康复活动的目的和期望结果。根据他的目标和计划,为他制订个性化的康复活动计划,并确保他有足够的时间和资源来参与这些活动。

④提供支持和鼓励。在胡先生参加康复活动和社交活动的过程中,给予他必要的支持和鼓励。可以提供适当的指导和帮助,让他更好地完成活

动任务;同时也要及时肯定他的进步和努力,增强他的自信心。

⑤促进社交互动。鼓励胡先生积极参与社交活动,与其他患者或健康人士交流互动。可以组织一些小组活动或社交聚会,让胡先生有机会结识新朋友、分享经验并获得情感支持。通过社交互动,他可以逐渐提高与人沟通交流的能力,增强社会适应能力。

⑥监测与调整。在鼓励胡先生参加康复活动和社交活动的过程中,定期监测他的进展情况。根据他的表现和反馈,及时调整康复活动计划和社交互动方式。如果发现他在某些方面存在困难或不适,可以提供额外的支持和指导,确保他能够顺利进行康复和社交活动。

需要注意的是,在鼓励胡先生参加康复活动和社交活动时,要尊重他的意愿和个人节奏。避免强迫或施加压力,应以引导和支持的方式帮助他逐渐融入社交和康复过程中。同时,密切关注他的情感变化和需求,及时调整康复计划,以满足他的个人需求和发展目标。

2. 冥想和正念疗法

目标:通过培养内心的平静和专注,减少焦虑和疼痛感知。

方法:

(1)冥想练习:指导胡先生进行冥想训练,以提高内心的平静和清晰度。

①找一个安静的地方:确保你不会被打扰,可以关掉手机。

②坐下来:可以坐在一张舒适的椅子上,或者在地上盘腿坐下。确保你的身体挺直,但不要过于紧张。

③放松身体:深呼吸几次,然后逐渐放松你的身体。从头部开始,一直向下到脚趾。

④集中注意力:闭上眼睛,集中注意力在你的呼吸上。不要被其他想法或感觉分散注意力,只是专注于呼吸。

⑤观察思绪:在集中注意力时,你可能会开始有各种思绪。不要试图抵制它们,只需观察它们并让它们自然消失。

⑥深呼吸:深呼吸有助于放松身体和集中注意力。当你吸气时,注意你的胸部和腹部的扩张,当你呼气时,注意你的胸部和腹部的收缩。

⑦持续练习:开始时,你可能会觉得很难集中注意力。不要放弃,持续练习会帮助你掌握技巧。

(2)正念练习:教导胡先生通过正念练习(正念饮食、正念行走)来减少对疼痛的关注,提升生活质量。

①解释正念的概念:向胡先生解释正念是一种心理技能,可以帮助他更

好地意识到自己的思维和感受,而不被它们所控制。正念练习包括对当前体验的觉察,而不是对过去的回忆或对未来的担忧。

②介绍正念饮食:为了培养正念,可以从饮食练习开始。建议胡先生在吃饭时专注于食物的口感、气味和味道,留意自己的感受,不要分心于其他事物,如电视或手机。这有助于胡先生更加深入地体验食物,减少对疼痛的过度关注。

③引导正念行走:在行走时,建议胡先生集中注意力在脚接触和离开地面时的感觉,以及肌肉的运动。正念行走不仅有助于提高胡先生的觉知能力,还可以帮助他放松身体,减少疼痛感。

④定期练习:鼓励胡先生定期进行正念练习,如每天抽出 5～10 分钟进行冥想或正念行走。提醒他这不是一种任务,而是一种生活方式的选择。

⑤反馈与调整:定期与胡先生讨论他的练习体验。了解他是否觉得练习有帮助,以及他遇到的任何困难或挑战。根据反馈进行必要的调整和指导。

⑥与其他治疗结合:如果胡先生正在接受疼痛治疗或其他康复治疗,鼓励他将这些正念练习与现有治疗相结合。正念可以作为辅助工具,帮助胡先生更好地应对疼痛并提高生活质量。

⑦设置目标:建议胡先生在练习中设定一些具体、可实现的目标,例如"我想每天抽出 10 分钟进行冥想"或"我想在行走时更加专注于身体的感受"。这些目标可以帮助他更好地坚持练习。

⑧鼓励自我关怀:提醒胡先生在正念练习中照顾好自己,不要过于苛求自己。有时,疼痛可能使人们感到无助和沮丧,自我关怀是非常重要的。

⑨保持耐心与积极配合:最后,要提醒胡先生正念练习需要时间和耐心。不要期望立即看到效果,而是以积极的态度对待这个过程。

3. 家庭和社会支持

目标:增强胡先生的社会支持系统,减轻其孤独感和无助感。

方法:

(1)家庭支持:鼓励家庭成员参与心理干预,提供情感支持和日常生活帮助。

①建立沟通渠道:与家庭成员进行开放、坦诚的沟通,了解他们的想法、担忧和期望。让他们明白参与心理干预的重要性,以及他们可以扮演的关键角色。

②教育家庭成员:为家庭成员提供必要的培训和教育,让他们了解胡先

生所患疾病的基本知识、心理干预的方法和目标。这样他们就能更好地了解患者的情况,并提供相应的支持。

③提供情感支持:鼓励家庭成员给予患者情感上的支持,表达关心、理解和鼓励。帮助患者应对焦虑、抑郁等情绪问题,为患者提供一个支持和安慰的环境。

④共同参与活动:组织一些家庭活动,如户外运动、看电影或一起做饭,让患者与家庭成员有更多的互动和交流。这些活动可以增强家庭的凝聚力,为患者提供一个愉悦和放松的环境。

⑤专业支持:如果需要,可以寻求专业的心理咨询师或治疗师的帮助,为家庭成员提供指导和支持,确保他们能够有效地参与心理干预。

⑥尊重隐私:在支持患者的过程中,尊重患者的隐私和自主权。家庭成员应当尊重患者的意愿和决定,避免过度干涉或施加压力。

⑦持续教育:随着治疗的进展和患者情况的变化,不断更新家庭成员的知识和教育内容。这样他们能够更好地理解和应对患者的需要。

⑧应对挑战:在支持过程中可能会遇到各种挑战,如情绪波动、沟通障碍等。家庭成员应当保持耐心和理解,与患者一起面对和克服这些挑战。

⑨定期反馈与调整:定期与家庭成员交流,了解他们对心理干预的支持情况,以及患者的情况。根据反馈进行调整,以更好地满足患者的需求。

(2)社区资源:引导胡先生利用社区资源,得到同辈的支持。

①了解当地社区资源:了解胡先生所在社区的可用资源,例如社区中心、康复中心、志愿者组织或癌症支持团体。这些资源可以为胡先生提供必要的帮助、信息和社交支持。

②参与社区活动:鼓励胡先生参加社区组织的活动,特别是与康复和癌症支持相关的活动。这些活动是结识有着相似经历的人的好机会,可以从他们那里获得同辈的支持和理解。

③建立互助小组:如果社区内没有现成的支持团体,建议胡先生与街坊邻里一起建立一个互助小组。大家可以定期聚会、分享经验、互相支持和鼓励。

④主动交流与分享:建议胡先生主动与其他癌症康复者交流,分享彼此的经验和感受。这种互动不仅有助于获得情感支持,还可以从他人的经验中学习,加速自己的康复过程。

⑤利用线上资源:除了线下社区资源,还可以利用线上平台如社交媒体、癌症支持论坛等寻求同辈支持。网络的匿名性和便利性可能会让一些

人更愿意分享自己的经历和感受。

⑥与邻居建立紧密联系:鼓励胡先生与街坊邻里建立更紧密的联系。这种联系不仅可以提供情感上的支持,还可以在日常生活中互相帮助,例如购物、烹饪或照顾孩子等。

⑦参加康复讲座或工作坊:鼓励胡先生参加关于癌症康复的讲座或工作坊。这些活动可能由医疗专家或康复机构组织,参加此类活动可获得有用的信息和技能,同时也有机会结识其他康复者。

⑧持续的鼓励与支持:最后,持续地鼓励和支持胡先生参与社区活动和寻求同辈支持。让他知道他并不孤单,他的康复过程中有很多人愿意提供帮助和支持。

(3)女儿支持:广泛性焦虑量表(GAD-7):17分(重度焦虑);抑郁症筛查量表(PHQ-9):3分(无抑郁)。女儿学医,对父亲的病情很关注,知道一些医学常识。通过交谈,使女儿了解到自己的焦虑已影响到父亲。帮助女儿认识焦虑,邀请女儿和父亲一起进行相关的 CBT 练习,帮助其建立积极、适应性的应对策略。

①了解焦虑情绪:首先,与女儿坦诚地谈论她的焦虑情绪,让她知道焦虑是一种正常的情绪反应,但也需要得到妥善的处理。询问她为何对父亲的病情感到焦虑,以及这种焦虑是如何影响她的日常生活和与父亲的关系的。

②强调事实与医学知识:向女儿解释医学常识,强调药物产生副反应的概率以及个体差异。让她明白每个人的反应可能会有所不同,而父亲的副反应可能与他的身体状况有关。这可以帮助女儿更加理性地看待父亲的病情,减少不必要的担忧。

③引导自我觉察:邀请女儿进行自我觉察,让她意识到自己的焦虑程度以及这种情绪是如何影响她的思维和行为的。可以给她一些指导语或提供一些自我观察的问题,如"当父亲的身体状况出现变化时,我有什么反应?"或"我通常如何处理自己的焦虑情绪?"

④认知行为疗法(CBT)练习:向女儿介绍认知行为疗法的基本概念,并邀请她一起进行相关的练习。可以让她记录下自己的担忧和负性想法,然后与她一起评估这些想法的真实性和合理性。通过认知重构的方法,帮助女儿改变不合理的思维模式,培养更加理性和现实的思维方式。

⑤放松训练:教授女儿一些放松技巧,如深呼吸、渐进性肌肉放松等。这些技巧可以帮助她缓解焦虑和紧张情绪,使她能够更好地应对父亲的

病情。

⑥改善与父亲的沟通：鼓励女儿与父亲进行开放、坦诚的沟通。教给她如何表达自己的关心和支持，同时也要尊重父亲的感受和需要。帮助女儿理解，良好的沟通是建立健康关系的关键。

⑦家庭支持与合作：鼓励家庭成员之间的合作和支持。让其他家庭成员了解女儿的焦虑情况，并共同努力为她提供支持和安慰。家庭成员可以共同参与一些活动，增强家庭的凝聚力和支持系统。

⑧自我关怀与照顾：提醒女儿要关注自己的身心健康。鼓励她保持健康的生活方式，如规律作息、均衡饮食、适度运动等。帮助她学会合理分配时间和精力，以便更好地应对焦虑情绪和父亲的病情。

⑨定期评估与调整：定期与女儿进行沟通，了解她在缓解焦虑和改善与父亲关系方面的进展情况。根据她的反馈进行调整，以便更好地满足她的需求。

4. 疼痛管理

目标：通过物理和心理手段减轻胡先生的疼痛感知。

方法：

(1)物理疗法：使胡先生了解按时吃止疼药的重要性；同时可采取冷敷、热敷、局部抚触等方法，以缓解局部疼痛。

①按时吃止疼药：

·遵照医生的建议或药物的说明书，确保按时服药。如果疼痛开始缓解，不要自行减少剂量或停止服药，这可能会导致疼痛复发或需要增加剂量。

·如果忘记服药，不要在下次服药时服用双倍剂量。按照正常的用药计划继续。

·如果对某种止疼药有不良反应，立即停止使用并咨询医生。

②冷敷：

·用冰袋或冷湿布敷在疼痛的区域，每次敷 15～20 分钟，每 2～3 小时敷一次。冷敷可以帮助减少肿胀和疼痛。

·注意不要将冰直接敷在皮肤上，以免造成冻伤。应在冰和皮肤之间放置一层布或塑料袋。

③热敷：

·用热水袋或热湿布敷在疼痛的区域，每次敷 15～20 分钟，每 2～3 小时敷一次。热敷可以帮助缓解肌肉紧张和疼痛。

·注意不要将热源直接放在皮肤上,避免烫伤。

④局部抚触:

·用手指轻轻地在疼痛的区域打圈或上下抚摸,以缓解肌肉紧张和疼痛。

·使用按摩球或按摩器在疼痛区域进行轻柔的按摩。

·切忌用力过猛或使用过于刺激的按摩方式,以免加重疼痛或导致进一步伤害。

⑤注意事项:

·在进行冷敷或热敷之前,先确定患者对所使用的材料没有过敏反应。

·如果疼痛区域有伤口或炎症,建议先咨询医生的意见再进行冷敷或热敷。

·局部抚触时应避开疼痛点,以免刺激导致疼痛加剧。

·如果在使用上述方法后疼痛没有得到缓解,或者疼痛加剧或伴随其他症状(如红肿、发热、发冷、麻木等),应立即就医。

(2)心理疗法:转移注意力,如听相声、看电视剧等;疼痛重评,帮助胡先生重新评估和理解疼痛。

（三）末期

目标:帮助胡先生养成良好的睡眠习惯,缓解失眠症状。

方法:

(1)睡眠卫生教育:帮助胡先生养成良好的睡眠习惯,保持规律的作息,创造舒适的睡眠环境。同时,遵医嘱每晚九点睡前使用安定 2 mg 助眠,以改善胡先生的睡眠质量。

(2)香薰疗法:睡前使用薰衣草精油助眠。

①熏香:将 2～3 滴薰衣草精油加入水中,倒入香薰灯中,香薰灯点亮后散发出香气,有助于宁神放松、改善睡眠。

②香包:将薰衣草干花装入小布袋中,放在枕头或床边,可以散发出芳香,促进呼吸顺畅,宁神放松,帮助入睡。

③泡澡:在洗浴时,将薰衣草精油加入浴缸的热水中,或将薰衣草干花包在布袋中,放入热水浸泡片刻,可以放松身心,帮助入睡。

④滴在枕头上:睡觉时将 1～2 滴薰衣草精油滴在枕头上,使精油的香气缓缓释放出来,伴随香气入睡。

五、咨询效果

(一)来访者自评

自我感觉药物的副作用小一些了,没有之前那么疼,开始有食欲,每餐都能吃一点,晚上能睡上一觉,不再为没发生的事情每天胡思乱想。

(二)咨询师评估

经过一段时间的心理干预,胡先生的焦虑、失眠和疼痛症状得到了明显的改善。来访者能够积极面对疾病、调整心态,与家人保持良好的沟通;睡眠质量也有所提高,能够更好地应对治疗的挑战。

(三)其他评估

(1)广泛性焦虑量表(GAD-7):6分(轻度焦虑)。
(2)抑郁症筛查量表(PHQ-9):5分(轻度抑郁)。
(3)疼痛评估(NRS):1~3分(轻度疼痛)。
(4)营养筛查(NRS2002):1分,正常。

六、咨询师反思

本案例展示了肿瘤患者胡先生在疾病治疗过程中出现的心理问题及其干预措施。对于胡先生而言,除了关注其身体状况外,还需要关注其心理健康。医护人员和家属应给予胡先生适当的关爱和支持,同时也要帮助他建立积极的心态,提高生活质量。本个案中,来访者的家族关系十分融洽,三个姐姐的关爱、妻子的照顾、女儿的护理,使得其在思想上更为关注自己在治疗期间的毒副反应,造成心理上的自我暗示。在以后的咨询中更应关注胡先生及其家庭成员的心理反应。

七、后续咨询计划

住院期间对来访者的女儿只进行了一次咨询,其女儿的GAD-7为重度焦虑,未进行复评。后续通过电话帮助来访者巩固其建立的积极认知和良好的睡眠习惯;同时关注来访者女儿,在征得其同意的情况下,可为来访者女儿进行独立的个案咨询。

(案例作者:高娟)

案例 3　叙事治疗介入癌症晚期病人安宁疗护个案

一、个案信息

代女士,湖北省武汉市人,36 岁,横纹肌肉瘤治疗近两年,现癌细胞骨髓转移,治疗以缓解身体痛苦为主,已签署遗体捐献协议。

(1)健康状况:食欲不振、精神差、睡眠差、恶病质状态、体重下降,体型为无力型。

(2)个性特征:善良、外向、坚强,条理清晰,个性要强,缺乏安全感。

(3)家庭情况:与前夫存在经济纠纷,患者前夫对患者状况并不关心,患者与母亲以及哥哥存在矛盾,与父亲关系较好。目前患者身边陪护亲属主要为父亲以及前夫妹妹。

(4)经济情况:个人存款以及社会人士捐助。

二、个案评估及方案设计

(一)辅导对象需求评估

以患者自述为主,心理需求评估量表(SAS、SDS)以及心理痛苦温度计测量为辅,对患者进行需求评估。

主要需求:减轻身体痛苦,保证遗体捐献交接工作顺利进行,保证遗产按自己意愿分配。

心理需求:希望获得家人的关心与爱护,与母亲解开误会,与女儿做好告别。

心理需求评估量表结果为 54 分,轻度焦虑;心理痛苦温度计结果显示主要痛苦来源为身体痛苦。

(二)辅导目标

(1)帮助案主澄清自己的需求。

(2)缓和案主与家人之间的矛盾。

(3)协助案主与亲人朋友告别。

（三）辅导方案

采用叙事治疗的方法帮助案主构建新的叙事，重建与家人朋友之间的关系，帮助案主与家人完成"人生四道"之道歉、道谢、道爱、道别。

1. 建立专业关系

采用倾听、同理等技巧，获得案主信任，帮助案主澄清相关叙事，鼓励案主讲述自己的故事。

2. 聚焦形塑案主的故事，找到问题及需求

在案主的讲述过程中，注意案主的隐喻以及关键事件，这些往往是案主构建故事的关键，是造成问题的关键所在。

3. 帮助案主澄清自己的问题及需求

通过问题外化等方式，帮助案主找到更多的正面经验，帮助案主替换有问题的故事。

4. 重构家庭支持

运用新的经验去重塑新的故事，帮助案主找到家人之间的情感流动，重新建立家庭情感支持。

5. 完成道爱、道别

依据案主自决原则，社工按照代女士自己表达的需求，帮助代女士及家人完成"人生四道"之"道爱、道别"部分。

三、辅导过程

（一）建立专业关系

第一次病房探访，代女士精神状况良好，但身边只有护工陪护。代女士有社会工作背景，社工利用一起工作的经历打开话题。

社工："听说你住院了，本来昨天想来看看你……"

社工通过朋友式的对话让氛围更加轻松，拉近与案主的距离。

社工："之前一起工作的时候，就一直觉得你是特别能干的人，从你身上能学到很多……"

引导案主回忆过去，通过叙述过去的故事，发现新的可能，挖掘案主的优势，帮助案主为自己赋能。通过聊天，能够发现代女士具备独立自强、条理清晰、坚强有毅力等优势，继续探索灵性时刻，案主回忆起自己出去旅游、去拍美丽的照片等美好瞬间，总能获得高光体验。

（二）发掘案主需求

回归到代女士当下的情况，社工询问住院相关事宜，如有没有家人陪护。提到家人，代女士情绪明显激动起来。

代女士："我不需要他们陪，什么'人生四道'我也懂，道歉、道爱、道别……我跟他们没什么好道谢的……我平时也懒得和他们沟通，很难交流。"

代女士与家人有明显矛盾，并且缺乏情绪倾诉对象，社工鼓励案主表达自己的情绪，案主向社工倾诉自己的压力。

通过案主叙述了解到，案主家庭主要成员有女儿、父母、哥哥，主要社会关系有前夫与前夫妹妹 A，曾接受过工作单位捐款以及其他社会捐款。

代女士经常提及："我妈都没有怎么过问过我，我也不是说要钱，但起码关心一下吧，他们还觉得我生病拖累了家里，所以我跟他们没什么好道谢、道歉的……"

通过代女士的讲述，社工了解到在其成长经历中，代女士母亲可能存在重男轻女、教养资源分配不均等情况，造成代女士与家人之间的矛盾与隔阂。代女士多次提及母亲对自己关心不足，表明代女士有获得家人情感支持的心理需求。

社工："您真的是一个很坚强、内心很强大的人。但再坚强的人，内心都有柔软的部分，您还是希望家人能多关心您，对吗？"

社工利用同理、澄清等技巧，帮助代女士厘清自身需求。

社工："那对于您的女儿，您有没有什么想要留给她做纪念的？"

提及女儿，仿佛触到了代女士内心最柔软的地方，她的语气平和下来："我把钱都留给她，放在她姑姑那里，只要用在孩子身上就行。孩子太小了，什么都不懂，跟她说妈妈要离开了她也不明白什么意思。"

社工："这个年龄的孩子可能还难以理解这些，这其实也是对她的一种保护，我们可以考虑给她留一些影像纪念，等孩子长大她就会慢慢明白。"

代女士接受这一提议，表示可以拍一套写真留给女儿。

无论是与母亲之间的隔阂，还是对女儿的期盼，都强烈映射出代女士对家人的关心与情感支持的渴望。通过第一次面谈，基本厘清代女士的心理需求：家庭的情感支持，与女儿道爱、道别。

（三）第二次面谈

第二次病房探访，见到了代女士女儿以及前夫妹妹 A 女士。通过与 A

女士的交流沟通,了解到代女士在亲友眼中是一位十分要强的人,工作十分努力,生病以来都非常坚强。A女士说:"她太要强了,平时什么事都自己扛着,有时候也希望她可以依赖我们一下。"

女儿和A女士应该是代女士最信赖、亲近的人,有她们在场的情况下,代女士也更加放松。代女士也主动提起自己喜欢拍照片的事情,她说自己拍过许多艺术照,有一条非常喜欢的裙子,想穿上这条裙子再拍一组照片,当作留给孩子的纪念。

我们单独与代女士女儿聊天,引导孩子回忆与妈妈一起出去旅游的时光。

社工:"喜欢和妈妈一起出去玩吗?"

女儿:"喜欢,但妈妈生病后就没有去过了。"

社工:"妈妈生病后,你会有一点担心或者害怕吗?"

女儿:"会有一点担心。"

社工:"担心什么呢?"

女儿:"担心妈妈不能回家了。"

社工:"你很希望妈妈回家,是不是? 其实你是很爱妈妈的,一会儿去和妈妈说'我爱你',好吗?"

女儿:"好的。"

但进入病房后,因为在场陌生人较多,代女士女儿感到害羞,没能顺利地表达出爱意,于是社工代为转达:"刚才和孩子聊天,她其实有一点明白离开代表着什么,她说害怕妈妈不能回家了,自己很爱妈妈,很怀念和你一起出去玩的时光……"

在社工的帮助下,基本完成了女儿对代女士的道爱。

(四)重建家庭关系,完成道爱道别

第三次病房探访,因代女士情况急转直下,代女士的父母、哥哥均在场陪护。代女士注射过镇痛吗啡,精神状态较差,没有办法正常交流。我们对代女士说来看望她,表示我们会尽力陪伴她度过这段时光。随后我们单独与案主母亲沟通。

社工:"阿姨,代某还是很希望你能来看看她的。她真的是一位非常坚强、善良的人,之前工作中帮助了许多需要帮助的人,现在也毫不犹豫地签署了遗体捐献书,她是我们很多人的榜样。"

代女士母亲:"她从小成绩就好,是个很优秀的孩子,我们也尽心尽力地

抚养。我之前很少来看她，不是我不想，是一来没说几句就吵架。她是我的女儿，我怎么可能不心疼。她的小姑子给她'洗脑'了，挑拨我们的关系，我的女儿我怎么可能不爱。"代女士母亲情绪变得激动。

社工先安抚代女士母亲情绪，待其平静之后，社工帮助服务对象通过叙事找到新的可能。

社工："过往的误会矛盾，现在要去和代某解释，她的身体和精神状态可能会无法承受。我发现您一直提到自己是很爱女儿的，其实任何误会和隔阂都无法阻断你们之间的亲情链接。您女儿其实也一直希望能得到您的关爱，和她说一声妈妈爱你，陪着她，可能是她现在最需要的。"

代女士母亲："孩子现在这个样子，我心疼啊，也觉得以前亏待了她，我们这段时间肯定会一直陪着她，有些事情说不清楚就算了吧。"代女士母亲也从叙事中发现了新的可能，自己和女儿之间一直都有无法撼动的亲情链接，孩子此时对自己的需求可能只是简单的陪伴，自己在情感陪伴上可能有所不足。

回到病房，代女士母亲整理好情绪，在女儿耳边说道，自己会一直陪在她身边。

我们再与代女士父亲交谈。社工："女儿跟您关系应该还挺亲近的吧，她经常向我们夸赞您是一位好父亲。"

代女士父亲此时落下眼泪："跟我是还好。"

社工："看您一直在忙碌，很少表达，父爱如山，代某她也一直能感受到您的爱跟支持，所以提到您时，她是很感激的。您也可以多跟她表达您的爱和支持，她之前就说过最希望你们能多关心关心她。"

代女士父亲："那肯定，我们都会陪着她。"

代女士父亲主动向我们求助，询问有关遗体捐献的事宜。社工联系红十字会相关工作人员，获悉遗体捐献流程以及后续相关事宜，并告知代女士父亲，且承诺后续有任何疑问都可以来询问社工。

（五）第四次探访

代女士状况依旧不佳，卧床休息。代女士母亲告诉我们，代女士非常想出院回家。我们将代女士的需求转告给管床医护人员，专家来到病房展开会诊，与社工及患者家人共同商讨出院可行性。

从生理需求、身体状况、心理需求、家庭条件等多方面进行考量，代女士现在的主要需求为减轻疼痛，以及心理陪伴，在疼痛缓解的基础上尽量满足心理需求,可以办理出院回家。

在代女士出院后,本次个案辅导正式结案。

四、辅导效果

(1)帮助代女士合理安排遗体捐献对接事宜,帮助代女士以艺术照的形式作为纪念与亲人朋友告别。

(2)帮助代女士女儿、母亲、父亲完成与代女士的道爱。重新建构家庭支持,在代女士生命的最后时光,有家人陪伴在她身边。

(3)其他评估:由于后期案主身体状况较差,患者心理需求量表的后测不易进行,暂未进行其他评估。

五、咨询师反思

安宁疗护是一种综合性的医疗服务,旨在给那些患有严重疾病或末期疾病的患者提供支持。它的目标是通过控制疼痛和其他不适症状,提供身体、心理、社交和精神上的支持,以改善患者的生活质量。

安宁疗护通常由一支专业的多学科团队来提供,包括医生、护士、社工、心理咨询师和志愿者等。这个团队会根据患者的需求和偏好,制订个性化的治疗计划,以满足患者和家属的需求。

安宁疗护的服务范围包括但不限于疼痛管理、症状缓解、心理支持、临终关怀、家庭支持、康复护理和丧失支持等。它可以在医院、护理院、终身关怀机构或患者家中提供。

安宁疗护的目标是帮助患者在生命最后阶段获得尊严、舒适和尽可能高质量的生活。它也提供给患者家属以情感支持和指导,帮助他们应对丧失和悲伤。总之,安宁疗护是一种关注者整体需求的综合性医疗服务,旨在提供身体、心理、社交和精神上的支持,以改善患者和家属的生活质量。

本案例中,社工首先帮助案主挖掘自身真实需求,并且依据案主自决原则,帮助案主及其家人完成道爱、道别。社工采用了叙事治疗理论,在代女士的叙事中找到关键问题所在,并且将问题外在化,寻找新的可能。比如在矛盾之外亲情的链接,以此重新建立关系,完成道爱与道别。

此外,在个案辅导过程中,社工做到了与医护人员及时联动,共同维持案主身心平稳态势,及时沟通,从多方面考量,商讨制订干预方案。

六、后续辅导计划

第一,与案主的家人朋友等主要关系网络接触不足,与案主的家人没有建立很深的信任关系,导致社工在案主家庭关系层面无法掌握完整真实的信息。例如在母女矛盾方面,案主与案主母亲的说辞有很大的出入,但当时案主身体状况欠佳,不适合在此方面深入展开。

第二,没有介入案主婚姻部分,案主与前夫还涉及孩子抚养纠纷等问题,但因涉及法律专业知识,以及案主病情变化危机,社工暂时不便深入。

第三,缺少可量化的结果评估。

针对以上问题我们可以从以下方面进行改进。

第一,与医院科室建立更畅通的信息沟通渠道,在必要情况下,给予医务社工同等权限,查看案主个人信息,及时获知案主家庭情况。建立专业的病患家属沟通渠道,与家属和与案主间的沟通同时进行,同时建立信任关系。

第二,建立法律咨询平台,方便有此方面需求的案主获得帮助。

第三,建立出院后社工随访机制,随时跟踪案主近况,以保证干预有效,巩固干预效果。

(案例作者:曹李耘　杨智丽)

案例 4　促进青少年复杂性淋巴瘤患者家庭关系改善的个案实践

一、个案信息

(一)来访者基本情况

文军(化名),男,50 岁,现无业,之前打工。家在湖北省荆州市,重组家庭,3 个孩子(跟现在的妻子生了 2 个孩子),现在的妻子多年前离家出走。最小的孩子为男孩,14 岁,现得了脑部淋巴瘤,今年 10 月在同济医院做过两次手术,在 ICU 住了 10 天后转到省肿瘤医院,转来时一直昏迷未进食,营养状况、身体状况均较差。孩子住院至今 2 月有余,来访者一人承担基本护理。家庭没有办理医保,一直自费治疗,花销巨大。

关于孩子病情,孩子从意识不清到清醒,从插尿管到自主排尿,从吊营养液到自主进食,整体情况有所好转,但失明和半身瘫痪会伴随终生。孩子头部肿瘤无法完全消除,继续治疗花费巨大且无法保证有效果,来访者经济负担重,不继续治疗只能让孩子维持现状,需要家人长期照顾和支持。

(二)来访者主诉

面临两难的选择,来访者无法做出继续治疗或者放弃治疗的决定。来访者自述对孩子的病情发展感到心痛和困惑,同时承受着巨大的责任和压力。他认为孩子的病是自己的报应。他试图在为孩子做出正确决策的同时,寻求情感支持和理解。

(三)来访者自我陈述

我对下一步治疗的决策感到非常难以决定。这个孩子是我三个孩子中最亲近我的、最像我的一个。我对他付出了最多的关爱和精力,所以我很难割舍。我无法完全放弃治疗的想法,但是我也看不到治好的希望,而且经济上的压力也让我坚持不下去。有时候,我也意识到我不能打孩子,但是我嘴里总是会不由自主地说出伤人的话。我发现自己总是在动手伤害他,当我看到他不听话时,我甚至会辱骂他快点去死。我知道我这样做是不对的,但是我无法控制自己的情绪。我感觉自己陷入了困境,不知道该如何是好。

(四)外部信息

咨询师观察:来访者衣着整洁、面露疲惫,自述过程中伴有哽咽,声音洪亮,情绪较激动,语言表达流畅。

医护反映:来访者晚上会情绪失控,对孩子发脾气,有时伴有肢体暴力。

二、来访者心理评估

(一)心理测验结果

广泛性焦虑量表(GAD-7):分数为 12 分,显示中度焦虑。

患者健康问卷(PHQ-9):分数为 14 分,显示中等或较高水平的抑郁。

(二)评估依据

(1)来访者当前存在的问题:面临重大决策,承受巨大心理压力,伴有焦虑和抑郁症状,还有轻微暴力倾向。

(2)诊断依据:根据来访者的主诉和自我陈述,存在决策困惑和情绪控制的问题。

（三）原因分析

（1）心理因素：作为父亲，面对孩子病情的变化和治疗选择的困难，来访者感到内心焦虑、挣扎和痛苦，希望能为孩子做出最好的决策。

（2）社会因素：孩子的病情和治疗对家庭造成了巨大的心理、情感和经济压力，来访者不仅面临着照顾孩子的责任，还需要承担家庭的经济负担和社会期望，这给他带来了沉重的负担。

三、心理咨询方案

（一）咨询目标

（1）近期目标：帮助来访者减轻焦虑和抑郁的症状，增强心理应对能力，使其能够做出决策并承担责任。

（2）中期目标：改变来访者的错误认知，将孩子疾病原因外化；加强来访者与孩子之间的情感交流和理解，提高家庭成员的情感支持能力。

（3）长期目标：对来访者进行行为矫正，帮助来访者建立稳定的情绪和积极的心态，提升家庭的整体幸福感和稳定性。

（二）咨询方法

情绪疏导、认知重构、情感陪伴、沟通技巧培训、心理资源建设。

（三）咨询设置

根据以上评估结果与初步形成的咨询目标，确定 6 次左右的咨询计划，每周 1～2 次，每次 1～2 h。第 1～2 次收集来访者基本资料，了解来访者背景、影响其生活的重大事件，以及引发他心理困惑的相关事件的具体细节等。第 3～4 次进行情绪宣泄、认知调整及心理能量的激发。第 5 次进行行为矫正。第 6 次进行咨询总结与相互反馈，并结束咨询。咨询在医院欣然心理工作室进行，面向全院医患免咨询费。

四、咨询过程

（一）第一阶段（第一、二次咨询）

咨询目标：建立咨询关系。收集来访者基本信息，初步评估问题类型及严重程度,确定问题产生原因并制订咨询方案。

方法与技术原理:参与性技术(提问、倾听、鼓励、共情等)、音乐放松法。

来访者由护士长转介,有一定的求助意愿,这为咨询关系的建立提供了前提。在第一次咨询时,来访者签订知情同意书(来访者须知)、咨询保密协议和生命安全承诺书,心理咨询师向来访者阐明双方的责任、权利与义务,并向来访者解释心理咨询过程中涉及的保密原则及保密例外情况。

在心理咨询过程当中,首先,咨询师使用倾听、真诚、共情、无条件积极关注等咨询技巧,并借助音乐放松椅给来访者提供积极的支持与安全的宣泄环境,让来访者的情绪得到稳定。然后,心理咨询师慢慢引导来访者主动讲述他面临的困境及相关信息。

在第一次咨询中主要收集了来访者目前在孩子治疗抉择上面临的困惑等相关信息。咨询师了解到来访者孩子的病情,以及来访者面临的两难选择,得知来访者经济条件较差,孩子看病花销巨大已然支撑不起,但来访者又不愿意轻易放弃。来访者在讲述自身经历的过程中曾出现哽咽等情况,此时咨询师静静陪伴,停止提问,让来访者将内心的委屈和难受宣泄出来,等到来访者情绪发泄完之后继续了解来访者情况。在第一次咨询结束后,来访者填写了 GAD-7 和 PHQ-9,并预约第二次心理咨询时间。

第二次咨询进一步巩固咨询关系与收集来访者资料,咨询师针对第一次咨询中的一些问题进行具体化的提问。在第二次咨询中主要收集了来访者的家庭背景信息。咨询师了解到来访者复杂的家庭背景,其与离家出走的妻子关系紧张,言语间透露出对妻子的仇恨,此外,来访者为了给孩子看病拉黑了最好的朋友。来访者表示生活被孩子病情打乱,什么都没有了。

通过收集来访者的基本资料,初步评估来访者的主要问题为:面临重大决策,承受巨大心理压力,伴有焦虑和抑郁症状;易怒,自我调节情绪能力欠缺;不会沟通,缺乏沟通技巧。在来访者提供基本资料与宣泄情绪后,咨询师与来访者一起确立咨询目标。

(二)第二阶段(第三、四次咨询)

咨询目标:帮助来访者宣泄负面情绪,修正错误的认知信念,建立合理认知方式,引导来访者寻找自身优势,激发解决问题的能量,掌握积极的情绪管理方法,重建与孩子的关系。

方法与技术原理:倾听、接纳、情感反馈、情感解码、焦点解决短期治疗、认知重构。

咨询师倾听来访者的感受和想法,帮助他厘清头绪,减轻焦虑和抑郁情绪。咨询师采用非指令性的倾听方式,给予来访者充分的时间和空间表达他的感受、忧虑和困惑。咨询师细心倾听、重复确认和体察来访者的情绪,帮助他感受到被理解和接纳。咨询师提供情感支持,倾听和关注来访者痛苦情绪的表达。咨询师通过情感反馈、情感解码等技巧,帮助来访者识别和理解自己情绪背后的需求和价值观。咨询师鼓励来访者表达情感,释放内心的压力,找到情感宣泄的途径。

焦点解决短期治疗将来访者视为有潜力的个体,认为每个个体都有能量、智慧及经验去改变,强调问题解决的关键性而非寻找问题产生的原因。在本案例中,由于来访者家庭情况差,孩子卧病在床,来访者压力大且无法排解,遇到情绪及其他问题时,无法及时得到社会支持,引发一系列的情绪及行为问题。通过焦点解决短期治疗的预设性询问和赞许、例外询问等技术,引导来访者发掘自身的闪光点与成功的经验,强化他具有的潜能与优势,帮助他树立解决问题的信心与积极的态度,最终让来访者找到其他的社会支持资源,掌握合理宣泄情绪的方法,并尝试运用自身能量去解决问题。在这次咨询过程中,咨询师让来访者回顾以往的经验,从以往的成功经验中挖掘他的潜能,用事实引导他看到问题解决的可能性。来访者讲述到,自己买了输液报警器,供孩子输液时使用;让孩子咀嚼小馒头,因为可以促进脑部血液循环,利于肿瘤缩小。此外,咨询师了解到来访者社会经验丰富,跟医生主任很熟悉,已经争取到了部分费用减免等。在此过程中,咨询师引导来访者认识到自己的优势和资源。咨询师会提供反思问题,鼓励来访者回顾自己的过往经验,发现自己在面对困境时的积极因素和能力,从而增强他的自信心和决策能力,相信他可以做出最合适的决策。

同时,咨询师与来访者一起探索和调整负面的思维模式,帮助来访者挑战消极的自我评价和对局面的悲观解读,引导他寻找更积极、灵活的认知方式。咨询师提供一些认知技巧和练习,例如积极的自述、替代性解释和情境重构,帮助来访者以更积极的方式看待问题和寻找解决方案。

（三）第三阶段（第五次咨询）

咨询目标:帮助来访者掌握沟通技巧,促进行为矫正,传达对孩子的爱,促进父子情感流动。

咨询师为来访者提供了一些沟通技巧,例如倾听和表达关心的方法,引导来访者与孩子建立有效的沟通方式,促进情感交流和理解,帮助父子之间更好地理解和支持彼此。

面对来访者对孩子的言语和肢体暴力,在前面的咨询中,咨询师首先为来访者打造了安全和信任的环境,建立了共同合作的基础,使来访者感受到咨询师对他的理解和接纳。在来访者感受到咨询师的理解和接纳后,咨询师以非指责和非评判的态度,理解来访者的困扰和挣扎,同时也表达对暴力行为的反对。其次,咨询师帮助来访者认识到暴力行为的成因和对孩子的影响,引导他探索和识别自己的情绪和情感反应;帮助来访者增强觉察力,使他更加敏锐地察觉自己的情绪和冲动,并提醒他在出现暴力冲动时采取适当的行为控制措施。接下来,咨询师提供情绪调节技巧的培训,帮助来访者学习更健康的应对方式。咨询师教授来访者一些保持冷静的方法,例如深呼吸、思维转换和分散注意力等。咨询师还帮助来访者识别和应对爆发性的情绪,例如愤怒和挫败感,提供一些应对策略,如情绪释放和情绪调节的技巧,帮助来访者控制冲动和暴力行为的发生。最后,咨询师帮助来访者探索和培养替代性的行为和应对方式。咨询师与来访者一起讨论和制订替代行为的计划,例如采用积极的沟通方式、使用冲突解决技巧、运用父子互动的策略等。咨询师通过角色扮演和行为练习的方式,帮助来访者在模拟情境中应用新学到的技巧,加强替代行为的培养。

咨询师向来访者传达了孩子的情感,以帮助来访者理解孩子的内心和情感需求。咨询师告知来访者,与孩子私下沟通过,并向来访者转达孩子的话,无论来访者做出怎样的决定,孩子都不会责怪他,都会支持和理解他。咨询师帮助来访者理解孩子的想法,建立父子之间的情感连接,强化父子之间的亲密和支持关系。

(四)第四阶段(第六次咨询)

咨询目标:巩固前期咨询效果,结束所有咨询。

方法与技术原理:鼓励、内容反应、情感反应等参与性技术与内容表达、情感表达等影响性技术。

第六次咨询,咨询师首先询问来访者近期的感受与遇到的事情,他表示自己对孩子是否继续治疗已经有了决断,每次情绪不稳定时也学会了采用一些方法进行控制,和孩子的关系也更加紧密。咨询师引导来访者思考自己与孩子关系的变化及在关系变化的过程中自己的成长与收获。最后咨询师总结来访者的变化与成长,并鼓励他继续保持积极的态度去面对未来所遇到的问题。

五、咨询效果

(一)来访者自评

来访者逐渐感到内心的压力减轻,情绪更加稳定,对孩子的状况和治疗也更有信心和明确的想法。

(二)咨询师评估

来访者积极参与咨询,表达出对咨询过程的认可和满意,逐渐学会面对困境的健康方式和积极应对策略。

(三)其他评估

据科室人员讲述,来访者对孩子的打骂明显减少,对医护人员的检查也更加配合。

六、咨询师反思

咨询师认为该案例咨询有效满足了来访者的需求和目标,但仍有改进的空间。咨询师认为,该案例如果辅以整个家庭系统的介入,将达到更好的咨询效果,可帮助来访者与其他家庭成员润滑关系,让其他家庭成员为来访者与孩子关系的改善以及重要医疗决策提供更多的支持。这包括家庭治疗、亲子训练和家庭教育部分的介入,以增进家庭成员之间的情感连接和互动。

七、后续咨询计划

根据后续来访者的需要和咨询评估的结果,咨询师制订后续咨询计划。这包括巩固和拓展已有的咨询成果,进一步提供情感支持和心理疏导,进一步加强来访者心理资源建设,帮助来访者发现和发展内在的心理资源,培养应对困境的能力和策略,增强自我调适能力,以及帮助来访者增强继续应对困境的信心和持续改善与孩子的关系。咨询师还可以考虑与其他专业人员和社区合作,以提供全面的支持和帮助。咨询的频率和时长可以根据来访者的需求和咨询师的建议进行调整。

(案例作者:曹李耘 刘卓雅)

案例 5　意义疗法重建卵巢癌患者生活意义

一、个案信息

(一)来访者基本情况

(1)基本信息:来访者王女士,女,武汉人,36 岁,汉族,硕士,企业工程师,负责部门业务管理工作;已婚,育有一子,5 岁半,上幼儿园。2021 年 4 月诊断为卵巢癌,接受手术及化疗后,目前口服靶向药物,精神、食欲、睡眠尚可。生活方式简单传统,业余爱好是与朋友聚会。生病之前工作认真负责,很投入,所以把自己搞得比较忙,精力有些透支,觉得自己的病可能与劳累有关。对个案初始印象:性格开朗、热情,言行举止落落大方。衣着整洁得体,偏传统打扮,语速适中,善于表达,思维清晰有条理,求助动机强。

(2)家庭情况:武汉本地人,家在市区中心地段,经济条件良好,家中独女,与父母关系良好,来访者觉得自己比较听父母的话,相处模式是父母控制型。夫妻关系融洽,与公公、婆婆同住,虽反感婆婆控制着家里的大小事,但没有起过正面冲突。无家族精神病史。母亲 2020 年 4 月确诊卵巢癌,2020 年 9 月治疗结束,2021 年 5 月肿瘤标志物升高,但没有发现新的病灶,拒绝继续接受化疗。母亲住院期间都是来访者陪伴照顾,对母亲的病情很清楚。

(3)教育经历:一直在武汉求学,老师、同学关系良好。

(4)重要生活事件:2021 年 4 月诊断为卵巢癌Ⅲ期。母亲在自己确诊前一年诊断为卵巢癌。生病后曾有过不想活的念头,没有过自杀计划和准备,自杀风险评估为低风险。

(二)来访者主诉

(1)来访者主要问题。

①感觉生活很压抑:越来越觉得(特别是生病以后一直在家里休息,与公婆相处时间比较多)与公公婆婆生活在一起很压抑,有被控制的感觉,有

时候觉得喘不过气来,特别是婆婆对自己的生活方式、教育孩子的方式干涉很多。婆婆对自己的病情看似很淡定,付出很多,努力让整个家庭保持原来的秩序,但自己觉得很累。典型触发事件:有一次带儿子出去玩,回家后儿子就想上床睡觉,但儿子身上有汗,婆婆要求儿子洗澡后才能上床,儿子不愿意,自己也表示让儿子先睡,但婆婆坚持让儿子先洗澡,还拉扯儿子的衣服,自己感觉很不舒服,但因不想跟婆婆起冲突,最后还是顺从了婆婆。这件事让自己很生气,担心儿子以后会和自己一样感觉压抑,觉得自己作为妈妈保护不了自己的孩子,担心婆婆的控制会影响孩子的成长。这让自己经常心情不好,担心会影响病情,每周有1～2次情绪波动比较大的时候。

②感到生活缺乏意义:觉得生病以后什么都做不了,每天吃药,定时看病,每天为了活着而活着,不适应现在"无为"的状态,对什么都不感兴趣。

(2)对来访者的影响:情绪低落、压抑,有时候想喊叫,出去一个人大声喊一下会觉得舒服很多。睡眠尚可,食欲欠佳(可能与吃靶向药有关)。认知功能正常,无明显异常行为表现,家庭社会关系未明显受损。

(3)来访者应对措施:压抑的时候选择不待在家里,外出放松,和朋友聚会,或者独自出去逛逛。

(4)来访者期望通过咨询达到的目标:调整心态和情绪状态,改变当下生活状态。

(三)外部信息

来访者有心理咨询的需求,查询到医院有心理工作室,遂主动前来咨询,通过心理工作室工作人员预约咨询师。

二、来访者心理评估

(一)心理测验结果

(1)心理痛苦温度计(DMSM):第一次咨询使用心理痛苦温度计测评,来访者心理痛苦6分(中度)。痛苦原因包括:①实际问题,无时间和精力照顾孩子、做家务和工作;②交往问题,与婆婆相处;③情绪问题,悲伤、担忧,对日常活动丧失兴趣;④身体问题,进食、恶心、性、皮肤干燥。

(2)广泛性焦虑量表(GAD-7):9分(轻度焦虑)。

(3)抑郁症筛查量表(PHQ-9):13分(中度抑郁),患者曾经有短暂的自杀意念,但并没有计划和行动,自杀风险评估属低风险。

结合咨询师对来访者的访谈及临床观察和量表测评的结果,评估来访者的心理痛苦为中度,有焦虑和抑郁情绪,心理社会功能未明显受损,日常认知行为在正常范围内。

（二）评估依据

（1）来访者当前存在的问题:患者心理痛苦中度,主要与家庭关系不和睦、觉得生活无意义有关;焦虑自评轻度,抑郁自评中度,主诉睡眠、精神、食欲尚可。

（2）诊断依据（诊断仅限具有医师资格的申请者撰写）:案主虽有焦虑、抑郁情绪,但未影响日常心理社会功能,未转介给精神科医师,故无精神科诊断信息。

（三）原因分析

1. 心理因素

（1）根据认知行为理论的观点,来访者的认知活动在心理或行为问题中发生作用。本案例中,来访者的焦虑、抑郁情绪与其对疾病的认知相关,其对疾病原因的解释过于片面和绝对化,导致对未来过度担忧,主要体现在觉得自己的病与自己不好的情绪相关。来访者生病以后重新审视自己和婆婆的关系,无法忍受婆婆对家庭的控制,受不了的时候会找个地方大声喊叫,她担心这样的情绪状态会影响身体,同时担心婆婆的控制会影响孩子的成长,也担心孩子和自己一样（就像自己和妈妈一样的命运）会生病,导致内心有很深的担忧。

（2）根据存在主义心理学的观点,来访者原有的生活状态被打破,生存意义受损:①来访者工作一直很努力、很拼,干得比较出色,得到上级领导和同事的信任,其看重工作的价值和意义,但因疾病暂时不能工作,意义来源受阻,导致意义感缺乏。②生病以后,"自己是个癌症病人"的背景音乐总在提醒来访者,她担心疾病复发,觉得自己可能活不了多久,努力也没用;来访者不习惯待在"无为"的灰色地带,现在感觉生活失去控制,也无希望感,觉得生活没有什么意义。

2. 社会因素

来访者原生家庭的偏控制型的教养方式,导致来访者自小很听话、顺从,导致她在人际关系（特别是家庭关系）当中没有勇气表达和坚持自己的想法,总选择忍耐。生病之前,来访者主要关注工作,生病后她有更多时间在家里与孩子和长辈相处,家庭关系问题便凸显出来,婆婆在家里掌控大小事务,来访者的想法和感受不被重视,因此很压抑。

三、心理咨询方案

(一)咨询目标

(1)近期目标:建立咨询同盟关系,缓解来访者压抑的情绪。

(2)中期目标:缓解来访者对疾病复发的担忧。

(3)长期目标:帮助来访者重建意义感。

(二)咨询方法

(1)运用倾听、共情、无条件积极关注、鼓励、发现来访者的积极资源等基础技术和态度,帮助来访者宣泄、稳定情绪,建立良好的咨访关系,达成治疗同盟。

(2)陪伴来访者探索压抑的原因和可行的解决办法。①导入认知三角,帮助来访者认识到自己的情绪变化与认知的关系。对于来访者认知绝对化、灾难化的部分(被婆婆控制可能会导致儿子以后顺从、压抑,像自己一样),帮助来访者认识到想法不一定是事实,从而缓解焦虑情绪。建议来访者在生活中有意识地觉察自己的自动化思维,发现这些自动化思维与自己情绪的关系,主动做出自我情绪调整。②鼓励来访者在人际关系(与婆婆的相处)中表达自己的感受和想法,从感受层面与婆婆沟通,获得理解,从而改善相处模式,帮助来访者在人际关系中逐渐获得自主和设立界限。③探索来访者的原生家庭的教养模式,帮助来访者了解自己人际关系问题的原因和根源,更好地应对当下的困扰。

(3)导入意义疗法中的意义来源(即通过工作、通过爱、通过受苦)部分,与来访者探讨无意义的原因和寻求意义的方法。①尝试回到工作岗位,做力所能及的工作,找回生活掌控感,减轻担忧、悲伤的情绪,"我是一个癌症病人"的背景音乐的音量可能会越来越小。②与家人、朋友、同事建立更多链接和互动,从关系中获得意义感。③体会疾病是如何推动自己成长的,例如患病后自己更关注身体、关注情绪,更珍惜与亲人在一起的时光。这些都是生命的馈赠。

(4)适应—重建:共情来访者的哀伤、恐惧和担忧,帮助其接纳患病的事实,接纳自己的各种情绪,学会和适应在灰色地带生活;和来访者一起探讨如何重建患病后的生活,例如针对复工可能面临的困难制定预案。

(三)咨询设置

在第一次咨询中,与来访者讨论了咨询设置,初步定为 6 次咨询,后期根据目标达成情况及来访者意愿再行调整。

四、咨询过程

(1)咨询师所采取的干预策略:①基础干预技术,包括倾听、共情、澄清、正常化等,帮助来访者探索问题、稳定情绪;②教育性干预,包括疾病及用药相关教育,改变来访者对疾病的不正确认知;③导入认知三角,让来访者了解情绪、想法和行为的关系,认识到有些想法不一定是事实,自身认知可能绝对化或片面化,在生活中保持自我觉察,进行认知调整;④意义疗法,发现和创造意义。

(2)所进行的各种咨询活动:①建立良好的咨访关系,达成同盟;②收集资料,聚焦主要问题,共同探讨咨询目标;③不良情绪正常化,自杀风险评估;④探讨如何改变与婆婆的沟通模式,可能遇到的困难与解决办法;⑤病人角色适应;⑥讨论回归工作岗位的困难和解决办法;⑦讨论调节情绪的方法;⑧多角度看待婆婆的行为,看到婆婆对家庭的付出和对子女的爱;⑨讨论复工的焦虑和解决办法。

(3)咨询聚焦的内容:情绪与疾病的关系、家庭关系、对疾病的担忧、生活的意义、复工的困扰。

(4)来访者在咨询中的感受、经验与态度:感到咨询对自己有帮助,从咨询过程中受到启发并有所领悟,每次咨询后会做出一些改变,再次咨询时回顾近况、聚焦当下问题。

(5)症状或问题的改善或变化:①来访者跟婆婆相处时不再感觉那么压抑,婆婆的言行有时候会让她有点不舒服,但没有以前强烈,来访者主要是从认知层面进行调整,觉得婆婆这么做也是为小家和自己好,不再考虑一定要和婆婆分开住;②我是个病人的"背景音乐"音量变小,来访者不像以前那样想通过喊叫来发泄。

(6)咨询/治疗关系:咨访关系良好,来访者对咨询师持信任态度,咨询过程中认真投入,咨询师和来访者有共同的咨询目标,达成治疗同盟。

五、咨询效果

(一)来访者自评

来访者感觉压抑的状况有所减轻,能调整自己的情绪,但仍在坚持做自己和迁就他人的纠结之中。活着的意义仍是主要议题。

(二)咨询师评估

来访者掌握了自我调节情绪的方法,能应对日常情绪变化,能适应复工后的生活。

六、咨询师反思

(一)对咨询目标是否达成的思考与分析

①咨询师与来访者达成治疗同盟关系;②来访者在日常与家人沟通中能通过认知调整来改善压抑情绪;③来访者通过认知调整、日常放松等方法来缓解对疾病复发的担忧,担忧处于可控状态;④来访者已经复工,主诉上班能分散对疾病的注意力,也感受到自己生病以后仍然可以创造价值。

(二)对咨询过程的评价与反思

咨询过程中咨访关系稳定。每次以聚焦问题、探索解决问题的方法为基本工作思路,能运用有效倾听的技巧及非语言交流方式等促进来访者探索自我。

七、后续咨询计划

聚焦生存意义,找回生活的平衡。

(案例作者:黄燕华)

案例 6 中度抑郁胃癌患者的情绪疏导及心理支持建设

一、个案信息

(一)来访者基本情况

武先生,男,67 岁,汉族,籍贯湖北省孝昌县,已婚。

来访者 2023 年 9 月 14 日在湖北省肿瘤医院诊断胃恶性肿瘤,在该院腹部肿瘤内科一病区进行化疗及靶向治疗。其求助时正值第一次化疗结束,准备进行第二次化疗,但因为各种指标未达标,还不能进行第二次化疗。来访者家庭成员有老伴和三个儿子,大儿子和二儿子已成家生子,需要工作养家,老伴在家务农及照顾孙子,皆无时间照顾来访者,小儿子未婚、在外打工,知晓来访者患病后便辞工回家照顾来访者。来访者住院付费方式为新农合,住院期间费用由三个儿子共同承担。

(二)来访者主诉

难以入睡,难以集中注意力,焦虑,坐立不安,感觉对不起家人,总觉得有不好的事情发生,想过自杀以减轻痛苦及家人负担。

(三)来访者自我陈述

我前段时间种玉米,然后玉米一个都没有成熟,我就知道我要倒大霉了,肯定有不好的事情要发生了,果然我就确诊为癌症了。得了癌症之后,好像整个人都不好了,以前我是一家之主,家里大小事情都是我做主,现在感觉自己一瞬间老了,需要人伺候了。小儿子还没结婚,治疗费用又高,虽然他们都说不让我出钱,但是孩子们都要养家,我没给他们创造多少东西反而拖累他们,真想一死了之。身边人都劝我想开点,但是我想不通,为什么我会得癌症?我一直以来身体非常好,从未去过医院,怎么会这样?第一次化疗后回家,总是干呕、没食欲,觉得自己病情越来越严重。这样真的太痛苦了,真不如一了百了。

(四)外部信息(是否转介/主动求助)

家属反映:父亲患病后经常沉默发呆,和家里亲友打电话时经常哭泣,这次本来拒绝来医院,是家人强制要求其来院治疗的;在家里多次与父亲沟通,让他不用担心钱,专心治疗,感觉没有用,无法和父亲进行有效沟通(这是小儿子反映的来访者情况,是小儿子主动找到护士,希望有人能开导一下他的父亲)。

病房病友反映:爹爹经常发呆,主动跟他讲话他就笑笑或者叹气,无更多回应。

医护人员反映:爹爹很少主动和医护人员沟通,主动跟他沟通也只是短句回应,无过多交流。

咨询师观察：来访者身体瘦小，衣着整洁，坐在床上看向窗外，一言不发。

二、来访者心理评估

（一）心理测验结果

心理痛苦筛查工具（DMSM）：分数为 6 分，主要问题表现在无时间精力做家务、经济问题、人际交往问题以及恐惧、担忧、疲乏、消化不良、手脚麻木。

广泛性焦虑量表（GAD-7）：分数为 19 分，显示重度焦虑。

抑郁症筛查量表（PHQ-9）：分数为 13 分，显示中度抑郁。

（二）评估依据

（1）来访者当前存在的问题：有自杀意念、角色转变困难、承受巨大心理压力，伴有焦虑和抑郁症状。

（2）诊断依据：根据来访者的主诉和自我陈述以及照顾者反映，来访者存在焦虑和抑郁的问题。

（三）原因分析

（1）心理因素：作为来访者，对于自己身患重病，内心感到悲伤、焦虑、担忧，有无意义感。

（2）社会因素：来访者认为自己的病情和治疗对家庭造成了巨大的心理、情感和经济压力。来访者身患重病，不仅要适应治疗带来的副作用，还需要面对角色的突然转变，这给他带来了沉重的负担。

三、心理咨询方案

（一）咨询目标

（1）近期目标：与来访者达成有自杀意念就向咨询师求助的协议，帮助来访者减轻焦虑和抑郁的症状，增强心理应对能力。

（2）中期目标：改变来访者的错误认知，将自己得病原因外化；加强来访者与家人之间的情感交流，提高家庭成员的情感支持能力。

（3）长期目标：对来访者进行行为矫正，帮助来访者建立稳定的情绪和积极的心态,提升家庭的整体幸福感和稳定性。

(二)咨询方法

情绪疏导、认知重构、情感陪伴、沟通技巧培训、心理资源建设。

(三)咨询设置

根据以上评估结果与初步形成的咨询目标,确定3次左右的咨询计划。每周1次,每次1~2h。第1次收集来访者基本资料,了解来访者背景、影响其生活的重大事件,以及引发他心理困惑的相关事件的具体细节等,跟来访者达成有自杀意念就向咨询师求助的协议(告知来访者咨询师微信以及电话)。第2次进行情绪宣泄、认知调整及心理能量的激发。第3次进行行为矫正,总结与相互反馈,并结束咨询。咨询在腹部肿瘤内科一病区护士办公室进行。

四、咨询过程

(一)第1次咨询

咨询目标:建立咨询关系。收集来访者基本信息,初步评估问题类型及严重程度,确定问题产生原因并制订咨询方案。

方法与技术原理:参与性技术(提问、倾听、鼓励、共情等)。

来访者家属主动求助,来访者本身有一定的求助意愿,为咨询关系的建立提供了前提。在第1次咨询时,来访者签订知情同意书(来访者须知),心理咨询师向来访者阐明双方的责任、权利与义务,并向来访者解释心理咨询过程中涉及的保密原则及保密例外情况。

在心理咨询过程当中,首先,咨询师使用倾听、真诚、共情、无条件积极关注等咨询技巧给来访者提供积极的支持与安全的宣泄环境,让来访者的情绪得到稳定。然后,心理咨询师慢慢引导来访者主动讲述他面临的困境及相关信息。

在第1次咨询中主要收集到以下信息:来访者目前担心自己病情恶化,家属及医生有意隐瞒,没有告知自己准确信息;担心人财两空,有自杀意念。了解到来访者第一次化疗后出现干呕、食欲下降的症状,觉得自己时日不多,不想拖累孩子,有自杀意念。管床医生以及家属告知来访者,干呕和食欲下降是化疗的副作用,从检查结果来看癌胚抗原在下降,治疗效果还是可以的,但来访者觉得这是医生和家属联合起来骗他治疗的借口。咨询师在与医生沟通后,带患者亲自查看他的两次检查结果,发现癌胚抗原确实在下降,澄清事实,并与患者达成协议——有自杀意念就向咨询师求助;对于干呕及食欲下降的症状,告知来访者这是正常的化疗副作用,如果觉得副作用很严重,影响到日常生活,可以跟医生沟通,采用各种方法来缓解副作用。此外,咨询师鼓励来访者与病友多交流,了解别的病友是否有相同副作用以及在日常生活中如何缓解该副作用,来访者表示愿意尝试,但是持怀疑态度。在第 1 次咨询结束后,来访者填写了心理痛苦筛查量表(DMSM)、广泛性焦虑量表(GAD-7)和抑郁症筛查量表(PHQ-9),并预约第 2 次心理咨询时间。

(二)第 2 次咨询

咨询目标:帮助来访者宣泄负面情绪,修正错误的认知信念,建立合理认知方式,引导来访者寻找自身优势,激发解决问题的能量,掌握积极的情绪管理方法,适应被照顾者的角色。

方法与技术原理:倾听、接纳、情感反馈、认知重构。

第 2 次咨询进一步巩固咨询关系与收集来访者资料,咨询师针对第 1 次咨询中的一些问题进行具体化的提问。在第 2 次咨询中主要收集了来访者的家庭背景信息。来访者讲述了自己的家庭以及社会背景:家里三个儿子,老大、老二已经成家并育有孩子,老三一直在外打工,没有成家,老伴主要在家务农和照顾孙子;自己高中毕业,以前当过村支书,养过很多家畜,种过很多蔬菜瓜果;当村支书时,因为自己文化水平高(说到这里时,来访者不自觉笑了一笑),村里的人有任何事情都找自己帮忙,找自己咨询农作物种植方法。但是自从村里人得知自己患有癌症以后,感觉大家都在以一种怜悯的目光看着自己,自己也不愿意出门,只想待在家里。来访者还提到,自己 6 月份种的玉米,到后来颗粒无收,觉得这是一种预示,预示自己要倒霉。

通过收集来访者的基本资料,初步评估来访者的主要问题为:角色转变不适应,承受巨大心理压力,伴有焦虑和抑郁症状。

咨询师倾听来访者的感受和想法,帮助他理清头绪,减轻焦虑和抑郁情绪。咨询师采用非指令性的倾听方式,给予来访者充分的时间和空间表达他的感受、忧虑和困惑。咨询师细心倾听、重复确认和体察来访者的情绪,帮助他感受到被理解和接纳。咨询师提供情感支持,倾听和关注来访者痛苦情绪的表达。咨询师和来访者一起回忆令其感到自豪的事件,例如是村里的首个高中生,大儿子和二儿子都读了大学并有稳定工作等,从以往的成功经验中挖掘他的潜能并加以强化,用事实引导他看到问题解决的可能性。

认知重构是指从不同角度来看待当前的情况,其基本理念是:一个人的观点取决于他所处的框架,当框架被改变时,意义就会改变,思维和行为也会随之改变。来访者一直觉得自己种农作物失败意味着自己将要倒霉,罹患癌症就是倒霉事件之一,后续还会有更严重的事情发生,例如病情恶化、人财两空。咨询师使用认知重构技术,首先让来访者关注种农作物失败这件事情,询问来访者这次种玉米和以往有什么不同,来访者说觉得施肥间隔不一样;其次和来访者共同讨论,如果种农作物失败意味着倒霉,那么如果成功是不是就意味着将有好运,来访者同意这个观点;咨询师进一步确认,是不是农作物成活了就意味着病情会好转,来访者表示否认,认为病情是否好转需要看治疗效果,咨询师提醒来访者,这与他之前提到的农作物失败意味着病情会恶化相矛盾;来访者陷入沉思,咨询师耐心等待,之后来访者表示想结束此次咨询,回家好好想想。

(三)第3次咨询

咨询目标:巩固前期咨询效果,结束所有咨询。

方法与技术原理:鼓励、内容反应、情感反应等参与性技术与内容表达、情感表达等影响性技术,以及正念疗法。

咨询师询问来访者在家休养情况,以及还有没有自杀意念。来访者表示没有去想这个问题了,在家主要是想着怎么调理身体。来访者还表示在继续尝试种花草以及蔬菜,但还是觉得自己种不好,想改变一下施肥方式再看成效。来访者主动谈了很久他对唯心论和唯物论的看法,觉得心是很难控制的,有时候知道病情是客观存在的,能否好转取决于治疗等实际操作,但还是会忍不住担心。咨询师对他的这些看法表示肯定,指出每个罹患癌症的患者多多少少都会有一些担忧,乘机和他一起讨论癌症患者的一些思维。癌症患者会因为突然发生的负性事件而存在一些错误的思维方式,例如夸大、灾难化、读心术、假想中心、讨价还价等。咨询师鼓励来访者自我探索,看自己是否存在这些错误的思维方式。来访者表示自己可能有些夸大,例如觉得所有人都低看自己,但是不知如何转变。于是咨询师尝试使用正念疗法帮助患者。

正念疗法包括两个部分,一是将自我的注意力调整到即刻的体验中,进而更好地觉察当下的精神活动,二是对当下的体验保持好奇心并怀有开放和接纳的态度。因为时间原因,咨询师主要通过带领来访者做身体扫描来进行正念练习。经过一次身体扫描练习,来访者表示自己内心平静许多,后期自己会继续练习。

最后咨询师总结来访者的变化与成长,并鼓励他继续保持积极的态度去面对未来所遇到的问题。同时,咨询师与来访者一起探索和调整负面的思维模式,帮助来访者挑战消极的自我评价和对局面的悲观解读,引导他寻找更积极、灵活的认知方式。

五、咨询效果

(一)来访者自评

来访者表示内心压力减轻,目前无自杀意念,学到一些自我调节情绪的方法。

(二)咨询师评估

来访者积极参与咨询,表达出对咨询过程的认可和满意,逐渐学会面对困境的健康方式和积极应对策略。

(三)其他评估

科室成员表示,患者言语较以前更多,家属表示其每次能主动按时来医院治疗。

六、咨询师反思

咨询师认为该案例咨询有效,满足了来访者的需求和目标,但仍有改进的空间。咨询师认为来访者如果能进行更多次、更完善的咨询,效果会更佳。此外,正念练习进行得比较匆忙,不够系统和完善。

七、后续咨询计划

根据后续来访者的需要和咨询评估的结果,咨询师制订后续咨询计划。这包括巩固和拓展已有的咨询成果,进一步提供情感支持和心理疏导,进一步加强来访者心理资源建设以及正念练习,使患者养成正念练习的习惯并能从中获益。

(案例作者:冯　婉)

案例 7 "阳光下的大树"——癌症病患照顾者支持小组

一、团体背景

作为癌症患者的主要照顾者,患者家属为患者提供社会和情感支持,承受着巨大的压力。患者病情反复,无论在经济层面还是身心方面,都给照顾者带来了一定的负担。国内外均有研究表明,长期照顾过程中,家庭照顾者极易产生悲观、抑郁等负面情绪,从而造成一些心理、生理问题,甚至可能诱发对患者的虐待。所以为减轻照顾者压力,提高患者的生活质量,同样需要关注照顾者身心健康,对长期陪护的照顾者进行适时的帮助及干预。

二、方案设计及目标

(一)设计思路

1. 辅导对象分析

日常查房探访过程中了解到,患者家属常见压力主要来源于经济负担、精力不足、患者病情反复等因素。在科室内,采用广泛焦虑量表对愿意参与团体辅导的病患陪护家属进行预估,共收回 45 份有效问卷,其中正常 9 人,轻度焦虑 20 人,中度焦虑 16 人,有焦虑情绪的人占比为 80%。可以看出,在病患照顾者中,焦虑情绪较为普遍。再结合前期探访调查,我们将服务对象需求概括为经济需求、生理需求、心理需求三个方面。

经济需求表现为家庭收入不稳定,没有参加基本社会保障,需要缓解经济压力,确保治疗顺利进行;生理需求表现为长时间陪护工作导致身体疲劳,精神欠佳;心理需求则表现为纾解不良情绪,树立正确的健康观,对患者病情发展保持稳定心态等。由于经济需求的个体特殊性,我们针对此类需求采用个案工作的方式,团体辅导主要针对陪护者的生理及心理需求。

2. 辅导场地要求

医务社工部联合医院科室,为本次团体辅导提供能容纳 30 人以上的会议室,作为活动场地。

3. 辅导设计理念

在本院"医务社工+医务人员+志愿者"三位一体联动的医务社会工作实践模式下,以 ABC 理性情绪疗法和社会支持理论为基础,医务社工部联合阳光基金会开展"阳光下的大树"团体辅导活动,致力于缓解照顾者的不良情绪与身心疲劳,帮助照顾者树立积极阳光的心态。

1)ABC理性情绪疗法

理性情绪疗法是由美国心理学家艾利斯提出的,该理论认为人们不合理的行为以及不良情绪是他们对事件的错误认知所导致的。整个治疗模式包括六个部分:①activating events,指发生的事件;②beliefs,指人们对事件所持的观念或信念;③emotional and behavioral consequences,指观念或信念所引起的情绪及行为后果;④disputing irrational beliefs,指劝导干预;⑤effect,指治疗或咨询效果;⑥new feeling,指治疗或咨询后的新感觉。最终要改变的是人们对事件的错误认知。

基于此理论,我们需要帮助照顾者识别自身不良情绪,厘清导致不良情绪的错误认知,帮助他们改变错误的认知。

2)社会支持理论

该理论认为,社会关系网络可以为个人带来所需资源,如情感支持、物质支持等,帮助个人抵抗压力情景。问题的产生往往是由于个人社会网络的欠缺以及社会支持的不足。社会工作者需要帮助服务对象识别自己已有的社会支持网络,学会从中获取情感支持以及物质支持,增强自身应对压力情景的能力。对于情况较为严峻的服务对象,可以开展个案工作,帮助其重建新的支持网络,并维系支持网络。

(二)辅导目标

1.短期目标

(1)认识到心理健康的重要性;

(2)通过理性情绪疗法学习情绪管理技巧;

(3)挖掘自身的社会支持网络,学会获取自己所需的资源。

2.长期目标

帮助照顾者缓解日常陪护生活中的压力、抑郁情绪,对患者的治疗情况树立正确的认知,增强照顾者的抗逆力。

三、辅导过程

(一)小组活动设计

本次团体辅导小组旨在帮助癌症病患照顾者缓解抑郁、焦虑情绪,对患者治疗情况树立正确的认知,帮助照顾者学会利用自身的社会支持网络。考虑到病患住院周期以及照顾者个人意愿,我们选取了十位病患照顾者作为本次团体辅导小组成员,编号依次为 A1~A10,并采用广泛焦虑量表进行前测。辅导对象个人情况如表 5-1 所示。

表 5-1 辅导对象个人情况

编号	性别	年龄	与患者关系	焦虑程度
A1	女	48	配偶	轻度
A2	女	50	配偶	轻度
A3	男	45	父女	中度
A4	女	43	配偶	中度
A5	男	53	配偶	轻度
A6	女	51	配偶	轻度
A7	男	67	配偶	轻度
A8	女	39	父女	轻度
A9	男	35	配偶	中度
A10	女	64	配偶	轻度

辅导对象以中年人为主,需要考虑到活动环节的可操作性,难度不宜过高,每次活动时间不宜过长,控制在一小时以内。团体辅导活动主要分为四期,如表 5-2 所示。

表 5-2 团体辅导活动

活动主题	活动安排	活动方式	活动目的
第一期"做情绪的主人"主题讲座	第一节:手指操	跟做手部放松操	破冰,活跃气氛
	第二节:认识情绪的重要性以及管理技巧	介绍 ABC 理性情绪疗法的应用	帮助辅导对象识别自身的不良情绪,学习情绪管理技巧

活动主题	活动安排	活动方式	活动目的
第二期"瑜伽体验放松身心"	基础瑜伽动作跟练	组员主动参与,在教练指导下进行瑜伽放松练习	帮助辅导对象放松身体、缓解疲劳
第三期"你我相伴,互励前行"	第一节:逢三拍手	从"1"开始依次数数,碰到3的倍数就拍手,失误的成员需要做自我介绍	活跃氛围,让组员彼此之间更加熟悉
	第二节:一起添一笔	在白纸上用自己喜欢的颜色画下一个能够代表自己的东西,并与旁边的人交换,为对方的画再添加一些内容	感受生活里社会关系网络带来的支持
	第三节:正念冥想	跟随社工指导完成正念放松	注意力控制训练,缓解精神压力
第四期"情绪桌游"	第一节:情绪卡牌	1.请一位成员分享最近遇到的困境 2.其他成员根据讲述选择一张情绪卡牌 3.讲述者保留符合自己心境的卡牌,并继续挑选一些卡牌进行补充,形成"情绪池" 4.从情绪池中找到主要的三个情绪进行分享	识别情绪,体验自己的情绪被他人觉察的过程
	第二节:情绪蛋糕	将蛋糕切成七块,代表一周七天,涂上不同颜色,一种颜色代表一种情绪,并在蛋糕旁边标注引发这种情绪的事件	帮助辅导对象认识自己情绪产生的机制,识别自己对不同事件的认知方式

续表

活动主题	活动安排	活动方式	活动目的
第四期"情绪桌游"	第三节：生命象限，生命中最重要的人	以自己的人生为原点，画出平面坐标图，在图中的四个象限写下自己生命中最重要的人，并与大家分享	感受自己所拥有的社会支持网络，学会从社会关系中获取力量
	第四节：以歌会友，短暂告别	在医务社工的带领下倾听音乐，一起歌唱	在轻松的音乐氛围中，结束四期团体辅导活动

（二）实施过程

（1）第一期活动"做情绪的主人"主题讲座。

环节一，手指游戏，拉近跟组员之间的关系，活跃气氛。在互动环节让组员演绎日常的情绪，社工引导组员注意自己日常生活中情绪的变化。

环节二，举例说明 ABC 理性情绪疗法的作用机制，帮助组员认识自己的不良情绪是如何产生的，需要改变自己错误的认知观念。

环节三，介绍一些纾解不良情绪的方法，并邀请组员分享自己的经历。结合组员自身经验，社工为大家总结出一系列行之有效的焦虑缓解方法，如呼吸法、宣泄法、倾诉法、注意力转移等。

在讲座的最后，医务社工为大家介绍医院专设的心理工作室，呼吁大家关注自己的心理健康，有问题及时求助。

（2）第二期"瑜伽体验放松身心"。

本期活动邀请专业的瑜伽老师进行一次公益授课，很多组员带来了自己的家属或者朋友，可以看出大家对身体健康重视程度很高。有组员表示自己平时对瑜伽运动就非常感兴趣，这次可以体验专业的现场指导，是特别可贵的机会。

本期瑜伽体验不只是单纯的身体放松，同时也通过转移注意力的方法缓解了组员的心理压力。组员与朋友、家人一同参与进来，彼此鼓励、陪伴，也是社会支持网络中情感支持的具象化。

（3）第三期"你我相伴，互励前行"。

第三期活动旨在带领辅导对象感受社会支持所带来的力量。"一起添一笔"环节,团体辅导小组模拟我们的社会关系网络,在小组内体验人际关系所带来的支持。首先在白纸上画出任意与自己有关或能代表自己的物品,并分享自己的画作。在这一过程中学会重视自己的内心与感受,学会表达和分享自己的心情。最开始有一半的组员不知道如何下笔,社工坐下来同组员一起参与到游戏中,同时也有组员鼓励身边的同伴,让氛围更加轻松活跃。

(4)第四期"情绪桌游"。

通过前三期活动,组员们已经基本了解如何去关注自己的情绪,管理自己的情绪,以及如何去社会关系网络中寻求支持。第四期活动,我们需要加强巩固前期的收获,去觉察并精准表达这一段时间的情绪变化,回顾自身的改变,感受他人给予自己的力量。

四、辅导效果

(一)辅导对象自评

每期活动结束后,社工通过定期查房、与照顾者以及家属交流,了解活动效果是否达到了预期目标。

1)更加关注自身心理健康

在活动之前,有部分辅导对象对心理压力难以启齿,通过这项团体活动,他们意识到情绪健康的重要性,学会正视自己的不良情绪。

组员 A3:以前觉得心理问题都是无病呻吟,但是上周那个讲座真的改变了我的观念,有时候情绪焦虑不仅影响我自己,我对爱人说话的语气也会变重,这对病人肯定不好,确实要重视。我天天都会问护士,咱们这个活动什么时候再组织。

2)基本掌握情绪管理方法

多数辅导对象表示,在面对不良情绪时,会开始寻找方法排解情绪,也会多些耐心,学着换位思考,改变自己的沟通方式。

组员 A8:都这么多年了,就好好接受治疗嘛,好的心态更重要。我们这些照顾者的情绪肯定也会影响到病人的。状态好的时候带着老人出去转转,一起换换心情。上次我不小心把手弄伤了,我爸让我别在这里待着,赶紧回去,其实是对我的关心……

237

组员 A10：之前问护士第二天用啥药，我觉得小姑娘态度差，不好好回答。现在想想，人家护士也忙得不行，大家应该互相体谅。

3）意识到社会支持带来的助力

组员 A7：不用来医院做化疗的时候，我们一家子就抽空一起出门转转，家人在一起，我会感觉轻松很多……

组员 A3：我女儿还小，生这个病，她自己也很难调节，我也希望你们社工能帮帮我们，能不能给姑娘做个心理疏导什么的。

参加本团体辅导项目的照顾者不仅与家人和朋友加强了沟通和联系，彼此之间也建立了联系，会在能力范围内互相帮助、彼此照应。此外，通过这次小组活动，大家对医务社工的工作有了切实体会，活动开展以来，主动求助者以及医护人员转介来的服务对象越来越多。陪护家属以及患者在潜移默化中巩固自己已有的社会支持网络，建立新的社会支持网络。

（二）咨询师评估

在团体辅导结束后，通过病房探访以及电话回访，我们再次采用广泛焦虑量表对十位辅导对象进行评估，结果如表 5-3 所示。

表 5-3　辅导对象焦虑程度后测结果

编号	性别	年龄	与患者关系	焦虑程度
A1	女	48	配偶	正常
A2	女	50	配偶	正常
A3	男	45	父女	中度
A4	女	43	配偶	轻度
A5	男	53	配偶	正常
A6	女	51	配偶	正常
A7	男	67	配偶	正常
A8	女	39	父女	正常
A9	男	35	配偶	轻度
A10	女	64	配偶	正常

十位辅导对象中,有七位的焦虑程度有明显改善,本次"阳光下的大树"团体辅导活动,在缓解照顾者焦虑情绪方面成效显著。

五、咨询师反思

本次团体辅导活动较好地结合了 ABC 理性情绪疗法和社会支持理论,运用专业方法缓解癌症病患照顾者的焦虑情绪,帮助他们巩固、重建社会支持网络,也向大众展现了医务社会工作者的专业性。但本次团体辅导活动也存在一定的不足。

(一)难以保证小组的封闭性

为保证小组工作干预效果,我们在活动设计上要求小组为封闭性小组,小组成员是经过筛选的固定人员。但由于癌症治疗的周期性,病人及其家属会随时出院,小组成员不可避免地出现流动,个别成员没能全程参与四期活动。后期团体辅导可以采用线上或者院外辅导模式,或者与社区社工机构达成合作,保证服务对象干预过程的完整性。

(二)社工人数不足

由于医务社工人数有限,小组活动无法实现多小组并行,还有部分有需求的病患及家属未能参与到团体辅导活动中来。在社工人数有限的现状下,可以分组开展多期团体辅导活动,并加强日常的探访及介入工作。

六、后续辅导计划

(一)辅导对象定期回访

对于参与了团体辅导的所有辅导对象,将采取定期回访方式来评估团体辅导的效果;并收集辅导对象的后续问题,作为改进服务方案的方向。对于有需要的辅导对象,可转介至相关社会工作机构。

(二)为特殊对象继续开展个案辅导

本次团体辅导后,有三人的焦虑状况改善并不明显。社工需要通过深度访谈了解个人具体情况以及需求,为他们制订适合的个案辅导计划,及时开展个案辅导。对于有经济困难的辅导对象,优先帮助其缓解经济压力,如申请临时救助、链接社会公益资源等。

（三）准备开展第二期团体辅导活动

充分利用现有资源，分组错期进行小组工作，保证有需求的照顾者都能及时接受社会工作者的专业辅导。

（案例作者：曹李耘　杨智丽）

案例8　乳腺癌患者"生命树"支持团体心理辅导

一、团体背景

团体心理辅导是一种在团体情境中提供心理帮助与指导的重要方式，为参加者提供一个良好的社会活动场所，创造一种信任的、温暖的、支持的团体气氛。它通过团体内人际交互作用，促使个体在交往中通过观察、学习、体验，认识自我、探讨自我、接纳自我，调整和改善与他人的关系，学习新的态度和行为方式。

近年来，乳腺癌成为女性发病率最高的肿瘤疾病，大部分女性患者在面对疾病的同时，还要遭受心灵的创伤。为了进一步消除乳腺癌患者的心理压力，促使患者与医生、护士、家人、病友之间达成和谐关系，并提高她们应对疾病的抗逆力，进行团体心理辅导十分有必要。

二、方案设计及目标

（一）设计思路

1. 辅导对象分析

乳腺癌患者几乎全部为女性患者，这些患者在面对疾病时，心理压力会急剧增加，其主要原因有：

①女性大多比较感性，生病后容易多愁善感，增加心理压力。

②乳腺癌患者大部分为50岁左右的女性，有接近一半的患者为家庭妇女，没有固定工作，没有稳定的收入来源，导致患者因为经济问题产生对家人的愧疚感。

③大部分女性生病后没有能力照顾家人，从而无法获得成就感。

④部分乳腺癌患者会丧失乳房，从而导致患者产生自卑感，担心配偶嫌弃。

2. 辅导场地要求

本次团体辅导活动主要探索患者应对压力及逆境的能力,从而帮助患者建立良好的支持系统。

3. 辅导设计理念

相信每位患者有应对压力的潜能,探索患者生命中良好的支持系统,以及患者自身内驱力。

（二）辅导目标

(1)短期目标:帮助患者缓解心理压力,积极应对疾病。

(2)长期目标:探索患者自身内驱力,帮助其建立良好的家庭支持系统,尽可能恢复社会功能。

三、辅导过程

（一）准备工作

(1)物品准备:鲜花、彩笔、便利贴、A4 白纸、纸巾 4 包、签到表、团体反馈意见表、音乐播放器、电脑、音乐。

(2)场地准备:(根据参加者人数)把凳子围成一个圆形,放场地中间。

(3)参加者应穿着宽松的衣物和舒适的鞋子,不穿高跟鞋。

（二）实施过程

1. 初创阶段

(1)自我介绍:欢迎你来到我们的团队,请选择自己最喜欢的花作为名字,将名字写在便利贴上,贴在自己的胳膊上,方便大家认识你。

领导者邀请每一位患者简单地介绍下为什么喜欢自己选择的花。

(2)领导者介绍小组的目标理念及小组规则:尊重、平等、开放、接纳、保密、此时此地、倾听、手机静音。

2. 过渡阶段

(1)做手指操:切土豆,让小组成员在轻松活泼的氛围中放下戒备、敞开心扉。

(2)播放《临海欢沁》,让成员围成一个圈,在领导者的带领下给自己前面的伙伴按摩和唱"捏捏歌"(捏背、捶背、敲头、揪耳朵和拍背),然后转过身来再做一次。询问大家的感受,是否感觉到放松。

（3）让成员左手掌心向上、右手掌心向下，闭上眼睛体会手上的感觉；再睁开眼睛和领导者一起说："无论你多么富有，也富有不到不需要接受；无论你多么匮乏，也匮乏不到给不出来。让我们在团体中付出着、收获着，互相帮助，彼此鼓励，共同成长。"最后让成员拉拉伙伴的手。

3. 工作阶段

（1）每一位成员在 A4 纸上画出一棵大树，并分享感受。

（2）在空白地方随机写下"女人、女儿、妻子、母亲"（排名不分先后）。

（3）将四种身份从 1～4 进行排序，将相应的序号放在大树的一个部位，并说一说为什么放在那个地方。

（4）成员每两人为一组，选择自己认为最重要的角色进行分享，完成后可以互换角色。

（5）选择一组成员作为代表分享感受。

4. 结束阶段

（1）领导者：每个人用一个词或一句话表达自己此时此刻的感受。大家想从团体中带走什么？

（2）领导者带大家做《听我说谢谢你》手语操。

四、辅导效果

（一）观察法

患者谈论自己生病后的表情全部是一脸无奈、很绝望，通过"生命树"团体辅导，患者能逐渐从悲观、绝望的情绪中走出来，此时患者的面部表情是放松的，眼神变得平和，坐姿变得轻松。当患者谈到自己的子女时，有的患者面带笑容，有的充满自豪和幸福感，患者表示生命的动力来自对子女的责任。

（二）咨询师评估

本次团体辅导第一次尝试探索生命的意义，在结构设计上不太成熟，但是通过现场反馈可知，患者能够从团体中获得支持。

五、咨询师反思

患者情感反馈还需加强。

六、后续辅导计划

团体结构稳定性方面还有待提高,后期将继续开展家庭支持团体辅导。

（案例作者:彭丹霞）

参 考 文 献

[1] 唐丽丽.肿瘤患者身心重塑与功能锻炼:康复是人生的新起点[M].北京:人民卫生出版社,2010.

[2] 程绪平,陈萍,冯丹,等.NCCN 指南 2018 心理痛苦管理第二版对我国癌症患者心理痛苦管理实践的启示[J].中华肺部疾病杂志(电子版),2019,12(4):536-538.

[3] KUHNT S, BRÄHLER E, FALLER H, et, al. Twelve-month and lifetime prevalence of mental disorders in cancer patients [J]. Psychother and Psychosom,2016,85(5):289-296.

[4] 杨艳萌,李红,符琰,等.肿瘤患者"五位一体"阶梯式心理康复模式的构建与应用[J].中华现代护理杂志,2019,25(15):1883-1887.

[5] 唐丽丽.中国肿瘤心理临床实践指南 2020[M].北京:人民卫生出版社,2020.

[6] 肖燕,曹李耘,王彦蓉,等.共建共享理念下肿瘤医院"五社联动"模式探索[J].中国肿瘤,2023,32(1):59-65.

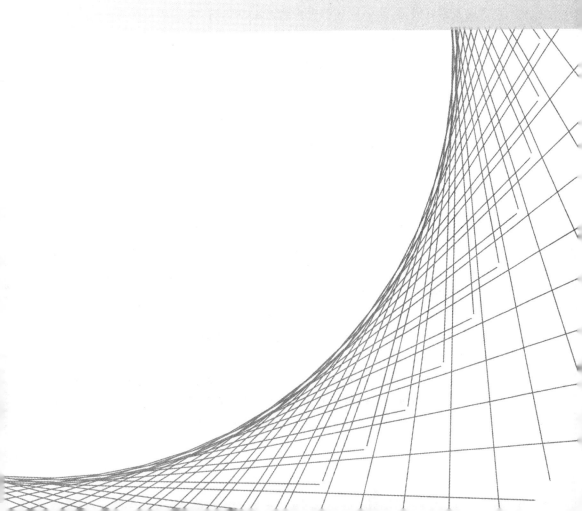

第六章 肿瘤患者家庭心理干预模式及路径

第一节　肿瘤患者家庭心理问题的背景

　　家属是指在一户共同生活的家庭成员。肿瘤患者家庭是指由肿瘤患者本人及由于长期或短期接触肿瘤患者、照料患者而产生相关心理压力的家庭成员（家属）组成的单元。肿瘤的发生、发展是如何对患者及其家庭产生影响的？对于大部分的肿瘤患者及其家庭成员而言，维持诊断前的生活质量，实现"带瘤生存"是其面临的最严峻挑战。肿瘤治疗费用昂贵、周期长，其间患者与其家庭成员间的关系必然发生变化，长期治疗将导致家庭陷入因病致贫的经济困境。目前，相关医疗体系多注重患者的疾病治疗以及常见的心理问题，提出"以病人为中心"的照护理念，而对同样面临着极大的心理困扰的患者家属有所忽略，这也提示我们需要将目光聚焦于肿瘤患者的家庭及家庭成员，从中探寻重大疾病对家庭运行、家庭成员关系、家庭个体的影响，为肿瘤患者家庭心理问题干预提供参考方法和路径。

一、肿瘤患者家庭成员的心理压力来源

　　心理压力是指个体受到外界刺激而产生焦虑、抑郁等一系列负性情绪的一种内心感知。压力由压力源、认知评估、外部反应组成。目前相关研究文献中对压力的定义较多，其主要共同点在于：学者们一致认为压力是一种身心的失衡状态。本书中所讲的肿瘤患者家庭成员的心理压力主要是指肿瘤患者家属照顾患者（疾病诊断、住院治疗、居家照护）期间产生的种种负面情绪体验。

　　长期以来，家庭作为疾病的照护单位，疾病照护长期存在于家庭中。随着社会的发展和人口老龄化，越来越多的家庭需要承担照料疾病的重任。据统计，超过80％的肿瘤患者在住院期间都需要亲人的陪护。然而，这种照护过程给家庭成员带来了长期的身体和心理负担。与其他常见的慢性疾病不同，恶性肿瘤的照护周期长，疾病的发展也让照护者感受到巨大的压力和恐惧。因此，肿瘤患者家庭面临着照护决策和生存发展的重大挑战，如何应对恶性肿瘤带来的危机成为家庭必须共同面对的核心问题。同时，我国家庭的变迁也受到疾病照护的影响。改革开放以来，家庭经历了从"单位化"到"家庭化"的转变。政策的变化导致养老、教育等重要功能回归家庭，家庭

成为个人最重要的福利提供者。家庭资源的最大化使用也成为个人和家庭协商的首要考虑。然而,在这种家庭主义的环境下,家庭成为个体的福利提供者,而忽视了家庭整体的福利。因此,在现实生活中,家庭的功能变得越来越分散,在核心家庭的支持下,才能依靠亲属网络来实现。总之,随着社会的发展和家庭变迁,疾病照护已经成为家庭必须面对的重大挑战。在这样的环境下,家庭作为基本社会单位的坚韧性得到体现,但也暴露出功利主义的特点。因此,我们迫切需要更加完善的家庭福利政策,平衡个体成员和家庭整体的需求,让家庭成为一个稳定、和谐的港湾,为照顾疾病的家庭提供更多的支持。随着"家庭化"进程的发展,家庭成为外界危机的避风港,但同时也具有脆弱性。疾病是家庭中常见的挑战,它不仅影响着家庭成员的自身决策和照顾过程,也对家庭的行动产生了重大影响。因此,完善家庭福利政策变得十分关键,它可以帮助家庭应对外部挑战,同时保障家庭成员的权益。疾病照顾是家庭的中心关注点,资源支持、照顾困境等因素会对家庭疾病照顾产生负面影响。

在医学护理领域,我们可以看到我国肿瘤家庭照护存在着一系列问题:资源短缺、适应时间短、护理经验与知识缺乏、家庭疾病照护起步困难。照护工作甚至让家庭生活的重心发生偏移。在肿瘤照护过程中,家庭不仅面临着情感和心理困境,还要承担照护角色对日常生活的侵占、经济负担和社会文化负担。总的来说,在我国,家庭疾病照护处于一个弱势的生态环境中,家庭成为唯一的照护资源提供单位,照护者不得不长时间投入繁重的照护劳动,甚至成为"隐性的病人"。疾病照护也会导致家庭劳动力就业率大幅下降,家庭可能陷入因病致贫的生存危机。因此,我们必须重视这个问题,为家庭提供更多的支持和帮助,让他们能够更好地应对照护的挑战。

综上而言,肿瘤是家庭生活的危机,在家庭应对决策中,通过家庭凝聚力的三个维度(代际关系、家庭主义文化、社会制度结构)的变化,支撑家庭走过肿瘤危急时刻的行动机制各不相同。而对于家庭中不同角色而言,现有的医疗体制如何利用已有的心理干预理解家庭的韧性,建立系统的干预模式和路径值得思考。

二、肿瘤对患者家庭及其成员的影响

肿瘤不仅仅是一种疾病,它还会对整个家庭产生深远的影响。了解肿瘤对家庭的影响是非常重要的,因为它不仅影响到家庭中的个人,还会影响到家庭成员之间的关系以及家庭的功能。同时,由于肿瘤治疗方案的复杂性,家庭必须有能力改变角色和责任、有效沟通、管理情绪,并成功地作为一个团队来满足治疗的需要。因此,家庭在肿瘤治疗过程中发挥的作用和取得的结果都非常重要。肿瘤可以在多个层面上影响家庭系统。从个人家庭成员在日常生活中的变化,包括角色、责任以及相关痛苦的经历,到家庭成员之间关系的破坏,甚至整个家庭的功能系统都可能受到影响。因此,我们可以将肿瘤对家庭的影响主要分为三个方面:家庭适应能力、家庭角色、家庭关系。家庭适应能力是指家庭在面对肿瘤时的应变能力。面对肿瘤的诊断,家庭成员可能会经历各种情绪,如恐惧、焦虑、愤怒等。家庭需要共同努力,帮助患者和家庭成员适应这种变化,并找到应对的方式。家庭角色也会因为肿瘤的出现而发生改变。一些家庭成员可能需要承担更多的责任,如照顾患者、处理家庭事务等。同时,患者也可能需要放弃一些角色,如工作、照顾家庭等。这种角色的改变可能会对家庭产生压力,因此家庭成员需要相互合作,共同分担责任。家庭关系通常也会受到肿瘤的影响。家庭成员之间的关系可能会因为肿瘤而变得紧张、产生冲突,甚至破裂。因此,家庭需要通过有效的沟通和理解来维护良好的关系,以应对肿瘤带来的挑战。

总的来说,肿瘤对家庭的影响是复杂而严重的。家庭必须要有强大的适应能力、合理的家庭角色分配和良好的家庭关系,才能应对肿瘤带来的挑战。因此,我们应该重视肿瘤对家庭的影响,为患者和家庭成员提供必要的支持和帮助,共同应对这一难题。

（一）家庭适应

家庭适应性是指家庭为了应对压力而改变其权力结构、关系规则和角色分配的能力。家庭调整理论指出,健康的家庭能够合理地应对压力。一个结构有效的家庭能够面对肿瘤诊断后的困境,增强各个家庭成员的适应能力,结构不良的家庭则可能产生混乱。

适应是一个过程,在肿瘤诊断、治疗和长期幸存的不同阶段,家庭成员的适应水平也不同。尽管家庭成员共同承担照护责任,但女性的痛苦程度通常比男性更高,这可能与女性承担了主要的照护工作有关。男性则更多地感到内疚,因为他们承担着家庭的经济压力。长期幸存的肿瘤患者的照护者报告更多的家庭冲突。与照护者的痛苦形成鲜明对比的是,肿瘤患者本身在诊断和治疗时通常并不表现出明显的适应障碍。但随着肿瘤幸存期的延长,肿瘤幸存者可能会在学业、就业、人际关系、自我概念和自尊等方面出现延迟的心理社会适应障碍。

(二)家庭角色

在肿瘤患者治疗过程中,家庭角色发生了变化。为了满足患者治疗的各种需求,家庭成员们不得不重新定义自己的角色。在治疗过程中,肿瘤患者被视为家庭的核心和最重要的照顾对象。家庭中出现了"角色互补和责任分工"的模式,也有"母亲—肿瘤患者"和"父亲—其他子女"两种不同的家庭模式。患者(尤其是未成年人)的父母在医院照顾患者的同时,也要兼顾家庭生活,寻求平衡。家庭成员 A 扮演照顾者的角色,家庭成员 B 则负责更多的家务,同时努力照顾兄弟姐妹,有时会感到难以平衡家庭和工作。因此,肿瘤患者的兄弟姐妹不再是家庭的中心,而是次中心,需要适应角色转换和冲突。如果他们能够得到社会和情感上的支持,角色适应的问题将会减少。

(三)家庭功能

家庭的功能在肿瘤患者的适应过程中是至关重要的。肿瘤及其相关的治疗可能会给患者和照护者带来严重的社会适应难题和不良情绪影响。患者的自我功能与家庭功能密切相关,并且受家庭功能影响很大。因此,了解家庭的功能状况对于帮助患者更好地应对肿瘤是非常重要的。

肿瘤患者治疗过程中,家庭成员的参与和陪同是至关重要的,他们的陪伴和支持可以极大地帮助患者度过艰难的时刻。家庭成员不仅要亲身经历亲属罹患肿瘤所带来的痛苦,还要参与决策及治疗的全过程,并最终影响家庭的功能。这个过程对于肿瘤患者来说是非常重要的,因为他们需要家人的关爱和支持来战胜病魔。同时,家庭成员也需要面对这一挑战,因为他们要承担照顾患者和维护家庭的责任。很多研究聚焦于肿瘤患者家庭功能的变化,家庭环境量表(family environment scale,FES)、家庭亲密度和适应量表(family adaptation and cohesion scale,FACES-IIIA)、家庭功能评价量表(family assessment device,FAD)等工具可以对肿瘤患者家庭功能、亲密度等方面进行评估。研究发现,肿瘤患者的家庭功能水平会随着治疗阶段的不同而发生变化。与长期存活的肿瘤患者相比,积极治疗期的肿瘤患者家庭功能水平明显下降。在亲属自我报告中,较高的家庭功能水平与肿瘤患者的长期存活有关。总体来看,在肿瘤诊断时,家庭功能水平并没有明显变化。但是,在积极治疗期间,家庭功能水平会显著下降。然而,当治疗结束并且患者长期存活后,家庭功能水平会有一定程度的升高。这表明肿瘤治疗不仅仅影响患者本人,也会对其家庭功能造成影响。因此,在肿瘤治疗过程中,应该关注对患者家庭的支持和帮助,以促进家庭功能的恢复和提高患者的生活质量。

三、肿瘤患者家庭心理问题的研究意义

以往的研究成果有以下几点不足:第一,先前的研究多以医学心理学的研究方法为基础,针对肿瘤患者在诊断、治疗、幸存期的心理问题,从康复心理学的角度研究如何帮助其面对变化、危机及适应家庭和社会生活,更多地关注患者本身,对患者照顾者的关注不足;第二,在医务社工主导介入肿瘤患者照顾者领域方面,研究对象以晚期患者照顾者、老年患者照顾者、康复患者照顾者等为主,而儿童肿瘤患者父母、肿瘤患者配偶、肿瘤患者未成年子女等家庭成员在照护方面遇到更多的困难,承受更大的心理困扰;第三,目前医务社工实务研究领域缺少专业的介入方法、技巧及干预路径。

因此,本章将重点阐述如何将社会工作方法运用至儿童肿瘤患者父母、肿瘤患者配偶、肿瘤患者未成年子女的心理压力疏导中,探讨如何结合社会工作相关理论和专业技巧,为肿瘤患者家庭提供专业服务。

第二节　儿童肿瘤患者父母心理问题与干预路径

儿童期肿瘤是指发生在 0～14 岁的肿瘤。在我国,儿童期肿瘤的发病率每年以 2.8％的速度增长。2018 年的数据显示,美国 19 岁以下的儿童和青少年中,新增了 15590 例恶性肿瘤病例。在我国,1～14 岁的儿童最常见的恶性肿瘤有白血病、中枢神经系统肿瘤、淋巴癌、骨癌、肾癌和卵巢癌,其中白血病和中枢神经系统肿瘤的致死率最高。

随着儿童肿瘤治疗和护理技术的进步,肿瘤患儿的长期存活率也在不断提高。比如,儿童急性淋巴细胞白血病患者的五年存活率可以达到 91％,而整体儿童肿瘤患者的五年存活率至少可以达到 84％。然而,儿童期肿瘤仍然被视为威胁患儿生命的慢性疾病。儿童期肿瘤的治疗过程漫长,不仅给患儿本人带来挑战,也给其父母和整个家庭带来巨大的压力。

儿童肿瘤的诊断对父母来说是最激烈、最具破坏性、最持久的经历之一。突如其来的诊断和可能危及生命的治疗,会长期影响整个家庭的正常生活。因此,父母的心理健康状况直接影响着患儿的情绪调节和疾病转归,

也影响着整个家庭的功能。总的来说，儿童肿瘤是一种复杂的疾病，需要家庭和社会的支持和关注；同时，需要专业的医疗团队和适当的治疗方法来帮助儿童肿瘤患者战胜疾病。只有这样，我们才能更好地改善儿童肿瘤患者的生活质量，让他们拥有更美好的未来。儿童肿瘤的诊断和治疗要求儿童和他们的父母学会适应许多疾病带来的特殊压力，包括对治疗的身体和情绪反应、未知的治疗结果、经济困难、家庭内部的人际关系中断等。

儿童肿瘤患者的父母面临着巨大的心理压力，他们需要在儿童肿瘤诊治过程中应对各种心理问题。这一过程包括检查、确诊和抗肿瘤治疗，儿童肿瘤患者的父母在每个阶段的反应都不同，从最开始的焦虑、哀伤、怀疑，到最后的无助与希望并存，父母们经历了一段心理调适的历程，同时也见证了自己的成长。然而，长期的疾病治疗过程更是一种心理的煎熬，会引发不同的身心反应。在这样的情境下，父母们通常会采用不同的方法来应对压力，以减轻自己的心理负担。他们的心理调适方式主要集中在解决问题和抒发情绪上。此外，心理调适的影响因素也是多方面的，儿童疾病阶段、父母的性别、患儿的行为，以及压力源等都会对父母的心理产生影响。特别是当父母得知孩子确诊肿瘤后，他们不仅要面对身体上的负担，还要面对情绪、经济、婚姻等方面的困扰和压力。因此，对于儿童肿瘤患者的父母来说，他们需要面对巨大的心理挑战，同时也需要寻求适当的心理调适方式。只有这样，他们才能渡过难关，保持积极的心态，为孩子的康复贡献力量。

一、父母在儿童肿瘤诊治过程中的反应

在面对儿童肿瘤的挑战时，父母的反应常常是多变的，从最初的焦虑、哀伤、怀疑到最后的无助与希望并存，父母的心理调适历程展示了他们的成长。每个阶段都需要新的适应，如果上一个阶段的反应没有得到有效的缓解，那么在下一个阶段就会承受更大的压力。对于父母来说，这是一件极其痛苦的事情。良好的心理适应能力有助于父母更好地陪伴患儿度过下一个治疗阶段，这也意味着父母需要不断地学习和成长，以更好地应对儿童肿瘤带来的挑战。

（一）父母在儿童检查期的反应

在最初的检查时期，儿童肿瘤患者的父母经常会面临巨大的压力和不适的症状。他们担心孩子的生命受到威胁，并且对孩子出现疑似肿瘤的症状感到困惑和怀疑。焦虑、悲伤、困惑、愤怒和怀疑是父母在儿童检查期间

最常出现的情绪反应。这些情绪反应不仅影响着父母自身的心理健康,也会对孩子的治疗和康复带来负面影响。

（二）父母得知儿童确诊的反应

当父母被告知自己的孩子患上肿瘤时,通常会出现一系列的情绪反应。他们可能会首先否认这个事实,害怕面对现实,感到内疚、愤怒和悲痛。有些父母甚至会对诊断结果持怀疑态度,希望进行更多的检查。大多数父母在得知孩子的诊断时,会感到巨大的压力,经历休克和产生负面情绪。这对家庭来说是一个巨大的挑战,需要一个适应的过程。有些父母会立即感到绝望,表现出情绪不稳定、忧虑、无法集中精力和维持日常生活。否认、害怕、愤怒和忧虑是父母在得知诊断结果后最常见的情绪反应。

（三）父母在儿童抗肿瘤治疗期的反应

肿瘤治疗对患儿及其家庭来说是一个巨大的挑战,尤其是对于父母来说,他们承受着难以消除的恐惧,感到担心和无力。他们担心长期的治疗会给孩子的生理和心理带来巨大的影响,尤其是对生理的影响,更令他们担忧的是治疗中需要进行的手术会影响到患儿未来的成长发育和正常生活。如果一个年幼的女童患有右侧卵巢肿瘤或卵黄囊瘤,病情恶化或需要摘除卵巢,都会给她带来巨大的伤害,不仅会影响她未来的成长发育,还会影响她的正常生活。

父母们不仅要面对孩子的疾病,还要承受无尽的痛苦和恐惧,时刻担心疾病复发和未知的治疗结果。特别是在孩子接受化学治疗时,药物的副作用如脱发、疲劳、恶心,让父母们更加担心。虽然他们敏感地意识到这些副作用,但仍抱有一线希望,希望孩子能够通过化疗康复。

刚开始化疗的时候,大多数儿童都会有剧烈的反应,如发烧、身体部位出血、疲劳、恶心、食欲不振等,这给父母们带来巨大的压力。他们要时刻陪伴孩子,观察他们的情况,有时甚至要彻夜不眠地照顾孩子,直到退烧或症状缓解。所有这些都让父母们承受着巨大的压力。

二、父母心理调适的因应方式

在面对孩子被诊断出肿瘤这一困难情况时,父母会受到各种影响,导致个体产生不同的调适策略。根据 Martinson 的调适概念,这些策略可以分为两种:以解决问题为中心和以情绪管理为重点。针对不同的情况,父母会采取不同的调适方式,以应对心理压力。

（一）以问题为中心的因应方式

在面对孩子患病的压力时,父母往往会寻求现有的资源来控制或改变这种压力源。他们可能会面对挑战,并寻求帮助。例如,他们会积极寻求所有与孩子疾病相关的信息,以应对可能产生的消极情绪和困扰。适当的支持系统可以帮助肿瘤患儿的父母减轻负面影响。这些支持系统包括朋友、家人、临床专业人员、其他患儿的父母以及宗教信仰。有了这些支持,父母可以更好地应对困难和挑战,从而减轻压力。

一般而言,父母在应对孩童疾病时,通常会以问题为中心,积极寻求相关信息并寻求非正式的支持。然而,有学者认为父母仅仅依靠这种单一的应对方式可能无法有效地缓解心理压力。因此,更多元的因应方式可能更加符合实际需要。具体来说,积极寻求更多元的因应方式,有助于提高父母的心理调适能力。

（二）以情绪为重点的因应方式

在面对儿童肿瘤这一严重的疾病时,患儿的父母经常会面临巨大的心理压力。根据观察,他们倾向于采取不同的情绪表达方式来应对压力。这些方式包括否认/逃避现实、宿命论、表达情绪及乐观面对。

首先,有些父母会选择否认或逃避现实。他们拒绝相信自己的孩子患上了肿瘤这一事实,甚至不愿意接触与疾病相关的问题。有时候,他们可能会通过酗酒、服用镇静剂等消极的方式来应对。

其次,一些父母会把孩子的病归咎于宿命。他们认为生死有命,人无法改变命运,因此当得知孩子患病后,他们会开始寻求病因的解释,最终将肿瘤归咎于命运的安排。

再次,父母们也会通过情绪表达来缓解内心的压力。他们可能会选择幽默的方式来面对,也可能会通过哭泣、哀伤、焦虑、忧虑或愤怒等方式来表达自己的情绪。

另外，一些父母会努力以乐观的态度面对未来。他们相信孩子会被治愈，最终能够过上正常的生活。有些父母则相信现在的处境并不是最糟糕的，他们充满希望地面对未来，以应对孩子患病带来的压力。

根据观察，父母最常用来应对压力的方式是情绪发泄和乐观面对。同时，患儿父母也愿意与其他患儿家长分享自己的经历，寻求非正式的支持。

面对儿童肿瘤这一严重的疾病，父母们会选择不同的方式来应对。无论选择哪种方式，他们都在努力为孩子打造一个乐观的未来。儿童肿瘤患者父母心理调适的因应方式有以问题为中心、以情绪为重点。以问题为中心的因应方式倾向于使用现有资源来掌控或改变所承受的压力源。以情绪为重点的因应方式倾向于使用情绪表达的方式面对压力。探寻良好的因应方式来帮助父母更好地应对孩子罹患肿瘤的压力是临床亟待解决的问题之一。

三、儿童肿瘤患者父母心理调适的影响因素

影响儿童肿瘤患者父母心理调适的因素有父母对疾病的认知、疾病严重程度、父母的性别、患儿行为、压力源等。

（一）父母对疾病的认知

儿童期肿瘤是一种严重的儿童疾病，它给孩子和家庭带来了巨大的心理和生理压力。父母对疾病的认知对于孩子的康复至关重要。研究表明，父母对疾病的认知受到他们对病因的解释以及先前经验的影响。

相关资料分析结果显示，父母对儿童肿瘤患者病因的解释存在差异。有些父母认为肿瘤主要与遗传因素有关，而小部分父母相信疾病是一种因果报应。还有一些父母认为，肿瘤是上天给孩子的磨炼，是一种赋予重任的机会。这些不同的解释反映了父母对疾病的不同心态。值得注意的是，父母对孩子疾病的认知也会受到先前经验的影响。例如，如果周围的朋友患有肿瘤，父母可能会更加警觉，做好抵抗肿瘤的心理准备。因此，对于父母来说，了解孩子患病的真正原因，并根据自己的经验和情况做出理性的判断和应对，对于孩子的康复至关重要。同时，需要为父母提供心理上的支持和帮助，让他们更加坚强地面对孩子的疾病。

(二)疾病严重程度

父母在孩子病情变化时表现出不同的心理状态。若孩子在治疗过程中一直高烧不退,父母会感到焦虑和担忧。而当儿童肿瘤病情相对稳定时,父母的情绪则会放松下来。这种情况下,父母可能会更加专注于孩子的康复,同时会更加关心孩子的身心健康。专业的心理辅导也可以帮助父母更好地应对孩子疾病带来的挑战。

(三)父母的性别

在家庭中,父亲和母亲在面对孩子确诊肿瘤时,可能会有不同的反应。通常来说,母亲会比父亲更容易感到抑郁、焦虑和孤独。但是,母亲通常拥有更多的社会支持,她们会花更多的时间与亲戚和朋友联系,谈论孩子的病情,并积极寻求帮助,从而得到更多的支持。相反,父亲更倾向于寻求与孩子病情相关的资料,以应对自己感受到的压力。

(四)患儿行为

对父母来说,儿童肿瘤患者住院期间的行为反应也是一种压力来源。研究发现,接受侵入性治疗的儿童肿瘤患者会产生恶性困扰,如哭泣、疼痛、身体活动受限、冲动行为、想要拥抱、控制、纵容、不合作、发脾气等,这些困扰会持续整个治疗期间,其中最大的困扰发生在治疗过程中,其次是治疗前准备期,最后是治疗后。此外,女性患儿比男性更容易出现行为困扰,女性患儿可能会表现出哭闹、尖叫、要求等行为,而男性患儿可能倾向于使用谎言或欺骗。随着年龄的增长,患儿的行为反应会减少。如果患儿经历了很多痛苦,如疾病或治疗的副作用,父母也会感到同样的痛苦,但他们对患儿所经历的痛苦感到无能为力。

(五)压力源

在儿童患上肿瘤后,父母会面临各种压力,包括身心反应。这些反应可能表现为身体症状困扰、情绪困扰、经济困扰和婚姻困扰。身体症状可能包括头痛、头晕、睡眠困难、食欲不振、体重减轻和感冒等,但在中国文化中往往被轻视。研究发现,89个有儿童肿瘤患者的家庭中,父母在面对患儿肿瘤复发时感受到最多的身体症状困扰,而在肿瘤治疗期间最少。

中国人普遍不太善于表达自己的情绪,儿童确诊肿瘤后,他们的父母会产生焦虑和烦躁心理。父母因照顾患儿的需求,需要调整工作、家务和假期等,这些变化会加重他们的焦虑情绪,使他们产生挫折感。研究发现,在治疗和追踪阶段,父母的情绪困扰会逐渐减少。此外,不同研究表明,儿童肿瘤患者的母亲在婚姻困扰方面,如忧郁、焦虑和对配偶的满意度等方面,均比父亲更有压力。因此,提供情绪支持有助于提高婚姻满意度。

由上,可整理出儿童肿瘤患者父母心理调适路径,见图 6-1。

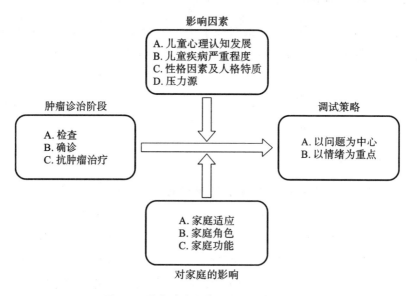

图 6-1　儿童肿瘤患者父母心理调适路径

四、儿童肿瘤患者父母心理干预路径

(一)基于肿瘤患儿需求的家庭管理干预路径

总体来说,儿童肿瘤患者的家庭管理干预路径与成年患者大体一致。考虑到儿童肿瘤患者照顾者的照顾负担及干预的有效性,在干预形式上应结合线上干预和线下干预,利用线上干预的便利性及可重复性为照顾者提供照护知识的系统学习和指导,了解其作为照顾者遇到的困难和需求,在提供信息支持的同时评估其需求;在线下组织各种形式的交流会,聚集具有相似经历的照顾者,促进不同照顾者之间的照顾经验交流,使其能得到情感支持、学习照顾技能以及恢复社会功能。

线上干预通过简便实用的微信小程序及微信群开展。图 6-2 为目前常见的微信小程序功能,图 6-3 为微信小程序信息平台展示。

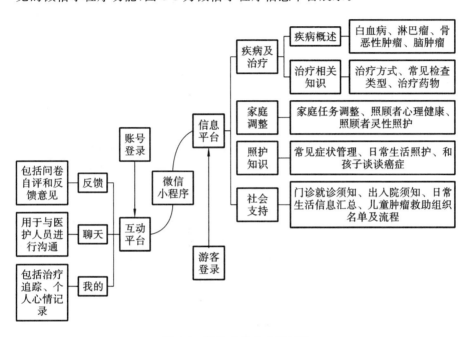

图 6-2　微信小程序功能展示

(二)基于社会生态系统理论的肿瘤患儿家庭管理干预路径

社会生态系统理论模型认为,微观系统是对个体影响最直接的机构或团体组成的系统。本研究主要关注患儿家庭、医护团队和病友团,他们构成了患者生活中最重要的一部分。在中间系统中,患者家庭与医护团队、病友团之间的联系至关重要,它们连接了整个系统。外层系统通过与微观系统中的某些结构相互作用来影响个体。宏观系统则位于生态系统的最外层,涵盖政策、文化和福利体系,它们随着时间的推移而不断发展变化,间接影响着个体。根据目前的研究报道,我们整理出基于社会生态系统模型的肿瘤患儿家庭管理干预框架,具体见图 6-4。该干预计划为期 8 周,旨在帮助患儿和家人有效管理疾病。

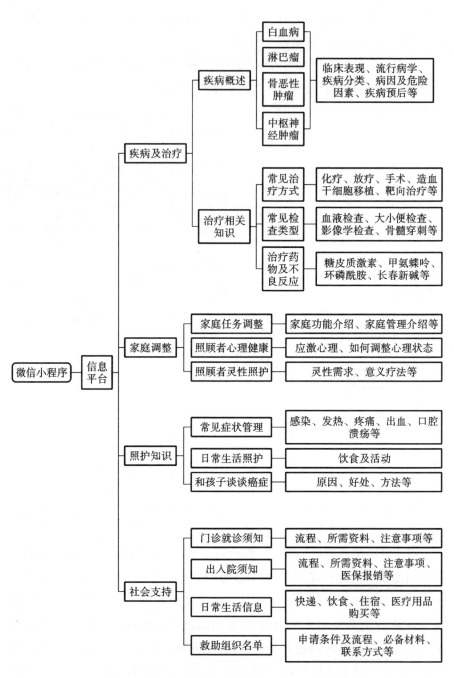

图 6-3　微信小程序信息平台展示

社会生态系统	干预内容	干预目标
微观系统 家庭 医护团队 病友团	A. 家庭任务调整 B. 疾病照护指导 C. 同伴交流	1. 妥善安排家庭任务与分工，确定主要照顾者 2. 帮助家庭掌握疾病照护的知识、技能和注意事项 3. 鼓励家长积极应对疾病
中间系统 家庭、医护团队、病友团的联系	A. 建立和维护信任关系 B. 提供心理支持	1. 加强信任、巩固关系 2. 缓解压力
外层系统 家长工作单位 患儿在读学校 社会志愿团体	A. 寻求单位和学校支持 B. 提供社会支持	1. 鼓励家长主动寻求帮助 2. 为家庭提供来自社会的关爱
宏观系统 政策 文化 福利体系	A. 介绍福利体系 B. 树立正确的疾病观念	1. 指导家长申请补助 2. 矫正家长错误认知，积极乐观应对疾病

图 6-4　基于社会生态系统理论的肿瘤患儿家庭管理干预框架

259

第三节　肿瘤患者配偶心理干预路径

　　肿瘤是一种严重的疾病，它不仅会对患者的身心健康造成巨大影响，还会对其配偶产生一定的影响。夫妻作为一个情感单元，彼此之间会相互影响。然而，过去的研究大多关注患者个体应对疾病的能力，而忽略了配偶的重要作用。为了更好地应对压力，二元应对的概念应运而生，这指的是夫妻双方共同面对压力事件时采取的反应和策略。研究表明，针对肿瘤患者及其配偶的二元干预能够有效改善他们的身心健康状态，提高其生活质量。目前，国内的研究主要集中在探究二元应对与焦虑、抑郁、亲密关系以及生活质量等方面的关系。

一、二元应对的相关理论模型

（一）关系聚焦模型（relationship-focused model，RFM）

　　研究发现，夫妻在面对压力时，不仅会采取应对策略来管理自己的压力,还会注重保护和维持彼此的关系。这种以关系为中心的应对方式被称为关系聚焦模型,它主要包括三个维度:积极参与、保护性缓冲和过度保护。积极参与是一种让伴侣参与对话的策略,通过讨论彼此的感受和解决问题来改善夫妻关系。类似于积极性二元应对,积极参与也能够促进夫妻间的亲密关系,因此被认为是一种积极的应对方式。保护性缓冲包括隐藏担忧、否认担忧以及屈服于伴侣以避免分歧。这些做法虽然出于善意,但并没有显著改善夫妻关系。因此,保护性缓冲被认为是一种消极的应对方式。过度保护是指夫妻双方低估彼此的能力,并提供不必要的实际或情感支持。虽然也是出于善意,但过度保护并不能有效改善夫妻间的亲密关系,反而可能会导致双方的依赖性增加。

总的来说,关系聚焦模型认为,积极参与是一种积极的应对方式,可以改善夫妻关系,而保护性缓冲和过度保护被视为消极的应对方式。因此,在面对压力时,夫妻双方应该更多地采取积极参与的策略,以促进彼此间的亲密关系。

(二)共同应对模型(the communal coping model,CCM)

在共同应对模型中,专家们提出了一个专业术语——"共同应对"。这种应对方式发生在某个人或多个人认为压力源是"我们的问题",而不是"我的问题"或"你的问题"的情况下。这种社会性的评价可以帮助人们更有效地应对压力。此外,共同应对还需要个人参与到合作应对的过程中。它发生在家庭和社区中,并且对个人和人际关系都有好处。根据共同应对模型,共同应对包括三个部分:

(1)至少有一个人必须以共同应对为导向,相信这种方式有助于解决问题并达到预期的目的。

(2)共同应对过程中需要沟通,个人需要分享情境的细节和意义。

(3)个人通过合作行动来应对压力源,也就是说,夫妻合作制定策略,减少压力源的负面影响,并满足个人的需求。

目前,许多学者认为这是一个很好的了解夫妻如何应对医疗压力的模式。

（三）系统交互模型（the systemic-transactional model，STM）

该模型基于个人压力和应对理论的扩展，最初用于研究夫妻间的日常问题（如工作压力），后来被用于研究严重疾病（如罹患肿瘤）带来的压力。该模型指出，当伴侣感受到压力时，会通过口头语言或其他形式向对方表达，对方接收后会采取相应的应对措施。系统交互模型是一个复杂的二元应对模型，包括积极二元应对和消极二元应对。积极二元应对包括支持、代办和共同应对，而消极二元应对指的是以敌对、矛盾或敷衍的方式来帮助伴侣。

除了以上提及的模型外，还有一致性模型（CM）、关系文化应对模型（RCCM）和发展背景应对模型（DCCM）等，它们也将夫妻双方视为一个整体共同应对压力，从积极和消极应对的角度进行分析。总的来说，系统交互模型是应用最广泛的，因为它能从伴侣个人和双方的角度评估应对水平。在选择理论模型时，需根据研究目的进行筛选，只有选择合适的模型，才能在干预上取得预期成果，提高夫妻双方的应对水平。

二、肿瘤患者配偶心理干预方法与路径

（一）基于二元应对理论的肿瘤患者配偶网络心理干预方法与路径

根据国内外研究现状可知，二元应对理论是癌症患者照顾者支持性照护服务最常见的理论框架，干预形式以"照顾者与患者"为同一整体进行支持，干预载体采用网络支持性照护服务平台。结合平台设置特点及为肿瘤患者配偶提供相关支持服务内容的研究目的，选择"二元应对理论"作为理论框架，即将癌症压力作为夫妻共同的问题，聚焦照顾者对患者身心的影响能力，赋予其相应权能进行积极的患者疾病管理，鼓励夫妻之间多进行情绪表露，了解彼此的压力与感受，并采取积极的应对方法以战胜疾病，改善夫妻身心健康，提升生存质量。具体干预方法及路径见图6-5。

（二）基于共同应对模型的肿瘤患者配偶心理干预方法与路径

通过进一步研究发现，内心的信仰、生活期望、痛苦经历、亲情眷恋等因

261

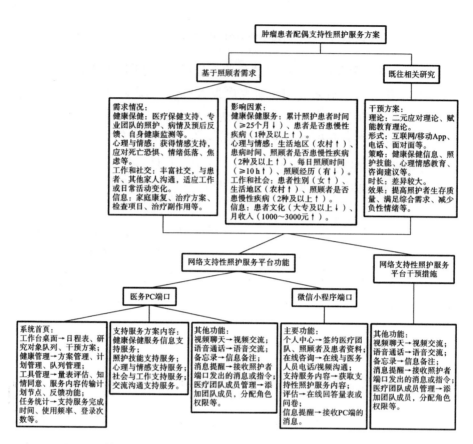

图 6-5　基于二元应对理论的肿瘤患者配偶网络心理干预方法与路径

素可以促进肿瘤患者配偶的照护。家庭系统通过有组织的方式来利用现有的家庭和社会资源，来调节经济压力、家庭负担、疾病困扰等阻碍因素。沟通和问题解决能力、信念系统及有组织的方式这三个应对系统共同作用于促进因素和阻碍因素之间的博弈过程。这些应对方式可以积极地促进肿瘤患者配偶照护的结果和心理感知的积极改变，如角色调整与适应、主动寻求和被动获得支持、改变家庭生活习惯等。这有助于帮助家庭更好地调整、适应和应对逆境和变化。根据肿瘤患者及配偶、医护人员、社会工作者等多方建议，常见的以共同应对模型为理论框架的肿瘤患者配偶心理干预方法与路径如图 6-6 所示。

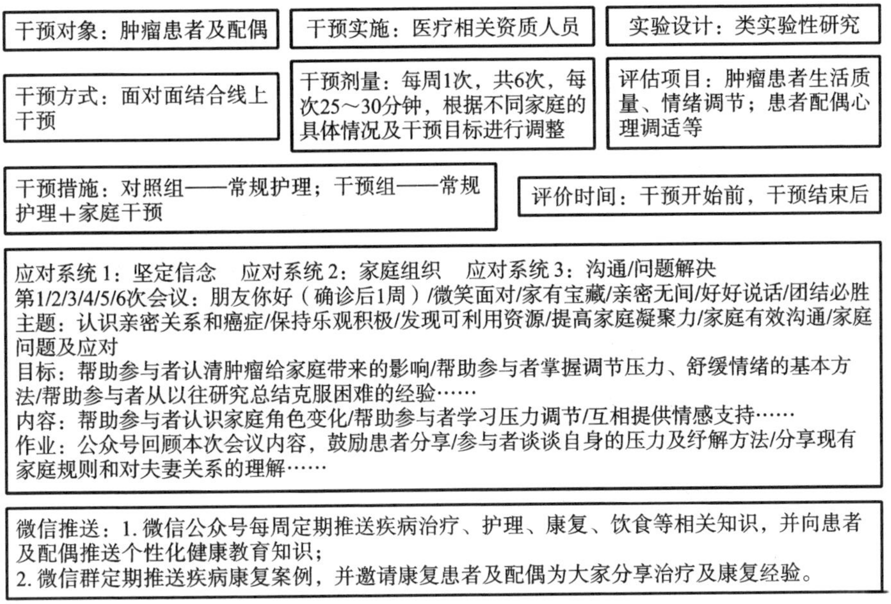

干预对象：肿瘤患者及配偶	干预实施：医疗相关资质人员	实验设计：类实验性研究

干预方式：面对面结合线上干预	干预剂量：每周1次，共6次，每次25~30分钟，根据不同家庭的具体情况及干预目标进行调整	评估项目：肿瘤患者生活质量、情绪调节；患者配偶心理调适等

干预措施：对照组——常规护理；干预组——常规护理+家庭干预	评价时间：干预开始前，干预结束后

应对系统1：坚定信念　应对系统2：家庭组织　应对系统3：沟通/问题解决
第1/2/3/4/5/6次会议：朋友你好（确诊后1周）/微笑面对/家有宝藏/亲密无间/好好说话/团结必胜
主题：认识亲密关系和癌症/保持乐观积极/发现可利用资源/提高家庭凝聚力/家庭有效沟通/家庭问题及应对
目标：帮助参与者认清肿瘤给家庭带来的影响/帮助参与者掌握调节压力、舒缓情绪的基本方法/帮助参与者从以往研究总结克服困难的经验……
内容：帮助参与者认识家庭角色变化/帮助参与者学习压力调节/互相提供情感支持……
作业：公众号回顾本次会议内容，鼓励患者分享/参与者谈谈自身的压力及纾解方法/分享现有家庭规则和对夫妻关系的理解……

微信推送：1.微信公众号每周定期推送疾病治疗、护理、康复、饮食等相关知识，并向患者及配偶推送个性化健康教育知识；
2.微信群定期推送疾病康复案例，并邀请康复患者及配偶为大家分享治疗及康复经验。

图 6-6　基于共同应对模型的肿瘤患者配偶心理干预方法与路径

第四节　肿瘤患者未成年子女心理干预路径

近年来,研究发现约有 20% 的肿瘤患者和未成年子女生活在一起。肿瘤不仅给患者带来身体上的痛苦和心理负担,也会对患者家庭,特别是未成年子女,造成巨大影响。肿瘤患者的子女可能会出现各种心理问题,包括情绪、社交、认知、行为和身体功能方面的困扰,这也会对他们未来的发展产生负面影响。儿童和青少年的心理问题一直备受社会心理学家关注,如何预防肿瘤患者子女的不良心理行为,促进他们身心健康发展,已成为一个越来越重要的问题。

一、肿瘤患者未成年子女心理行为问题

未成年人群的心理行为问题是指超出相应年龄所允许的正常范围的异常表现,主要分为内在问题和外在问题。内在问题包括不愉快、消极情绪,如恐惧、抑郁、焦虑等;外在问题则表现为违反社会规范的行为,如违抗、攻

击性、缺乏社会化等。为了评估这些问题,常用的评估工具有儿童行为清单和青少年自评量表。调查显示,乳腺癌患者未成年子女中,有 26.1% 的男性和 24.4% 的女性存在内在问题,5.6% 的男性和 7.3% 的女性存在外在问题;而在 11 岁以下的学龄儿童中,28.6% 的男性和 25.0% 的女性存在内在问题,15.0% 的女性存在外在问题。晚期肿瘤患者的子女更容易出现心理困扰,表现为抑郁、易怒、认知异常等,学龄期子女则更容易出现消化不良、睡眠障碍、疼痛等躯体化症状。同时,不良的童年经历也会影响个体的压力荷尔蒙分泌和大脑发育,增加成年后出现不良行为和患上创伤后应激障碍的风险,长期影响身心健康。

二、肿瘤患者未成年子女心理行为问题的相关影响因素

(一)未成年子女自身因素

1. 社会人口学因素

未成年子女是肿瘤患者家庭中的一个特殊群体。研究表明,他们的心理行为问题与年龄和性别密切相关。青春期的未成年比学龄期的未成年更容易出现焦虑、抑郁、社交恐惧等内化性问题,这可能是因为不同年龄阶段的未成年具有不同的心理特点和认知能力。处于青春期的未成年具有更强的自我意识和认知能力,他们需要同时应对父母患病带来的压力和融入同龄人的需求,这容易导致内化性和外化性问题的产生。此外,不同性别的未成年也表现出不同的心理特点,女性更容易出现内化性问题和应激反应症状,而男性更多出现行为和情感问题。这是因为女性对于压力事件更为敏感,当无法有效应对时,容易出现心理问题。因此,对于肿瘤患者未成年子女的心理健康,需要根据其年龄和性别特点给予不同的关注和支持。

2. 社会支持

肿瘤患者的未成年子女接受着来自家庭、学校和医院的社会支持。当父母被诊断为肿瘤后,他们不仅经历身体和情绪的痛苦,还无法给予子女情感支持和照顾。同时,未成年子女需要适应家庭生活和责任的改变,这可能导致他们产生内在的焦虑和恐惧。在学校,同学和老师的情感支持对于 8～15 岁的青春期未成年子女来说非常重要。他们可以和同伴讨论父母的肿瘤问题,从而正视现实并减轻心理压力。参加自己感兴趣的社交活动也能够减少他们的社交恐惧和心理问题。医院的支持主要来自医师和护士等专业人员。适当为儿童提供有关父母肿瘤的信息很有必要,同时要重视他们的

想法和感受,以增强他们的应对能力,从而降低心理疾病的发生率。

(二)父母和家庭因素

1. 患癌父母的性别和年龄

研究发现,母亲患有肿瘤的青春期女儿更容易出现焦虑、抑郁的现象,而父亲患有肿瘤的学龄期儿童更容易出现社会心理问题。此外,子女发现父母患癌时的年龄越小,其心理行为问题发生率也越高,主要表现为社交恐惧和情绪暴躁等。这一现象引起了人们的关注,并且需要进一步的研究。因此,家庭成员在面对癌症时,除了关注患者本身的身体健康外,也要关注子女的心理健康状况。及时的心理干预和支持,对于减少子女心理问题的发生具有重要意义。

2. 患癌父母的身心健康水平

父母患有癌症会影响未成年子女的心理健康,这是一个普遍存在的问题。研究表明,乳腺癌患者出现情绪问题的概率往往更高,这导致他们的子女也会出现类似的情绪和心理问题。对于那些罹患晚期癌症、需要长期化疗以及身体状况不佳的父母来说,他们的子女更容易受到影响。因此,父母的抑郁情绪和心理问题是导致未成年子女产生内化性问题的重要因素。为了保障子女的心理健康,我们应该重视这一问题,并为患有癌症的父母和他们的子女提供必要的支持和帮助。

3. 患癌父母的教养行为

父母的教养行为和子女的心理行为问题相关,我们采用父母教养行为问卷和儿童行为问卷探索乳腺癌患者教养行为和其未成年子女的心理行为问题的相关性,发现乳腺癌母亲高关爱型的教养行为和未成年子女较低的心理行为问题相关。

4. 家庭功能

在肿瘤患者家庭中,未成年子女常常面临诸多心理行为问题。这些问题的产生受到多方面因素的影响,其中家庭经济地位、家庭沟通、家庭凝聚力和复原力、情感反应能力、家庭角色改变和家庭冲突等因素都起着重要作用。家庭经济地位较低的肿瘤患者缺乏应对资源,导致子女难以适应父母患病的现实,容易产生心理行为问题。此外,家庭沟通不良、低水平的家庭凝聚力和复原力也是导致青春期未成年子女心理问题的重要因素。相反,家庭开放性的沟通可以起到一定的保护作用,家庭冲突和角色改变则是危险因素,容易导致未成年子女心理问题的产生。因此,家庭中的沟通与凝聚力、家庭角色的稳定性等都是影响未成年子女心理健康的重要因素,家庭成员应当重视并积极应对这些问题。

(三)促进肿瘤患者未成年子女心理健康的干预方法与路径

1. 加强未成年子女的肿瘤认知能力

采用肿瘤相关支持性教育计划(团体干预、面对面交谈及教育手册)对肿瘤患者青春期未成年子女进行干预(每月1次,共4次),结果显示,干预后的肿瘤患者未成年子女的心理和躯体健康水平得到提高,家庭有关肿瘤的沟通能力得到促进。对肿瘤患者未成年子女实施基于社会认知理论的干预措施,提高了其对肿瘤相关知识的认知能力,促进了其积极沟通行为并减轻了其心理痛苦。

2. 改善肿瘤患者的教养行为

在目前实践中,采用肿瘤育儿教育计划(共5次课程:①父母反思与子女交流过程中自己的情绪;②听取子女对肿瘤的看法;③引导子女表达担忧;④判断子女对父母肿瘤的应对方式;⑤反思获得的育儿技能)对肿瘤患者进行干预,结果显示,干预组患者的焦虑情绪减弱、育儿技能和育儿质量得到提高,其子女的行为情绪调节能力得到提高、外化性问题显著减少。随访一年结果显示,干预组肿瘤患者及其未成年子女抑郁程度低于对照组。此外,采用肿瘤育儿教育计划分别对乳腺癌患者和晚期肿瘤患者进行干预,结果显示,该计划能够提高肿瘤患者的养育技巧、减轻其育儿焦虑,同时提高肿瘤患者未成年子女的适应能力。肿瘤育儿教育计划已经被证明在提高患癌父母的养育质量上是有效的,其不足之处在于参与干预的研究对象数量较少。

3. 提高肿瘤患者的家庭功能

以家庭为中心的互动式干预计划(包括小组课程、互动性家庭支持小组会议、亲子间思想和感情的开放交流共3个阶段)对肿瘤家庭进行为期10周的干预,结果发现,以家庭为中心的互动式干预计划提高了亲子间沟通能力和家庭复原力,使得亲子关系更加亲密,同时降低了肿瘤患者未成年子女心理疾病的患病率。

未成年子女需要依赖父母的照护和家庭的支持,患癌父母家庭角色的转变和家庭功能丧失等问题,会影响其未成年子女的心理发育过程,导致未成年子女发生心理行为问题的风险增加。未成年子女个人、父母、家庭三方面的因素影响了肿瘤患者未成年子女心理行为问题发生的概率。国外较早开始研究父母肿瘤对其未成年子女的影响机制,并已开发出相关的儿童适应父母肿瘤的理论模型。但目前国内的研究者更多关注肿瘤对患者自身及其伴侣的影响,对肿瘤患者的教养行为和其对未成年子女影响的研究较少。另一方面,国内在提高肿瘤患者未成年子女心理适应方面的干预研究缺乏系统清晰的干预方案。

(四)肿瘤患者未成年子女心理健康的干预框架

肿瘤患者未成年子女心理健康的干预框架如图6-7所示。

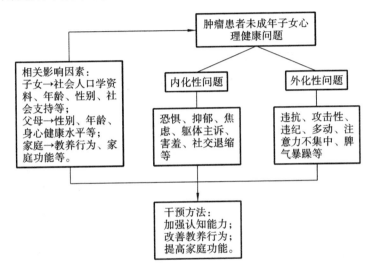

图6-7　肿瘤患者未成年子女心理健康的干预框架

参 考 文 献

[1] 牟华,付艳枝,梁前晖,等.癌症患者照顾者疾病获益感体验的 Meta 整合[J].护士进修杂志,2022,37(13):1208-1213.

[2] 薛岚,梅志红,刘扬,等.心理干预对癌症病人生活质量的影响[J].中华护理杂志,2002,37(10):787-788.

[3] 刘丹,张志坤,傅茂笋,等.中文版家庭环境量表的因子结构分析[J].中国行为医学科学,2008,17(3):277-279.

[4] 张赛,路孝琴,杜蕾,等.家庭功能评价工具家庭亲密度和适应性量表的发展及其应用研究[J].中国全科医学,2010,13(7):725-728.

[5] 叶增杰,钟美霞,胡光云,等.肿瘤患儿父母疾病不确定感及其应对方式的调查[J].解放军护理杂志,2015,(19):16-19,32.

[6] 崔郏,郭放,刘学华,等.恶性肿瘤患儿父母创伤后成长状况及影响因素分析[J].护理研究,2016,30(21):2596-2599.

[7] 孙玉倩,孙秉赋,王凤玲,等.恶性肿瘤患儿家庭管理方式及影响因素调查研究[J].中国全科医学,2013,16(9):1016-1019.

[8] 莫霖,唐艳,黄小燕,等.不同年龄阶段恶性肿瘤儿童行为问题及影响因素的相关研究[J].重庆医科大学学报,2013,38(1):105-108.

[9] 刘砚燕,沈南平,孙晶,等.癌症患儿父母化疗期间症状管理照护体验及需求的质性研究[J].中华现代护理杂志,2020,26(35):4914-4918.

[10] 张泊宁,李莉,王怡,等.脑肿瘤患儿父母心理弹性状态及其影响因素分析[J].中国护理管理,2021,21(10):1486-1490.

[11] 张贤贤,张利霞,贾智慧,等.夫妻自我表露在青年乳腺癌患者癌症复发恐惧干预中的应用研究[J].中华护理杂志,2019,54(11):1610-1614.

[12] 罗群,周利华,王维利,等.妇科癌症患者和配偶夫妻支持应对与亲密关系的关系[J].中国心理卫生杂志,2017,31(12):964-970.

[13] 穆新华.癌症患者的家庭功能、应付方式评估及其相关研究[D].上海:第二军医大学,2004.

[14] 倪倩倩,王维利,周利华,等.以夫妻为中心的心理干预在癌症患者中的应用现状[J].中华护理杂志,2015,50(2):239-242.

[15] 安慧颖,陈长英,王盼盼,等.癌症患者及其配偶二元应对的研究进展[J].中国护理管理,2019,19(7):1064-1069.

[16] 王萌,吴为,黄海燕,等.癌症患者抚养未成年子女体验质性研究的Meta整合[J].护理学杂志,2023,38(9):68-72.

[17] 王萌,万盈璐,耿力,等.癌症病人对未成年子女养育忧虑研究进展[J].护理研究,2023,37(7):1218-1221.

[18] 曾庆威,唐丽,赵玉,等.癌症患者告知未成年子女疾病诊断过程体验的质性研究[J].军事护理,2023,40(1):23-26.

[19] 李蕊,蒋秋焕,刘芳丽.癌症患者未成年子女心理行为问题的研究进展[J].上海护理,2022,22(8):58-61.

[20] 余骏雯,黄晓燕.母亲罹患乳腺癌对未成年子女的影响及干预研究进展[J].护士进修杂志,2021,36(24):2231-2237.

[21] 魏春岚,袁长蓉.儿童癌症对家庭影响的研究进展[J].解放军护理杂志,2013,30(15):50-52.

[22] 陈伟,秦楠,李辉.癌症患者及其配偶二元应对的相关研究进展[J].护理学报,2022,29(11):31-35.

[23] TAVARES R,BRANDÃO T,MATOS P M. Mothers with breast cancer:a mixed-method systematic review on the impact on the parent-child relationship [J]. Psycho-Oncology, 2018, 27(2): 367-375.

[24] HAMILTON J G, MAYS D, DEMARCO T, et al. Modeling the dyadic effects of parenting, stress, and coping on parent-child communication in families tested for hereditary breast-ovarian cancer risk[J]. Familial Cancer,2016,15(4): 513-522.

[25] KUSWANTO C N, STAFFORD L, SHARP J, et al. Psychological distress,role,and identity changes in mothers following a diagnosis of cancer:A systematic review[J]. Psycho-Oncology,2018,27(12): 2700-2708.

[26] JYOSHMA P, DSOUZA S, BROUCKE V D, et al. Factors explaining men's intentions to support their partner's participation in cervical cancer screening[J]. BMC Women's Health,2022,22(1): 443.

[27] FAUSTINE W, STEPHEN C. Lived experiences of breast cancer survivors after diagnosis,treatment and beyond:qualitative study [J]. Health Expectations:An International Journal of Public Participation in Health Care and Health Policy, 2016, 19(3): 631-642.

[28] SUN V,RAZ D J,KIM J Y. Caring for the informal cancer caregiver [J].Curr Opin Support Palliat Care,2019,13(3):238-242.

[29] POPEK V, HÖNIG K. Cancer and family:tasks and stress of relatives[J]. Nervenarzt,2015,86(3):266-273.

[30] DEATRICK J A,THIBODEAUX A G,MOONEY K,et al. Family management style framework:a new tool with potential to assess

269

families who have children with brain tumors [J]. Journal of Pediatric Oncology Nursing: Official Journal of the Association of Pediatric Oncology Nurses,2006,23(1):19-27.

[31] LUNDGREN J, THIBLIN E, LUTVICA N, et al. Concerns experienced by parents of children treated for cancer: a qualitative study to inform adaptations to an internet-administered, low-intensity cognitive behavioral therapy intervention [J]. Psycho-Oncology,2023,32(2):237-246.

[32] HOLM M, LUNDBERG T, LVGREN M, et al. Parenting a child with cancer and maintaining a healthy couple relationship: findings from the family talk intervention [J]. Pediatric Blood & Cancer, 2024,71(1):e30709.

[33] SHIN Y,KIM H,LEE T,et al. Factors in parenting stress in young patients with breast cancer and implications for children's emotional development: the PSYCHE study. [J]. JAMA Network Open,2023, 6(11):e2344835.

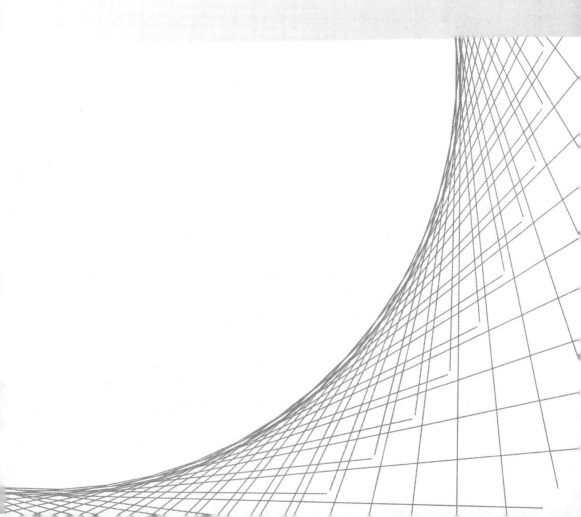

第七章 肿瘤专科医护人员心理需求和干预

通常而言,肿瘤患者承受着较大的身心压力,这种不良情绪和消极的态度有时会传递给医护人员,从而导致医护人员产生焦虑、抑郁症状和职业倦怠感。这在客观上要求医护人员不仅要严格执行医嘱,提供优质护理服务,还要以平和的心态、乐观向上的语言为肿瘤患者提供足够的情感支持和人文关怀。当下我国对肿瘤专科医护人员的心理健康状况及影响因素研究较少。因此,关注肿瘤专科医护人员心理健康、探究肿瘤专科医护人员心理健康干预路径对提升肿瘤专科医护人员群体心理健康水平、医疗与护理服务水平,乃至肿瘤患者整体就医效果将起到直接和间接的作用。为此,本章从医务社工视角出发,对肿瘤专科医护人员心理健康问题进行讨论。

第一节　肿瘤专科医护人员心理健康的背景

肿瘤专科医护人员作为医疗团队中的重要一员,不仅要具备扎实的专业知识和技术,还需要有足够的心理韧性和健康的心态来应对工作中的种种挑战。然而,在实际工作中,肿瘤专科医护人员往往会面临诸多心理健康问题,这些问题不仅影响个人的工作效率和生活质量,还可能对医护人员的职业生涯产生长远影响。

一项对云南省三甲医院医生的研究表明,约81%的医生心理健康状况处于中等偏下水平;另一项在广东省综合医院开展的调查显示,临床医生焦虑或抑郁的检出率约为20%。总体来说,临床医生的心理健康状况普遍偏差,心理总体处于亚健康状态。在医生群体中,肿瘤专科医生培养周期长、工作压力大,同时肿瘤患者情绪消极、治愈率低,所以难以获得较高的成就感,所受到的消极情绪影响更加频繁和沉重。这些因素使他们比其他专科的医生更容易罹患心理疾病。

李昌吉等应用SCL-90评估1026名护士的心理健康状况,结果显示:护士存在一定的心理健康问题。赵玉娟等应用GHQ-28对肿瘤专科医护人员进行评估,结果显示,肿瘤专科护士心理健康问题不严重,但比例较高。张一红等运用自行设计的"医护人员从业状况调查问卷"对4所肿瘤医院的1111名医护人员开展调查,发现肿瘤护士群体的心理健康状况不容乐观,经常处于焦虑、强迫和抑郁状态的比例已占医护人员的30%~50%,其中抑郁症状检出率为33.4%,这一数据与《中国国民心理健康发展报告(2021—

2022)》中的成年人抑郁风险检出率 10.6％相比,高出 22.8％。

以上研究结果均显示,肿瘤专科医护人员心理健康问题较为突出。

一、肿瘤专科医护人员心理健康问题

在对肿瘤专科医护人员心理健康状况的进一步研究中发现,肿瘤专科医护人员常见的心理健康问题有以下几种。

(一)心理疲劳

肿瘤专科医生在日常工作中需要处理大量的病例,这些病例涉及复杂的医学问题、治疗方案选择和繁重的病历记录工作。护理工作具有连续性,特别是中、夜班时间,护士既要完成繁重的护理任务,又要保证护理质量,还要保证自身的安全。医护人员长期超负荷运转,造成精神高度紧张,常感精疲力竭、心情烦躁、心境低落,对外界事物兴趣索然,对工作缺乏热情,对未来缺乏信心,表现出一种身心能量耗竭的状态。严重者甚至出现失眠、多梦、头昏眼花、腰酸背痛、记忆力下降、工作效率差等问题。

(二)焦虑

医护人员长期处在复杂的情景、繁重的工作和无规律的生活中,这使他们容易产生焦虑症状,如过度担心的心理体验和紧张、不安等心理症状,心悸、胸闷、尿频、室性早搏等躯体化症状和坐立不安、面部表情不自然、呼吸急促、出汗等行为症状。而肿瘤专科医护人员与普通医护人员相比,还需要随时面对与死神搏斗的情景,这使肿瘤专科医护人员长期处在紧张状态下,产生焦虑症状的可能性也显著增高。

(三)抑郁

由于肿瘤患者及家属对医护人员的要求和期望日益增高,医护人员长期处在应激状态,这使得医护人员无论在工作还是生活中都承受着较大的压力。医护人员的压力得不到及时排解和宣泄便会导致抑郁症状的出现。此外,由于肿瘤疾病的特殊性,医护人员需要经常面对各种病人的病痛和死亡,这种场景对医护人员的心理也会产生一定程度的负面影响。

(四)自卑

随着医学模式转向"生物-心理-社会"医学模式,"以人为中心"的整体健康观念已深入人心,对医护人员的综合素质要求越来越高。肿瘤学和肿瘤护理学分别是医学和护理学的重要分支和研究前沿,肿瘤专科医护人员需要不断学习最新的医疗知识与技术。这使得部分肿瘤专科医护人员在工作和学习中表现出自信心不足、缺乏工作主动性和独立性的情况,进而出现工作效率下降、人际沟通障碍等现象,严重的会出现自卑心理,如回避社交场合、过度谦虚、对批评过度敏感、形成自我负面评价和避免接受挑战等表现。

（五）强迫症

肿瘤专科医护人员的服务对象是肿瘤患者,肿瘤患者普遍存在焦虑、抑郁、恐惧、紧张等不良心理状态或问题,而肿瘤专科医护人员在服务这一群体的过程中容易受到其情绪的影响,为避免受到影响,大多数肿瘤专科医护人员会提升工作专注度和紧张度。同时,因为医疗和护理工作操作规范的要求,肿瘤专科医护人员往往对犯错较为敏感,这样的工作环境使肿瘤专科医护人员容易出现强迫症状。

二、肿瘤专科医护人员心理健康问题的影响

肿瘤专科医护人员的心理健康问题会在个人、家庭、护理工作等多个方面对肿瘤专科医护人员的生活和工作产生不良影响。

（一）身体健康受损

心理问题如焦虑、抑郁等,常常会导致身体健康出现问题。长期的心理压力会影响身体的免疫系统,使人更容易生病。同时,心理问题也可能引发失眠、食欲不振、头痛等身体症状。

（二）家庭关系紧张

心理问题可能导致个人在家庭中的行为发生改变,例如情绪不稳定、易怒或冷漠等。这些变化会对家庭关系产生负面影响,导致家庭成员之间的紧张和不和谐。

（三）工作效率下降

心理问题会严重影响工作效率。例如,焦虑和抑郁可能导致注意力不集中,难以完成工作任务。同时,心理问题也可能导致工作动力下降,使员工对工作失去热情。

（四）社交能力受限

心理问题可能影响个人的社交能力。例如,社交焦虑可能使人难以与他人建立良好关系,抑郁症则可能使人失去社交的兴趣和动力。

（五）情绪管理困难

心理问题往往伴随着情绪管理困难。当个体遇到挑战或压力时,他们可能难以控制自己的情绪,导致情绪失控或过度反应。

（六）自我认知偏差

心理问题可能导致个体对自己的认知出现偏差。例如,抑郁症患者可能过度关注自己的缺点和不足,从而忽视自己的优点和成就。这种偏差会影响个体的自尊和自信。

（七）生活质量下降

心理问题会对个体的生活质量产生严重影响。由心理问题导致的身体健康受损、家庭关系紧张、工作效率下降等,都会使个体的生活质量明显下降。同时,心理问题还可能影响个体的兴趣爱好和日常生活,使他们难以享受生活的乐趣。

第二节　肿瘤专科医护人员心理健康问题成因

肿瘤专科医护人员由于工作环境的特殊性,不仅会承受与其他专科医护人员同样的压力,还会承受有别于其他科室医护人员的工作压力,进而影响其心理健康状况。影响肿瘤专科医护人员心理健康状况的原因有以下几方面。

（一）社会因素和职业发展

肿瘤患者及家属对肿瘤的认识大多很片面,对肿瘤专科医生的要求和期望往往不切实际,他们期望肿瘤的治疗能够立竿见影,但肿瘤治疗的长期性会打破他们的幻想,这使得肿瘤患者及家属容易对肿瘤专科医生产生较大的情绪反应。另外,肿瘤专科存在发展极其不均衡的情况,经济越发达的地域肿瘤专科发展越好,欠发达地区肿瘤专科发展状况堪忧,这增加了肿瘤专科医生职业发展的难度。有研究表明,护士地位低、晋升竞争激烈、工资和其他福利待遇低等居肿瘤专科护士工作压力源前10位。护士社会地位低是多年来人们重医轻护观念造成的,目前仍有人认为护士只从事注射、发药等简单工作,处于从属于医生的辅助地位,对护士的工作缺乏认可和尊重。同时,护士在晋升、工资和其他福利待遇方面与同年资的其他医务人员相比较低,使护士承受着较大的压力。

(二)工作环境和工作性质

目前,我国医护、床护比例严重失调,医护人员承担着较大的工作量。医生每日接诊病人数量大、治疗病案多,护士要完成注射、发药、基础护理、专科护理等烦琐的工作,他们还要书写大量的病历和护理记录,长此以往,导致医护人员消耗大量的精力、体力,压力倍增,出现腰痛、肌肉酸痛等躯体化症状。

(三)专业技能方面

医疗工作和护理工作需要高度的责任感,不容许差错的出现,细微的差错可能威胁病人的生命。因此,医护人员小心谨慎,时常担心错误和事故的发生,进而反复检查核对,出现强迫症状在所难免。此外,医护人员要经常性地接受科室、医院的检查以及参加考试、技术比武等,在工作之余既要照顾家庭,还要抽出时间进行复习,精神高度紧张。

第三节 肿瘤专科医护人员心理健康问题预防与干预

一、肿瘤专科医护人员心理健康问题预防

医护人员是医疗团队不可或缺的一部分,他们的工作压力通常较大,因此面临着各种心理健康问题。为了确保医护人员的身心健康,提高工作效率,我们需要采取一系列预防策略来帮助他们应对挑战。以下是针对医护人员心理健康问题的八个预防策略。

（一）提升心理素质

（1）提供心理素质教育。通过培训课程，提高医护人员应对压力、挫折和冲突的能力。

（2）增强心理韧性。通过情景模拟、角色扮演等方式，帮助医护人员提升在困难情况下的适应能力。

（二）合理安排工作

（1）优化工作流程。合理安排工作时间，减轻工作负担，确保医护人员有足够的时间休息和放松。

（2）弹性工作制度。根据医护人员的需求和实际情况，灵活调整工作时间和班次，以满足个人和家庭的需要。

（三）加强团队建设

（1）营造和谐氛围。通过团队建设活动，增进同事间的沟通与合作，营造积极向上的工作氛围。

（2）强化团队凝聚力。鼓励团队成员相互支持、理解和尊重，共同应对工作中的挑战。

（四）开展心理疏导

（1）设立心理咨询室。提供专业的心理咨询服务，帮助医护人员解决心理困惑和压力问题。

（2）定期举办心理健康讲座。邀请心理专家开展讲座，普及心理健康知识，提高医护人员的心理健康意识。

（五）增进沟通技巧

（1）沟通技巧培训。通过培训，提高医护人员与患者、同事和家属的沟通能力，减少沟通障碍和冲突。

（2）模拟沟通场景。设置模拟沟通场景，让医护人员在实践中锻炼沟通技巧，提升沟通能力。

（六）促进自我放松

（1）提供放松设施。在工作场所设置休息室、按摩椅等设施，帮助医护人员在工作间隙进行放松和休息。

（2）推荐放松方法。向医护人员推荐冥想、瑜伽等放松方法，帮助他们缓解紧张情绪和压力。

（七）建立支持系统

（1）建立互助小组。鼓励医护人员建立互助小组，共同分享经验、解决问题，提升工作满意度。

（2）提供家庭支持。关注医护人员的家庭生活，为家庭出现困难或矛盾的医护人员提供支持和帮助。

（八）定期健康检查

（1）体检制度。建立定期体检制度，确保医护人员及时了解自己的身体状况，预防潜在的健康问题。

（2）跟踪管理。对体检结果进行跟踪管理，对存在健康问题的医护人员提供必要的指导和帮助。

通过实施以上八个预防策略，我们可以帮助医护人员更好地应对工作中的挑战和压力，维护他们的心理健康。同时，这些策略也有助于提高医护人员的工作质量和效率，为患者提供更加优质的服务。

二、肿瘤专科医护人员心理健康干预路径

肿瘤专科医护人员心理健康问题的预防与干预是一项系统的工作，本书基于相关临床工作实践将其划分为三个阶段：第一阶段"岗前服务阶段"、第二阶段"常态服务阶段"、第三阶段"周期服务阶段"。三阶段工作各有侧重、互为补充，如图7-1所示。

（一）岗前服务阶段

肿瘤专科医护人员心理健康预防和干预的第一阶段"岗前服务阶段"，主要围绕新入职肿瘤专科医护人员开展岗前心理健康评估与界定、岗前适应培训和岗前心理疏导与干预三项工作，如图7-2所示。

评估与界定是开展新入职肿瘤专科医护人员心理健康服务的第一步。首先，心理干预团队需要对新入职肿瘤专科医护人员的心理状况进行全面评估，了解他们可能存在的心理压力来源、心理问题类型以及严重程度。评估方法可以采用问卷调查、心理测试和访谈等多种形式，通过综合的评估手

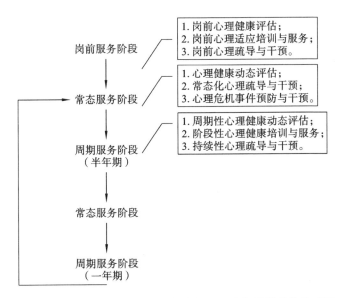

图 7-1　肿瘤专科医护人员心理健康问题预防与干预阶段关系图

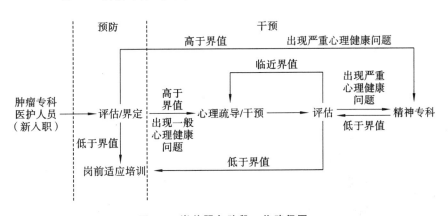

图 7-2　岗前服务阶段工作路径图

段可以更准确地掌握医护人员的心理健康状况。随后,需要对肿瘤专科医护人员的工作环境、社会支持等因素进行评估,以更好地了解影响他们心理健康状态的外部因素。最后,在评估的基础上,心理干预团队应结合心理健康问题的具体表现、症状和特点,对肿瘤专科医护人员的心理健康问题进行初步界定(精神疾病的诊断必须由精神科执业医师在精神卫生医疗机构或者其他特定的医疗场所做出)。

　　评估与界定是肿瘤专科医护人员心理健康问题干预的基础和关键。只有准确全面地评估和界定肿瘤专科医护人员的心理健康问题,才能制订出科学有效的干预措施和方案,提高新入职肿瘤专科医护人员的心理健康水平和工作质量。需要注意的是,当心理干预团队发现有严重心理健康问题的新入职肿瘤专科医护人员时,需及时联系相关部门、上级领导及家属做危机干预,并视情况提供转介服务。

新入职肿瘤专科医护人员岗前心理健康评估与界定结束后,心理测评结果低于界值的人员将进入岗前适应培训内容的学习和体验过程中。心理干预团队通过开展环境适应性团体、支持性团体、心理减压团体等多种形式的心理建设活动,帮助新入职肿瘤专科医护人员适应院内行政、临床工作。同时,针对需要一对一心理疏导的新入职肿瘤专科医护人员,还会开展个别化的心理疏导与干预服务。

对于入职初期心理测评结果高于界值,同时出现一般心理健康问题的肿瘤专科医护人员,心理干预团队会在严格遵守院内工作职责和心理咨询职业规范的前提下,为他们提供针对性的心理疏导与干预服务。

(二)常态服务阶段

肿瘤专科医护人员心理健康问题预防与干预第二个阶段"常态服务阶段"的工作重点围绕有心理健康服务需求的肿瘤专科医护人员开展,具体工作内容包含心理健康动态评估(占比 50%)、常态化心理疏导与干预(占比 40%)、心理危机事件预防与干预(占比 10%)三方面,如图 7-3 所示。

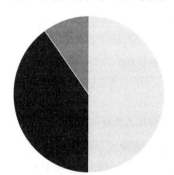

- 心理健康动态评估
- 常态化心理疏导与干预
- 心理危机事件预防与干预

图 7-3　常态服务阶段工作图

常态服务阶段的主要工作是心理健康动态评估。心理干预团队需对在前一阶段和本阶段表现出心理健康问题的肿瘤专科医护人员定期开展心理评估与界定,需要注意的是,这一评估过程大多采取一对一的方式进行,这样能够充分保护他们的隐私,同时避免对正常医疗活动的干扰。

常态化心理疏导与干预是指心理干预团队定期组织肿瘤专科医护人员参加心理减压、成长、支持、教育团体辅导活动,如巴林特小组、正念认知团体、瑜伽团体、园艺团体等;或是为有心理健康干预需要的肿瘤专科医护人员提供一对一的心理咨询服务。

肿瘤专科医护人员长期处在一个心理危机频发的情境中,病人的极端行为,如医闹、跳楼、割腕,以及对危重病人进行抢救的情景时有出现,大多数肿瘤专科医护人员目睹过以上情景,一部分甚至经历过。这些心理危机事件很可能引发肿瘤专科医护人员的心理健康问题。为此,心理危机事件的预防和干预自然成为常态服务阶段的工作内容。在这一阶段,心理干预团队通过组织沟通能力培养团体来提升医护人员与患者沟通的有效性,避免不必要冲突的产生;联合院内医务部、护理部、后勤部等多部门提高病房安全性,开展心理危机应对演练,提升医护人员应对危机事件的能力;开展心理危机干预服务(如"CISD"),降低心理危机事件对部分肿瘤专科医护人员身心的不良影响。

(三)周期服务阶段

周期服务阶段从周期性心理健康动态评估、阶段性心理健康培训与服务、持续性心理疏导与干预三个方面开展工作,帮助有需要的肿瘤专科医护人员保持或恢复健康稳定的心理状态。周期服务阶段工作路径如图 7-4 所示。

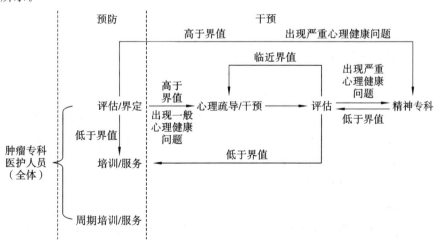

图 7-4　周期服务阶段工作路径图

周期性心理健康动态评估是面向全体医护人员的快速心理评估,心理干预团队通过 OA 系统向全体医护人员定期(一般为半年期)发放心理健康评估问卷,如焦虑自评量表、抑郁自评量表等,用以评估全体医护人员心理健康状况。针对快速评估中心理测评结果高于界值的人员,心理干预团队会进一步开展一对一的心理评估和访谈,从而准确评估和界定他们的心理状态。

阶段性心理健康培训与服务是指心理干预团队根据半年期心理工作情况,有针对性地为出现较多心理健康问题的肿瘤专科医护人员进行集中培训和服务,具体方式有心理健康教育、各类型团体辅导等。

持续性心理疏导与干预的内容与常态服务阶段的常态化心理疏导与干预一致,即对有需要并愿意接受心理干预团队服务的肿瘤专科医护人员提供持续性的心理疏导与干预服务。值得注意的是,为了避免在开展心理疏导与干预过程中出现双重关系,保障心理干预的保密性,心理干预团队会根据工作需要链接医疗机构外的心理咨询团队开展本院职工心理干预工作。

三、干预计划与效果评估

肿瘤专科医护人员心理健康问题预防与干预路径的搭建对守护他们的心理健康做出了积极的探索,为保障路径的有效性,制订详细的干预计划并开展效果评估是不可或缺的程序。下面将介绍心理干预计划制订和效果评估的内容。

(一)制订干预计划

制订干预计划是解决肿瘤专科医护人员心理问题的关键步骤。制订干预计划时,一是需要结合实际情况,在充分考虑肿瘤专科医护人员的心理特点和需求的情况下制订个性化的干预措施。例如,针对肿瘤专科医护人员的心理压力,可以开展心理健康教育、心理疏导和心理咨询等服务,帮助他们正确认识和应对心理压力,提高心理素质;还可以通过优化工作流程、减轻工作负担等方式降低医护人员的心理压力。二是要考虑干预措施的有效性和可行性。可以通过查阅相关文献、借鉴国内外先进经验等方式,结合实际情况制定符合本地特色的干预措施。三是要对干预措施进行效果评估和反馈,及时调整和优化干预计划,确保其实施效果和质量。四是可以引入相关的分析模型,例如 SWOT 分析、PEST 分析等,对肿瘤专科医护人员心理问题的现状和影响因素进行全面分析,为制订干预计划提供科学依据。五是可以借鉴相关的理论模型,例如马斯洛需求层次理论、自我决定理论等,制定符合个体需求的干预措施。六是要注重实践和反思。通过实践案例分享、实践效果评价等方式,不断总结实践经验,反思干预措施的不足和缺陷,为进一步完善干预计划提供有力支持。最后是要关注国内外相关研究的最新进展和实践成果,及时更新和优化干预计划,提高其实施效果和质量。

总之,制订干预计划是解决肿瘤专科医护人员心理问题的关键步骤,需要充分考虑医护人员的心理特点和需求,结合实际情况制定个性化的干预措施。同时,也需要注重实践和反思,不断完善和优化干预计划,提高其实施效果和质量。

(二)实施干预措施

在肿瘤专科医护人员心理问题干预中,实施干预措施是指按照干预计划达成干预目标的具体行为。实施干预措施可以检验干预计划的科学性、可行性、经济性和可操作性。当干预效果未达预期时,需及时调整干预计划和措施,确保干预目标的达成。

针对肿瘤专业医护人员的心理干预措施可以分为集体干预、小组干预和个体干预等多种模式,每种模式都有其适用的范围和对象。例如,集体干预是针对一般性问题,如环境适应、职业发展焦虑等,可通过讲座、团队建设活动等形式进行干预;小组干预是针对特定的问题,如工作压力、家庭关系、医患关系等,通过小组讨论、案例分享等形式进行干预;个体干预则是针对个别医护人员的特殊问题,如创伤后应激障碍等,通过心理咨询、心理治疗等形式进行干预。

在实施干预措施的过程中,我们需要确保措施的有效性和可行性。措施的选择应该根据干预计划来确定,并考虑医护人员的接受程度和实施难度。例如,对于工作压力较大的医护人员,可以采取放松训练、时间管理等方法来缓解压力;对于存在家庭问题的医护人员,可以提供家庭咨询、夫妻沟通训练等服务来改善家庭关系。同时,措施实施过程中还需要注意持续时间和频率,以及医护人员的反馈和调整。

(三)效果评估与反馈

在肿瘤专科医护人员心理健康问题干预模式及路径的探索与实践过程中,效果评估与反馈工作的开展对总结心理干预经验、改进工作方式方法具有重要的意义。通过科学、客观的效果评估,我们能够了解干预措施的实际效果,为进一步优化干预模式和路径提供有力依据。同时,及时、有效的反馈也能够激发肿瘤专科医护人员的积极性,促进他们主动参与到心理干预中来。

在效果评估方面,我们采用了多种方法相结合的方式。通过问卷调查,我们收集了肿瘤专科医护人员在干预前后的心理状况、工作满意度等方面的数据,运用统计分析方法,如描述性统计、t检验、卡方检验等,对数据进行分析,以评估干预措施的有效性。此外,我们还采用了案例研究的方法,对个别典型案例进行深入剖析,以期发现干预措施在解决实际问题中的优缺点。

在反馈方面,我们注重及时性、针对性和有效性。通过定期召开座谈会、个别访谈等方式,及时收集肿瘤专科医护人员对干预措施的意见和建议,对反馈信息进行分类整理,针对不同的问题制定相应的改进措施。

通过效果评估与反馈的实践,我们发现干预措施在缓解肿瘤专科医护人员的心理压力、提高其工作满意度等方面取得了显著成效。数据显示,干预后医护人员的心理状况得到明显改善,工作满意度也有所提高。此外,我们还总结出了一些成功的经验和做法,如集体干预模式对于缓解集体压力的效果较好,小组干预模式有利于促进团队凝聚力和协作能力的提升等。

总之,效果评估与反馈是肿瘤专科医护人员心理健康问题干预模式及路径探索与实践中的重要环节。通过科学的方法和有效的措施,我们能够全面了解干预措施的实际效果,为进一步优化干预模式和路径提供有力支持。在未来的研究中,我们将继续完善效果评估与反馈的方法和机制,以期为提高肿瘤专科医护人员的心理健康水平提供更加科学、有效的支持。

第四节　未来研究方向与展望

一、完善干预模式与路径的探索

为了更好地解决肿瘤专科医护人员的心理健康问题,需要从多个方面入手,不断完善干预模式与路径。首先,要深入了解肿瘤专科医护人员的心理状况,探究其心理问题的根源,为制定针对性的干预措施提供依据。其次,要评估现有干预模式与路径的效果,总结实践经验,不断完善和优化干预方案。同时,要注重实践与研究的结合,通过实证研究验证干预措施的有效性,不断改进和完善干预模式与路径。此外,要加强培训和教育,提高肿瘤专科医护人员的心理健康意识和自我调节能力,促使其积极应对心理压力。最后,要关注社会支持与政策引导的作用,建立健全的支持体系和政策框架,为肿瘤专科医护人员的心理健康提供有力保障。

在完善干预模式与路径的探索中,可以借鉴已有的理论和模型,如压力管理模型、心理韧性模型等,为制定干预措施提供理论支持和实践指导。同时,可以结合实际情况,创新干预模式与路径,如开展多元化的心理辅导、团队建设、放松训练等,以满足不同层次的肿瘤专科医护人员的不同心理需求。此外,可以通过数据分析和案例研究等方法,深入剖析干预措施的有效性和适用性,为进一步完善干预模式与路径提供实证依据。

以某医院为例,该医院通过对肿瘤专科医护人员的心理状况进行调查和分析,发现其心理问题主要集中在焦虑、抑郁、职业倦怠等方面。针对这些问题,该医院采取了一系列干预措施,如个体咨询、团体辅导、放松训练等。经过一段时间的实践,发现这些措施有效地缓解了肿瘤专科医护人员的心理压力,提高了其心理健康水平和工作满意度。同时,该医院通过定期评估和反馈,不断完善和优化干预模式与路径,使其更加符合实际情况和医护人员需求。

二、加强肿瘤专科医护人员心理素质的培训与支持体系构建

在加强肿瘤专科医护人员心理素质的培训与支持体系构建方面,首先需要深入了解肿瘤专科医护人员的心理素质现状。一项针对肿瘤专科医护人员的心理素质调查显示,大部分医护人员在面对肿瘤患者时表现出焦虑、抑郁等心理问题,这不仅影响了医护人员的身心健康,也影响了患者的护理效果。因此,建立完善的培训与支持体系至关重要。

该培训与支持体系应包括心理健康教育、专业培训和心理辅导等多个方面。心理健康教育可以帮助医护人员正确认识和处理心理问题,提高自我调节能力;专业培训可以提升医护人员的专业技能和应对能力,减轻工作压力;心理辅导则为有需要的医护人员提供个性化的心理支持和辅导,确保其心理健康。

在构建这一体系时,可以借鉴国际先进的培训模式,同时结合我国的实际情况,制订符合我国肿瘤专科医护人员需求的培训方案和教材,确保培训的有效性和实用性。

此外,还可以通过开展心理健康讲座、座谈会等活动,提高肿瘤专科医护人员对心理健康的重视程度,鼓励他们积极参与培训和支持体系的建设。同时,加强与国际同行的交流与合作,引进先进的理念和技术,不断完善和提高我国肿瘤专科医护人员的心理素质。

肿瘤专科医护人员心理素质培训与支持体系的构建是一个系统工程,需要多方面的努力和合作。只有建立起完善的培训与支持体系,才能有效提高肿瘤专科医护人员的心理素质,为肿瘤患者提供更好的护理服务。

三、加强社会支持与政策引导,提升肿瘤专科医护人员心理健康水平

加强社会支持与政策引导是提升肿瘤专科医护人员心理健康水平的行政保障。首先,政府和社会应该加大对肿瘤专科医护人员的关注和支持力度,提供更多的心理援助和福利保障,如定期心理健康检查、心理辅导和家庭支持等。此外,医疗机构也应加强对肿瘤专科医护人员的关怀和培训,帮助他们更好地应对工作压力和心理困扰。同时,建立健全的政策体系也是必要的,例如制定相关政策来合理配置医护人员人力资源,减轻肿瘤专科医护人员的工作负担和心理压力。

除了政策引导,社会公众的理解和认同也对提升肿瘤专科医护人员心理健康水平至关重要。可通过媒体宣传、社区活动等方式,提高社会公众对肿瘤专科医护人员的认识和尊重,减少对他们的误解和偏见,从而减轻他们的心理压力。此外,建设支持性的工作环境和团队文化也能有效提升肿瘤专科医护人员的心理健康水平,使他们能够在工作中得到更多的支持和帮助。

在实践方面,可以借鉴国外的成功经验,如建立心理健康服务网络、开展心理健康教育和培训等。同时,医疗机构也可以通过定期评估医护人员的心理健康状况,及时发现和解决潜在问题。此外,鼓励肿瘤专科医护人员积极参与相关研究和培训,提升自身心理素质和应对能力也是重要的措施之一。

加强社会支持与政策引导是提升肿瘤专科医护人员心理健康水平的有效途径。建立健全的政策体系、提高社会公众对肿瘤专科医护人员的认识和尊重、建设支持性的工作环境和团队文化等措施可以有效缓解肿瘤专科医护人员的心理压力,提升他们的心理健康水平。

参考文献

[1] 濮英娜,王娜,陈玲.肿瘤医院乳腺科护士焦虑状况的调查分析[J].上海护理,2013,13(2):36-38.

[2] 向思.云南省三家三甲医院医生和部分医技人员身心健康影响因素调查研究[D].昆明:昆明医科大学,2018.

[3] 陆斯琦.临床医生焦虑、抑郁与其防御方式的关系[J].中国健康心理学杂志,2018,26(2):244-247.

[4] 童修伦,童恋茹,李世朝.临床外科医生心理健康调查分析[J].实用临床医学,2017,18(6):94-96.

[5] 吕恒娟,杨春辉,田桂元.综合性医院医护人员心理健康状况调查[J].中国社会医学杂志,2018,35(4):56-58.

[6] 梁琪,李猛,赵文轩,等.江苏地区急诊科医生心理健康调查分析[J].继续医学教育,2019,33(4):76-77.

[7] 吕红霞,孙丽萍,柳雷.精神科临床医生心理健康状况调查分析[J].河南医学研究,2015,24(8):59-60.

[8] 赵倩倩,王莉,闫国立,等.临床医生健康状况及其影响因素研究现状[J].河南医学研究,2021,30(2):267-269.

[9] LEUTERITZ K, FRIEDRICH M, NOWE E, et al. Recruiting young adult cancer patients: Experiences and sample characteristics from a 12-month longitudinal study [J]. European Journal of Oncology Nursing, 2018, 36: 26-31.

[10] MCGUIRE S. World Cancer Report 2014. Geneva, Switzerland: World Health Organization, International Agency for Research on Cancer, WHO Press, 2015[J]. Advances in Nutrition, 2016, 7(2): 418-419.

[11] CASS I, DUSKA L R, BLANK S V, et al. Stress and burnout among gynecologic oncologists: A Society of gynecologic oncology evidence-based review and recommendations [J]. Gynecologic Oncology, 2016, 143(2): 421-427.

[12] DYRBYE L N, THOMAS M R, MASSIE F S, et al. Burnout and suicidal ideation among U. S. medical students [J]. Annals of Internal Medicine, 2008, 149(5): 334-341.

[13] 李昌吉, 龙云芳, 唐茂云, 等. 1026 例护士的心理卫生状况分析[J]. 现代预防医学, 1993, 5(1):10-12.

[14] 赵玉娟, 邓黎华, 蒋艳华, 等. 97 名肿瘤专科护士心理健康状况及相关因素的调查分析[J]. 四川肿瘤防治, 2006, 19(4):268-270.

[15] 张一红, 张新庆, 梅志红, 等. 四家肿瘤医院护士群体身心健康现状及分析[J]. 河南医学研究, 2020, 29(20):3679-3682.

第八章 智慧医疗背景下医务社会工作对肿瘤患者健康管理的介入

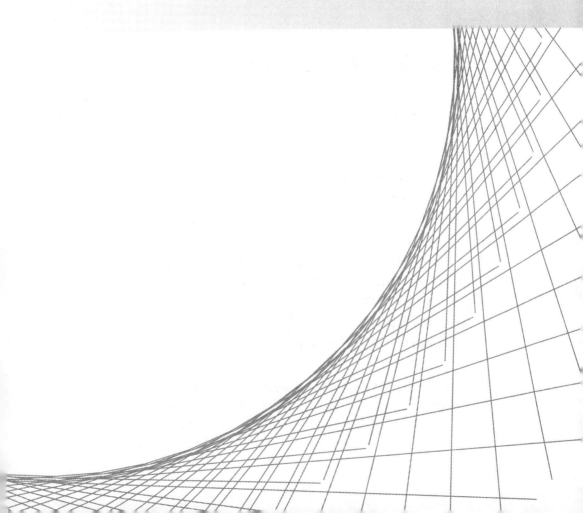

基于肿瘤患者的心理特点，以医务社会工作为核心的心理干预团队对肿瘤患者、家庭和医护群体等进行心理干预有着重要意义。随着物联网、智能终端、大数据、人工智能等科学技术在医疗卫生领域的应用和实践，医疗健康服务模式进入了智慧医疗新时代。智慧医疗是以物联网技术为基础，以边缘计算、雾计算、云计算、大数据和人工智能等技术为支撑，动态获取信息，将与医疗保健服务相关的人员、信息、设备、资源连接起来并实现良性互动，以智能化的方式主动管理和响应医疗生态系统需求的健康服务系统。智慧医疗主要由智慧医院系统、区域卫生系统和家庭健康系统三个部分构成，可以促进医疗领域各方互动，确保参与者获得所需服务，帮助各方做出明智决策，促进资源合理配置，为医务社会工作者的介入以及肿瘤健康管理模式的构建与应用奠定良好的基础。①

第一节　智慧医疗在肿瘤健康管理中的运用

一、电子健康增强慢性病管理模型

随着筛查、诊疗技术的发展和进步，尤其是智慧医疗的发展，肿瘤生存率和生存时间不断提高。肿瘤逐渐被认为是一种可调、可控的慢性疾病，越来越多的肿瘤患者将可能长期带病生存。与一般慢性病患者不同的是，肿瘤患者在疾病治疗和生存期间除了经历治疗副作用、疼痛、疲乏等躯体功能障碍外，还面临着持续的心理、经济、社会等方面的独特困境，需要医疗保健团队为他们提供长期且高质量的照护服务。

当前国际上应用最广泛的慢性病管理理论模型是慢性病管理模型（chronic care model，CCM）。CCM 模型是由 Wagner 等人在 1998 年提出的，在一系列的案例研究与应用实践中已经证明了该模型在慢性病管理中的有效性。CCM 模型包括社区资源和政策（community resources and policies）、医疗保健组织（health care organization）、自我管理支持（self-management support）、服务体系设计（delivery system design）、决策支持（decision support）、临床信息系统（clinical information system）六个相互关

---

① 本章部分内容转载自作者发表于《中国肿瘤》的文章《智慧医疗背景下肿瘤患者智慧健康管理模型的构建》。

联的要素。患者和医疗保健服务提供者之间高效的互动是该模型的核心，也是改善患者健康结果的关键。在 2003 年，Barr 等人认为 CCM 模型主要是面向临床系统，没有反映出临床服务之外的疾病预防和健康促进的多样性和复杂性。为了更好地将疾病预防与健康促进的各个方面纳入 CCM 模型之中，Barr 等人引入了 ECCM 模型（the expanded chronic care model）。与 CCM 模型不同的是，ECCM 模型将社区资源与医疗保健组织这两个要素的边界进行了融合，并在社区资源部分新增了三个具体的要素，分别是建立健康公共政策、创建支持性环境、加强社区行动。ECCM 模型认为，人口健康状况的改善源于社区成员、医疗保健专业人员、组织、个人和社区团体之间积极和高效的互动，其结果包括人口健康结果以及个人功能和临床结果。

在智慧医疗的背景下，2015 年，Gee 等人基于 CCM 模型进一步提出了电子健康增强慢性病管理模型（the ehealth enhanced chronic care model，eCCM）。与 CCM 模型相比，eCCM 模型在以下三个方面进行了改进：首先，eCCM 模型强调电子健康教育对自我管理的重要性，并在 CCM 模型中增加了电子健康教育这一要素；其次，eCCM 模型认为 CCM 模型中社区的概念应该扩展到在线社区或者与健康相关的社交网络；最后，电子健康干预需要完成一个完整的反馈回路，以确保患者和医疗保健服务提供者之间基于技术的高效互动。在 eCCM 模型中，电子健康技术主要包括互联网、电子健康社区/虚拟社区、远程医疗、移动医疗、电子健康记录和电子个人健康记录等。Gee 等人的研究表明，与各种慢性疾病相关的电子健康技术可用于加强自我管理和修改 CCM 模型。已有证据还表明，电子健康技术可以支持高效的医患互动并改善健康结果。

二、肿瘤患者智慧健康管理模型

基于 Wagner 等人提出的 CCM 模型，本书构建肿瘤患者健康管理模型（cancer healthcare model，CHM）。肿瘤患者健康管理模型主要包括个人、家庭、医疗保健系统、社区和社会五个维度，以及自我管理、家庭照护、服务体系设计、决策支持、临床信息系统、社区资源与服务、社区支持性环境、健康公共政策八个要素。其中自我管理和家庭照护分别存在于个人和家庭维度，服务体系设计、决策支持、临床信息系统三个要素存在于医疗保健系统维度，社区资源与服务和社区支持性环境两个要素存在于社区维度，健康公共政策则存在于社会维度。当各个维度的组成部分都达到最佳状态并被系统地整合于整个体系中时，肿瘤患者及其家庭照护者能够在社区和医疗保健团队的支持下成为肿瘤照护和管理的积极参与者，且肿瘤患者及其家庭照护者、医疗保健团队、社区三者处于良好、高效的互动关系中，最终有利于肿瘤患者健康结果的改善。

　　智慧医疗的发展开启了以患者为中心的肿瘤管理的新时代,超越了传统的面对面照护模式,转向实时、动态和技术辅助的评估和干预。智慧医疗在肿瘤健康管理中的作用包括以下几方面。第一,智慧医院系统以物联网技术为基础,可通过建立新型智慧医院肿瘤健康管理中心,利用电子健康档案系统、智能医疗设备、远程监测系统及移动客户端等途径,同时与当地社区、乡镇卫生院等基层医疗机构共同建立肿瘤专科管理中心,形成全方位全覆盖的肿瘤健康管理网络,实现从肿瘤预防到诊疗再到康复的全流程信息化健康管理。第二,区域卫生系统由社区管理系统和公共卫生系统组成,可通过为居民提供健康咨询指导和肿瘤风险评估,统计分析区域内肿瘤发病情况与治疗效果,进行社区内管理和公共卫生监督,进而协调医疗卫生资源的分配,强化肿瘤健康管理质量,最大化实现区域内的肿瘤健康信息管理效应。第三,家庭健康系统包括个性化智能推送和健康服务终端技术,可通过云计算对居民日常健康数据和相关医疗档案进行推算,或者利用智能传感器设备监测居民指标数据,并通过客户端应用程序、门户网站等推送每日健康知识和健康管理须知,让居民在家便可随时获得个人健康提醒信息,并根据智能推送信息及时做出相应健康管理行为。

　　具体而言,首先,电子健康技术可以将患者报告结果(patient-reported outcomes,PROs)与临床肿瘤照护联系起来,有利于加强对肿瘤患者各方面症状和需求的监测,促进患者与医疗保健人员之间的沟通,并减轻肿瘤患者健康状况的进一步恶化。PROs是患者对疾病、治疗照护、医疗保健服务的个人主观感受的直接反馈,无法被其他临床医务人员或照顾者所提供的信息代替,主要内容包括症状、心理困扰、自我效能、功能状态、社会认知、健康相关生活质量、患者满意度和治疗体验等。多项研究已经评估了PROs与电子健康技术相结合的临床意义。Basch等在美国纪念斯隆-凯特琳肿瘤中心的一项随机对照实验表明,通过使用电子健康技术对肿瘤患者报告的症状进行监测,能及时处理治疗中出现的各种并发症,降低再住院率,提高患者整体生存质量。类似地,在一项来自中国28家医院的278名肿瘤免疫治疗患者的多中心随机临床对照实验中,探索了一种基于电子健康平台的新随访模式——电子患者报告结果(electronic patient-reporting outcomes,ePROs),并与传统随访模型进行对比,结果表明ePROs随访模式有助于提高接受免疫治疗的患者的安全性和生活质量,并缩短随访时间,可以为接受免疫治疗的肿瘤患者提供可靠的信息和管理建议。其次,基于电子健康技术的干预措施可以促进肿瘤患者及其照护者参与到肿瘤照护与管理中来,协助肿瘤患者更好地进行症状管理,并减轻医疗人员兼顾不同严重程度患者的照护负担。随着移动医疗技术的普及,越来越多的研究评估了在积极治疗期间使用移动医疗提供循证干预的可行性和有效性。研究显示,运用移动健康干预措施为肿瘤患者最常见的副作用(如疼痛、疲乏、肿瘤相关认知障碍、心理社会困扰等)提供症状管理是可行的和可接受的。杜克大学的研究人员开展了一个用于进行肿瘤疼痛管理的移动健康项目,该项目使用了一种名为 mPCST 的简短移动健康干预方法,为接受造血干细胞移植并报告移植后疼痛的肿瘤患者提供应对疼痛的技能培训。随着移动医疗技术(如智能手机应用程序)越来越多地用于管理患者的轻度到中度症状,临床医生将有更多的时间来治疗有严重症状的患者。

因此,笔者在肿瘤患者健康管理模型(cancer healthcare model,CHM)的基础上,借鉴 Gee 等人提出的电子健康增强慢性病管理模型,进一步提出肿瘤患者智慧健康管理模型(the ehealth cancer healthcare model,eCHM,见图 8-1)。eCHM 模型强调现有的与肿瘤相关的电子健康技术对各个维度和各个要素所发挥的增强作用。与 eCCM 模型不同的是,eCHM 模型增加了微观层面的个人和家庭两个照护单位,在宏观层面增加了社会这一照护单位,与此同时,将电子健康教育嵌入自我管理、家庭照护和社区资源与服务等要素(见表 8-1)。

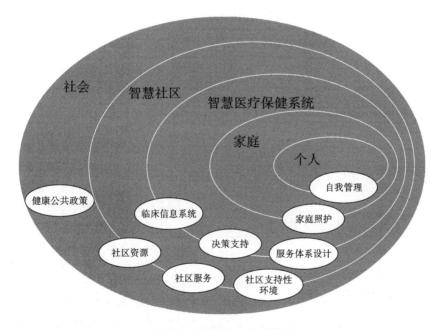

图 8-1 肿瘤患者智慧健康管理模型(eCHM)

表 8-1 肿瘤患者智慧健康管理模型的组成要素与内容

维度	要素	内容	示例
个人	自我管理	强调肿瘤患者自我管理在肿瘤照护中的重要性,电子健康技术能够为肿瘤患者的自我管理提供支持	电子健康技术可以为肿瘤患者提供网络教育、远程医疗或监测、决策支持和症状报告等方面的支持,以促进肿瘤患者的自我管理
家庭	家庭照护	家庭照护者在当前的肿瘤照护系统中发挥着至关重要的作用,电子健康技术能够为家庭照护者的照护服务提供支持和辅助	电子健康技术可以辅助照护者对肿瘤患者进行疾病监测、症状评估和管理;协助照护者进行自我健康管理;为照护者提供技能培训、医疗和社会支持等
智慧医疗保健系统	服务体系设计	改变医疗服务的结构,建立分工明确的医疗保健团队,加强与其他医疗机构的合作以支持肿瘤照护和管理	医疗保健团队可以依据肿瘤患者的疾病状况以及患者的需求等因素,确定患者的风险层级以及治疗和照护服务安排
	决策支持	通过计算机辅助或人工干预手段强化指南的作用,可以提升肿瘤管理过程的循证性	人工智能技术能够为医疗人员更为快速地做出精确的诊断和决策提供支持
	临床信息系统	通过计算机系统对患者的健康数据进行跟踪与监测,推动医疗保健提供者与患者之间的信息共享	互联网、移动健康、电子健康记录、患者门户网站等的发展,强化了临床信息系统对肿瘤患者身心相关数据的实时监测以及医疗保健人员与患者之间的健康数据共享
智慧社区	社区资源与服务	发挥虚拟社区在肿瘤照护和管理中的作用	在医患沟通社区中,医疗保健专业人员可以在互联网等平台上对肿瘤患者进行随访诊疗、健康教育等,以帮助患者管理他们的症状、情绪心理和健康行为等

维度	要素	内容	示例
智慧社区	社区支持性环境	创造一个肿瘤照护和管理的社区支持性环境	社区要注重对肿瘤患者数字健康素养的培养，积极参与疾病和健康自我管理的意识提升和赋能
社会	健康公共政策	倡导和推动相关政策法规的出台和完善，以支持肿瘤照护和管理模式的发展	要积极推动各类电子健康技术的发展，始终以患者和医疗保健人员为中心，以公平正义的社会价值观引领肿瘤智慧管理模式的发展

第二节　医务社会工作在肿瘤患者智慧健康管理模型中的功能

尽管电子健康技术为以肿瘤患者为中心的肿瘤照护模式的发展奠定了较好的基础，但是由于目前电子健康技术的发展仍然不够成熟，而且没有广泛推广到肿瘤照护中，因此目前基于电子健康技术的肿瘤照护模式还存在较多的问题和挑战。首先，在临床肿瘤治疗中实施针对肿瘤患者的实时监测是极为复杂的，可能会造成更为繁杂的临床工作流程，加重医疗人员的工作负担。其次，目前电子健康技术主要是在大规模和资源充足的医疗环境中实施，而在其他的医疗机构或者社区卫生服务中心等环境中还没有完全覆盖电子健康技术，可能会在不同人群中造成一定的健康差距。最后，在电子健康技术快速发展的背景下可能会产生一些新的弱势群体，同时目前大部分肿瘤患者的自我管理意识和能力都比较差，这不利于基于电子健康技术的肿瘤管理模式的发展。

医务社会工作者一方面可以积极利用电子健康技术来提升肿瘤患者照

护的效果,发挥专业优势,弥补电子健康技术所存在的不足,积极推动以患者为中心的肿瘤管理模式的发展;另一方面可以有效推动各类电子健康技术的发展,以社会工作的专业价值理念引领智慧医疗的发展方向。具体可以落实到肿瘤患者智慧健康管理模型所涵盖的五个维度以及其中的八个要素。

一、个人——自我管理

随着肿瘤生存者人数的增加,越来越多的肿瘤治疗转向了门诊和家庭照护,家庭成为医疗保健系统的重要延伸,肿瘤患者被期望在管理自身的健康和疾病方面扮演重要的角色。自我管理是个人管理慢性病固有的症状、治疗、身体和心理社会后果以及生活方式改变的能力。Corbin 和 Strauss 将慢性病患者的自我管理任务描述为管理疾病的治疗,管理生活角色,包括疾病带来的角色变化,以及管理疾病所带来的心理后果。对于肿瘤患者,自我管理包括有效地管理生理、心理、社会后遗症以改变日常生活功能,坚持综合用药,成功地在各个疾病阶段和照护部门之间进行过渡和协调照护,以及采用健康的生活方式以减少后期效应风险。当肿瘤患者积极参与自我管理,并成为自我健康和疾病的自信且有能力的管理者时,患者与医疗保健团队之间更有可能发生高效的互动,从而进一步促进患者的健康结果。

患者自我管理的成功程度取决于能否获得足够的自我管理支持和资源,这可能会改变他们的临床病程和生活质量。自我管理支持是指医疗保健人员系统地提供教育和支持性干预措施,以提高患者管理其健康问题的技能和信心,包括定期评估进展和问题、设定目标和解决问题的支持。近年来,随着智慧医疗的快速发展,各种基于电子健康技术的干预措施可以为肿瘤患者的自我管理提供较大的支持和辅助。这些干预措施主要是利用健康应用程序、社交媒体、门户网站、可穿戴设备等多种渠道为肿瘤患者提供网络教育、远程医疗或监测、决策支持和症状报告等方面的支持以及加强患者与医疗保健团队的沟通和互动等。互联网可以充当自我管理支持的渠道,将医疗保健团队和肿瘤患者与安全门户网站、健康应用程序、虚拟社区和大型数据库连接起来。个人电子健康记录是个人创建和维护的个人健康信息的电子记录,便于肿瘤患者更好地参与、追踪和管理自身的健康状况。移动健康技术和可穿戴设备等可以帮助肿瘤患者实时监测和管理自身的健康状况。有研究表明,移动健康干预措施在在线干预肿瘤患者疼痛、疲劳等症状和干预其心理社会困扰、生活方式等方面具有可行性和可接受性,这也为肿瘤患者的自我管理和照护提供了较大的支持。

虽然电子健康技术为肿瘤患者的自我管理创造了良好的支持条件,但是医务社会工作者在其中的作用仍然是必不可少的。首先,在目前较多的肿瘤患者仍然缺乏自我管理和照护意识的背景下,医务社会工作者可以通过采取多种措施动员和赋能于肿瘤患者来提升他们的意识和主动性。其次,为了培养肿瘤患者自我管理和照护的能力,医务社会工作者还可以通过链接资源为他们提供自我管理和照护知识和技能的培训和教育。同时,医务社会工作者要具有一定的敏感性,能够及时识别智慧医疗背景下的弱势群体,为缺乏各类智能设备使用技能的患者提供技术方面的培训和支持,以及为缺乏智能设备和资源的患者链接相关资源,推动所有的肿瘤患者共同享受智慧医疗带来的福利。最后,医务社会工作者要及时关注肿瘤患者在自我管理中无法独立解决的问题和需求,帮助患者消除自我管理过程中的障碍。

二、家庭——家庭照护

肿瘤患者的家庭照护者在当前的肿瘤照护系统中起着至关重要的作用。肿瘤患者的诊断、治疗以及康复的整个过程都离不开家庭照护者的参与,他们是肿瘤患者的主要社会支持。同时,他们对肿瘤患者的照护和支持会极大地影响患者的健康结果和生活质量。然而,这也意味着家庭照护者的照料任务往往是时间和劳动密集型的,这些经历会给照护者自身带来极大的身体、心理、情感、经济和社会等方面的挑战。过去由于医疗资源的紧缺,医疗保健体系中往往缺乏对家庭照护者这一群体的关注和支持。

近年来,随着智慧医疗的发展,各种基于电子健康技术的干预措施可以为家庭照护者提供一定的支持和辅助。这些干预措施主要集中在以下方面:辅助照护者对肿瘤患者进行疾病监测、症状评估和管理;协助照护者进行自我健康管理;为照护者提供技能培训、医疗和社会支持等。例如,移动健康技术和可穿戴设备可以帮助照护者监测和管理他们自身的生理、心理等健康状况。对于一些在家中进行治疗和康复的肿瘤患者,医疗保健人员可以使用相关的评估工具对患者及其照护者的健康状况进行监测和追踪,从而帮助医院确定是否需要为患者提供更多的探访或支持服务,如家庭健康助理、临时照护者等,以减轻照护者的照护压力。此外,还有很多医疗保健人员尝试利用互联网来为家庭照护者提供有关疾病和照护方面的专业教育和指导,以协助照护者更好地履行照护职责。人们创新性地利用电子健康干预措施将医疗保健组织和家庭环境连接起来,解决了肿瘤照护中的一个重大挑战。目前我国关于电子健康技术辅助和支持肿瘤家庭照护者的研究及其应用仍然较为匮乏,已有的研究主要集中于护理学领域。大多数研究仍然处于探索阶段,并且主要采用的是基于微信、QQ等互联网平台的延伸服务模式。

在智慧医疗的背景下,首先,医务社会工作者可以通过链接资源为肿瘤家庭照护者提供肿瘤相关的知识、肿瘤患者的照护技能、照护压力的缓解等内容的教育和培训。其次,医务社会工作者可以扮演协调者的角色,成为家庭照护者与医疗保健人员以及其他专业人员沟通的桥梁,帮助患者及其照护者解决最基础的问题和需求,并将问题和需求较为复杂的患者及其照护者转介给其他专业人员。再次,医务社会工作者可以发挥自身的专业优势,采用相关的理论和技术帮助照护者缓解心理压力和不良情绪。最后,医务社会工作者还可以采用团体相关的技术激活虚拟社区中照护者团体之间的动力,推动他们建立相互支持的关系。

三、智慧医疗保健系统

(一)服务体系设计

目前,肿瘤患者的照护需求已经超出疾病本身及其管理的范畴,需要建立跨领域、跨部门、跨学科、跨层级的系统性照护和支持体系,以预防和管理疾病与非疾病领域的多维挑战。慢性病服务体系的设计有多种形式,目前采用较多的模型是疾病管理金字塔模型,该模型秉持循证医学的原则,对患者进行需求分析并综合现有的组织框架和资源,进而为慢性病患者提供分层、分类照护服务。此外,该模型注重医护组织和多学科的发展,从而最大限度地利用有限资源。该模型由底层到顶层分别是平稳层、高危层和重症层,每一层级需要提供的专业照护、自我管理和授权管理比例不同,对于疾病严重程度等级越高的患者,需要提供的专业照护比例越高,等级较低的患者则强调患者的自我管理和授权管理。

具体而言,医疗保健组织首先要根据人力资源情况和现实医疗环境组建由多个学科的专业人员所组成的跨学科医疗保健团队,团队成员可以根据自身的专业技能和特长来承担不同的任务和职责。此外,除了各学科的专业人员,跨学科照护团队也要将肿瘤患者及其家庭照护者作为肿瘤治疗和照护的重要合作伙伴,将肿瘤患者的自我管理整合到肿瘤连续体各个阶段的治疗与照护之中。其次,医疗保健组织要与其他的医疗机构以及社区的相关组织建立良好的合作关系,明确彼此的服务界限,以促进医疗保健系统内部高效的分工合作。例如,医疗保健团队可以依据肿瘤患者的基本信息(如年龄、性别)、肿瘤类型、并发症、治疗史、复发可能性以及患者的需求等因素,确定患者的风险层级以及治疗和照护服务安排。对于低风险患者,可以由基层医疗机构及全科医生负责进行基础的治疗和随访方案;对于中风险患者,可以由专科医生和基层全科医生共同商定相对复杂的治疗和随访方案,以预防或监测晚期效应的发生;对于高风险患者,则可以由专科医生主导、基层全科医生配合,共同实施高度定制化的随访和治疗计划以及定期的专家会诊和复杂检查。区域性信息化管理平台和医联体远程医疗协作平台的运用使得肿瘤专科医疗机构与下级医疗机构、全科医生之间可以实现更加便利的双向转诊功能,实现医疗机构之间的患者信息实时传输。

在智慧医疗快速发展的背景下,医务社会工作者要与时俱进,利用各种电子健康技术赋能社会工作,在跨学科团队中重新定位专业角色和扩展职责范围,与团队中的成员进行良好的分工合作,协助其他专业人员更好地发挥专业职能,共同为肿瘤患者提供更高质量的照护。医务社会工作者还可以在跨学科团队中倡导和推动参与式、协作式的沟通和互动方式以及共同决策的发展,将患者的自我管理整合到肿瘤治疗和照护体系中来,为患者的自我管理和他们可以采取的改善健康的行动提供指导和支持。在医疗保健系统中,医务社会工作者还可以在肿瘤专科医护人员与其他医疗机构的医护人员之间扮演协调者和沟通者的角色,协助医护人员进行线上、线下转诊流程的有序推进,及时处理转诊过程中可能遇到的问题和阻碍,并及时将转诊以及患者的相关信息进行上传和更新,以减轻医护人员的工作负担。

(二)决策支持

临床医疗循证指南是肿瘤管理中决策支持的主要依据。在传统的肿瘤管理条件下,循证指南的执行情况主要取决于医疗人员的知识水平。在智慧医疗的背景下,通过计算机辅助或人工干预手段强化指南的作用能够提升肿瘤管理过程的循证性。首先,借助知识驱动的人工智能方法,各类管理指南中的循证知识能够被集成到信息系统之中,从而为医疗人员更为快速地做出精确的诊断和决策提供支持和辅助。其次,具有针对性的医学教育也能够提升医疗人员对相关指南的掌握情况,间接改善肿瘤管理过程的循证性。例如,电子健康技术可以将地方医疗机构与大型学术医疗中心和专家联系起来,为落后地区或者服务不足的环境中的医疗人员提供教育和指导资源,以提高他们对病情复杂的患者进行诊断和决策的能力,从而广泛地改善当地的肿瘤照护服务,并缩小健康差距。此外,医疗人员线上交流社区也为医疗人员相互分享和学习肿瘤相关的知识和经验提供了支持性平台。

肿瘤患者报告结果(patient-reported outcomes,PROs)的收集也为医疗人员的决策和诊断提供了重要的依据。电子健康技术的运用有利于促进PROs数据的收集,为将PROs与肿瘤临床管理相结合提供了创新和实践的机会,也为进一步加强患者与医疗保健团队的沟通,促进患者与医疗保健团队之间的决策共享创造了条件。具体而言,当可以实时管理和评分的PROs与电子健康技术相结合时,PROs可以立即整合到电子健康记录和患者门户网站中,当患者报告中度至重度症状时可以为患者及其临床医疗人员提供即时反馈。例如,美国西北大学的研究人员和临床医生可以通过直接与电子健康记录相连的在线患者门户网站(MyChart)对患者的身体症状、社会心理问题和信息需求进行评估,评估结果可以立即整合到电子健康记录中,并生成消息以通知相关人员关于患者临床症状的变化,再根据患者的个人需求自动对患者进行分类并为其提供适当的服务和资源。

智能临床决策和治疗辅助系统的发展为医护人员的诊断和决策提供了支持,但是这可能会进一步加剧医疗系统与社会大众之间的信息鸿沟,甚至侵犯患者的医疗自主权。患者有权知道疾病相关的信息以及医疗决策的合理性等方面的问题。因此,在智慧医疗的背景下,把肿瘤患者及其家庭照护者纳入照护体系,促进医护人员与患者之间的数据共享,加强医疗人员与患者之间的良好沟通显得十分重要。一方面,医务社会工作者可以积极倡导和推动医护人员与患者之间的数据和信息共享,维护患者充分了解自身诊疗信息的权利。另一方面,医务社会工作者在其中可以充当协调者的角色,协调医生与患者之间的沟通,帮助患者及其家属理解与疾病以及智能系统相关的知识,使得患者及其家属在较为充分地了解整个诊疗过程的基础上做出决策。此外,为了避免给患者和临床医生造成负担,一方面纳入健康信息平台的PROs需要简短而有效,并提供可操作的数据来指导临床就诊;另一方面,在患者报告结果测量系统实现电子管理和评分的基础上,医务社会工作者可以在其中承担桥梁的作用,根据患者的不同情况和需求采取相应的应对措施,缓解医疗人员的工作负担。

（三）临床信息系统

临床信息系统是通过计算机系统对患者的健康数据进行跟踪与监测，推动医疗保健提供者与患者之间的信息共享。在肿瘤预防和筛查方面，电子健康记录、远程医疗监测和动态监测分析相结合能够有效实现肿瘤的预防和预警，精准识别出肿瘤高危人群并对其加强监测或提前进行个性化干预，从而降低他们的肿瘤发生风险。在肿瘤治疗和康复方面，互联网、移动健康（包括可穿戴设备）、电子健康记录、患者门户网站等的发展，强化了临床信息系统对肿瘤患者身心相关数据的实时监测以及医疗保健人员与患者之间的健康数据共享。例如，在出院以后，肿瘤患者可以使用可穿戴便携设备和健康应用程序等进行身体和活动多项指标的采集和反馈，如心率、血压等。此外，临床信息系统还可以利用各种计算机技术辅助医疗保健人员对肿瘤患者进行系统化的干预。具体而言，医疗保健团队可以使用系统中的信息来确定患者的需求、照护和随访计划，可以监测患者对治疗的反应并评估健康结果，也可以使用大数据分析来研究和识别那些预后不良的高风险人群。

首先，在智慧医疗的背景下，医务社会工作者要重点关注一些弱势群体。在宏观层面，医务社会工作者要善于将数据分析的宏观视野和社会工作的关怀视角以及对社会问题的敏感性相结合，借助大数据、区块链等技术安全地收集并汇总潜在或现实服务对象的数据，扩展医务社会工作者对更大范围困境人群及地区健康问题的了解。在微观层面，对于一些在早期肿瘤筛查中被确定为高危人群的弱势群体，医务社会工作者可以为他们及其家庭提供支持和服务，协助他们解决就医流程、经济能力、医疗保险等多方面影响他们及时就诊和治疗的问题和阻碍，确保他们能够获得及时的、最佳的治疗和照护资源，以减少或消除健康相关的不平等。其次，作为医疗保健跨专业团队中的成员，医务社会工作者同样需要实时监测肿瘤患者的症状变化、心理和社会等方面的问题和需求。为了解决团队其他专业人员工作内容的重复和交叉问题，医务社会工作者可以在其中扮演协调者的角色，负责监测和识别团队主管范围内的患者及其照护者（尤其是高风险人群）的各方面症状和需求，及时将患者较为紧急的信息和需求传达给相应的专业人员，并做好各个专业人员提供照护服务的协调工作。

四、智慧社区——资源与环境

(一)社区资源与服务

随着智慧医疗的发展,社区的概念也需要扩展到虚拟社区或者与健康相关的在线社区。随着"互联网＋"进入健康管理领域,虚拟社区成为赋能肿瘤患者和发展以患者为中心的照护模式的有效工具,可以为肿瘤患者提供信息和情感等多种类型的社会支持,增加患者及其照护者在照护过程中的自我权能。具体而言,在健康领域,虚拟社区是连接肿瘤患者、医疗保健专业人员和照护者等多个不同利益相关者的在线平台,根据社区用户的不同,虚拟社区可以分为医患沟通社区、医疗人员交流社区和患者互助社区。在医患沟通社区中,医疗保健专业人员可以在互联网等平台上对肿瘤患者进行随访诊疗、健康教育等,以帮助患者更好地管理他们的症状、情绪心理和健康行为等。在患者互助社区中,具有共同需求的患者可以自由地分享健康信息并进行情感交流,从而形成患者之间或者患者与照护者之间的社会支持网络。相比于国内,患者互助社区在国外发展更成熟,典型应用有 Cancer Care、MyLifeLine、My Health Teams 等。其中 Cancer Care 是美国历史最悠久、规模最大的肿瘤患者互助社区。依托网站平台,该社区可向全美国肿瘤患者及其家属提供同伴支持、个案管理、线上线下咨询等免费服务,并定期发布有关肿瘤治疗和经济援助等的信息。

虚拟社区的发展有利于解决线下基层医疗卫生机构人才不足、能力薄弱,难以满足大量肿瘤患者的照护需求的问题,有利于加强对肿瘤患者自我管理的支持和辅助,提升肿瘤患者及其照护者自我管理的质量和效果,但是虚拟社区在应用于肿瘤患者健康教育、同伴支持等方面也存在一些挑战。例如,一些无专业人员监督的患者互助社区,如基于微博、贴吧、论坛等社交媒体平台建立的患者互助社区,由于缺乏科学证据以及基于情感的叙述越来越多,许多针对不同类型肿瘤的在线健康信息可能具有误导性且非常主观,同伴支持的效果存在一定的争议。虽然一些研究支持患者互助社区需要专业人员对用户发布的信息质量进行监管,但是目前患者互助社区中专业人员的参与度往往较低。在患者互助社区中,医务社会工作者可以扮演重要的角色,维持和协调患者互助社区的正常运行。首先,医务社会工作者可以运用专业知识和技能激活社区中的动力,推动社区中具有相同问题和需求的患者建立相互支持的关系。其次,医务社会工作者可以对社区内部的各类良莠不齐的信息进行监督,引导成员共同营造一种积极向上的社区氛围。此外,对于互助社区中部分患者较为复杂的需求和问题,医务社会工作者也可以及时地进行介入和干预。

(二)社区支持性环境

肿瘤患者在完成治疗离开医疗保健组织以后,还面临身心康复、远期并发症、复发转移、第二原发肿瘤等的风险,以及如何提高生活质量、回归家庭和社会等一系列问题。除了医疗保健组织之外,社区也是实施肿瘤照护和管理的重要场所,是肿瘤患者及其照护者进行自我管理和照护的长期性支持环境。良好的肿瘤照护和管理体系的形成离不开社区在其中的重要支撑作用。为了更好地发挥社区对肿瘤照护和管理的支持作用,首先,医务社会工作者可以推动社区不断地加强自身建设和发展,推动社区建立肿瘤专科管理中心并与其他的大型肿瘤健康管理中心建立联系,以形成全方位的肿瘤健康管理网络,为肿瘤患者在社区的照护和管理创造良好的平台。其次,医务社会工作者可以在社区积极倡导改变传统的"专家"主导的肿瘤照护模式,同时要注重对社区居民尤其是肿瘤患者数字健康素养的培养,以及积极参与疾病和健康自我管理的意识提升和赋能,鼓励和引导肿瘤患者积极地参与到肿瘤照护中来,为肿瘤照护与管理营造一种支持性的社区环境。最后,医务社会工作者可以推动社区与肿瘤患者智慧管理模式的其他维度进行互动,在健康公共政策的指引下协调社区与医疗保健组织的合作与分工,动员社区的各类资源为肿瘤患者的自我管理、家庭照护者的照护服务提供支持与辅助,使得患者在肿瘤照护和管理体系中能够获得连续性和高质量的照护。

五、社会——健康公共政策

在智慧医疗快速发展的背景下,现有的健康公共政策已经不能完全满足肿瘤患者照护和管理模式的发展要求。目前很多与肿瘤相关的电子健康技术仍然处于试点阶段,还没有与医疗保健系统进行整合,对于肿瘤相关人群的广泛适用性和有效性也不能完全确定。同时,目前各种电子健康技术在肿瘤照护和管理中的应用也暴露了很多潜在的威胁,例如患者的隐私保护、弱势群体的产生等问题。因此,目前急需出台和完善相关政策法规来指引和规范肿瘤照护和管理的智能化发展。

在社会维度,医务社会工作者可以尝试在以下方面探索自身能够扮演的角色。首先,医务社会工作者可以倡导改变以往将肿瘤患者看作完全依赖医疗团队人员的弱势群体的社会认知和社会氛围,积极推动肿瘤患者及其照护者成为肿瘤照护管理的重要参与者。例如,医务社会工作者可以积极促进个人电子健康病历的发展,推动医疗机构与肿瘤患者之间的数据和信息共享,以实现医患之间的决策共享,增强患者及其照护者在肿瘤管理体系中的主体性。其次,医务社会工作者可以发挥专业优势,积极推动肿瘤患者在智慧医疗背景下获取资源的公平性。智慧医疗的发展需要肿瘤患者与时俱进,掌握更多的数字化技能和承担更多的费用,信息素养差距和贫富差距可能导致只有部分人群能够享用智慧医疗带来的益处,另一部分人群则成为"数字化弱势群体",加重了不同人群的健康权利鸿沟。因此,医务社会工作者要始终保持专业敏感性,加强对智慧医疗背景下弱势群体的关注,通过采取多种措施提升数字化弱势群体的数字健康素养,推动智慧医疗的全人群适应。再次,医务社会工作者可以积极倡导和推动智慧医疗背景下患者隐私保护政策的出台和完善。个人身份信息、病历资料、生活习惯等个人隐私信息被智能移动设备连续动态监测、实时上传、随时共享和调用,会导致个人隐私被泄露的风险急剧增加,患者隐私的保护难度升级。这与社会工作的基本专业价值理念——隐私保密原则是相互冲突的,这就使得医务社会工作者一方面要以身作则,恪守隐私保密原则,另一方面要在宏观层面发挥政策倡导的作用。最后,医务社会工作者可以积极推动智慧医疗技术的发展,始终以患者和医疗保健人员为中心,以社会工作的专业价值理念引领智慧医疗的发展方向。尽管不断发展和创新的智慧医疗技术有潜在的好处,但是必须考虑到将这些技术与肿瘤管理体系相结合所面临的挑战,例如在现有的医疗体系中实施新的技术会给医疗保健人员增加大量的工作负担,以及目前很多技术的开发没有考虑到患者的兴趣和参与度等。因此,医务社会工作者也可以积极参与到各种智能技术的开发和研究过程中,从社会工作的专业角度出发,注重技术与肿瘤患者这一群体以及个体的契合度,以及这些技术对肿瘤患者及其照护者积极参与的激励作用。

第三节　肿瘤患者智慧健康管理模型的运用案例

在智慧医疗背景下,为了提升我国肿瘤患者的照护质量,包括湖北省肿瘤医院在内的多家医疗机构不断地探索专门针对肿瘤患者的健康管理模式,目前 eCHM 已经初具雏形。以湖北省肿瘤医院为例,医院与 H 公司进行合作并在乳腺癌相关科室启用了乳腺癌智能健康管理平台,探索实行"医生/护士＋医务社会工作者＋智能平台"的乳腺癌患者智慧健康管理模式,为乳腺癌患者提供智能化的健康管理服务。

一、个人、家庭和社区维度

在个人维度,该平台集众多专家的智慧打造了专门针对乳腺癌患者的科普课程,内容涵盖与疾病相关的认知、治疗、营养、康复运动及心理方面,为患者提供体系化的科普服务,有利于协助患者更好地进行自身的健康管理。同时,患者可以在平台上进行问诊和咨询,相关医疗人员会尽可能地为患者提出意见和建议。此外,在建立病案系统并上传个人病历以后,患者可以在平台上随时查阅自身的疾病记录,追踪和管理自身的健康状况。在家庭维度,该平台允许患者授权自己的直系亲属或者配偶等使用患者所注册的账户,以便家人能够更好地了解肿瘤患者的健康状况。在社区维度,该平台建立了大型肿瘤患者在线互助社区,为患者提供了与其他患者交流、学习和相互支持的平台。在互助社区中,患者可以学习和了解其他成员与癌症抗争的经验,也可以获得社区中健康管理师的在线答疑,获得不良反应应对、康复锻炼、营养和心理等方面的指导和支持。

二、医疗保健系统维度

湖北省肿瘤医院一直致力于推动肿瘤患者健康管理模式的探索和发展。在服务体系设计方面,乳腺癌相关科室实行的是"医生/护士＋医务社会工作者＋智能平台"的模式。在该模式中,医务社会工作者可以协助科室完成日常的患者管理工作,跟踪督促患者完成治疗及康复等相关事项,还可

305

以在患者出院后定期对患者进行线上随访,线上监测并协助医生处理院外患者的不良事件。

在临床信息系统方面,虽然该智能健康管理平台仍然处于试点阶段,没有与医院的信息系统进行整合,但是该平台已初步具备临床信息系统的部分功能。该平台主要包括三个端口:患者端、医生端和智能平台管理人员工作端。在患者入院以后,医务社会工作者会协助患者建立病案系统并上传患者的个人病历,医生和患者都有权限对个人病历进行查看;在患者的治疗方案确定以后,平台会根据患者的情况制订健康计划,并以视频或文章的方式对患者进行饮食、锻炼和生活等方面的健康教育;在患者出院以后,该平台会为患者制订院外计划,如提醒患者抽血和再次入院的时间以及患者需要完成的其他活动等;当患者在院后产生不良反应时该平台会发生预警,医务社会工作者也会将患者的相关情况及时告知医生并提醒医生采取干预措施。

在决策支持方面,该平台的人工智能辅助诊疗系统是基于 CSCO 临床诊疗指南、专家临床实践经验、肿瘤知识图谱、高等级临床证据、不良反应管理体系等多维度专业领域知识而创建的,能够为医疗人员快速做出精确的诊疗和决策提供支持与辅助。同时,该系统能够根据患者所提供的健康数据为患者提供相关资源,例如与疾病相关的普遍性知识、教育和建议。

三、社会维度

在社会政策维度,《"健康中国 2030"规划纲要》将开展全人群全生命周期的健康管理作为我国肿瘤防治工作的重点。2022 年 2 月,国家癌症中心发布的《肿瘤诊疗质量提升行动计划实施方案》强调要建设覆盖肿瘤诊疗全周期全过程的医疗服务体系,在肿瘤诊疗服务领域加强"互联网+医疗健康"建设,增强优质服务的可及性。2023 年 11 月,《健康中国行动——肿瘤防治行动实施方案(2023—2030 年)》提出要持续推进多学科诊疗模式,探索以癌症病种为单位的专病中心建设,积极运用互联网、人工智能等技术,开展远程医疗服务,探索建立规范化诊治辅助系统,提高基层诊疗能力。这些政策的出台为我国肿瘤患者智慧健康管理模式的建立和发展奠定了良好的基础。

参考文献

[1] 赵苗苗,高月霞,徐燕飞,等.癌症生存者整合型照护模式的概念框架、特征及对我国的启示[J].中国全科医学,2024,27(23):2813-2821.

[2] 汪哲宇.数字化慢病管理系统的研究与实践[D].杭州:浙江大学,2022.

[3] 夏天,顾伦,李兆申.我国智慧医疗发展概况[J].生物医学转化,2022,3(01):38-45.

[4] 王之晨,冯靖祎.我国基于物联网技术的智慧医疗系统及其发展应用[J].中国医疗设备,2022,37(01):174-179.

[5] 张建忠,李永奎,张艳,等.智慧医院项目的建设与运维管理研究[J].建筑经济,2018,39(06):57-60.

[6] 许俊杰,陈军.基于物联网的智慧医疗系统及其发展应用[J].中国医疗设备,2017,32(10):118-121+131.

[7] 刘琪,陈星辰.湖北省智慧医疗发展困境及对策研究[J].医学与哲学(A),2017,38(01):58-61.

[8] 汪悦,管弋铭,李梦蓉,等.基于物联网的智慧家庭健康医疗系统[J].光通信研究,2018,(01):56-60.

[9] 王秀蓓,王海芳,钮美娥,等.肿瘤患者报告结局的研究进展[J].中国护理管理,2018,18(03):423-427.

[10] 邓本敏,饶洪英,汪波.晚期住院癌症患者家庭主要照顾者压力负荷及影响因素研究[J].重庆医学,2016,45(05):653-657.

[11] 黄雨晴.从社会性出发:中国社会工作数字化转型的影响与应对[J].华东理工大学学报(社会科学版),2023,38(03):42-55+69.

[12] 韦帅芳,徐克珮,杨玉洁,等.虚拟社区在慢性病患者健康教育中的应用进展[J].中华护理教育,2021,18(09):789-794.

[13] 张露,顾炜,经晓宇,等.智慧医疗在我国癌症健康管理中的发展与伦理问题探讨[J].中国医学伦理学,2021,34(04):468-472.

[14] 黎立喜,马飞.肿瘤全方位全周期健康管理模式的进展[J].科技导报,2023,41(18):29-35.

[15] WAGNER E H,AUSTIN B T,DAVIS C,et al. Improving chronic illness care:translating evidence into action[J]. Health affairs,2001, 20(6):64-78.

[16] BARR V, ROBINSON S, MARIN-LINK B, et al. The expanded Chronic Care Model:an integration of concepts and strategies from population health promotion and the Chronic Care Model [J]. Hospital Quarterly,2003,7(2):73-82.

[17] THE LANCET. Cancer care:beyond survival[J]. Lancet,2022,399 (10334):1441.

[18] GEE P M, GREENWOOD D A, PATERNITI D A, et al. The eHealth enhanced chronic care model:a theory derivation approach [J]. Journal of Medical Internet Research,2015,17(4):e86.

[19] WELDRING T, SMITH S M S. Article commentary:Patient-Reported Outcomes (PROs) and Patient-Reported Outcome Measures (PROMs)[J]. Health Services Insights,2013(6): 61-68.

[20] FISCELLA K, RANSOM S, JEAN-PIERRE P, et al. Patient-Reported Outcome measures suitable to assessment of patient navigation[J]. Cancer,2011,117(S15):3601-3615.

[21] BASCH E,DEAL A M,KRIS M G,et al. Symptom monitoring with patient-reported outcomes during routine cancer treatment: a randomized controlled trial[J]. Journal of Clinical Oncology,2016,34 (6):557-565.

[22] ZHANG L, ZHANG X, SHEN L, et al. Efficiency of electronic health record assessment of Patient-Reported Outcomes after cancer immunotherapy:a randomized clinical trial [J]. JAMA Network Open,2022,5(3):e224427.

[23] FRANK J P, LAURA B O, JOSHUA P K, et al. The increasing value of eHealth in the delivery of patient-centred cancer care[J]. Lancet Oncol. 2020 ,21(5): e240-e251.

[24] BARLOW J H ,WRIGHT C ,SHEASBY J ,et al. Self-management approaches for people with chronic conditions: a review[J]. Patient Education and Counseling,2002,48(2):177-187.

[25] MCCORKLE R,ERCOLANO E,LAZENBY M,et al. Self-management:

Enabling and empowering patients living with cancer as a chronic illness [J]. CA: A Cancer Journal for Clinicians,2011,61(1),50-62.

[26]　HOWELL D. Supported self-management for cancer survivors to address long-term biopsychosocial consequences of cancer and treatment to optimize living well[J]. Current Opinion in Supportive and Palliative Care,2018,12(1):92-99.

[27]　HOWELL D, MAYER D K, FIELDING R, et al. Management of cancer and health after the clinic visit: a call to action for self-management in cancer care[J]. Journal of the National Cancer Institute,2021,113(5),523-531.

[28]　DEBON R, COLEONE J D, BELLEI E A, et al. Mobile health applications for chronic diseases: a systematic review of features for lifestyle improvement[J]. Diabetes Metab Syndr, 2019, 13 (4): 2507-2512.

[29]　RAJ M, GUPTA V, HOODIN F, et al. Evaluating mobile Health technology use among cancer caregivers in the digital era[J]. Digital Health,2022.

[30]　ZENG Y, HUANG J, TANG X, et al. The impact of triangle hierarchical management on self-management behavior and quality of survival in Parkinson's patients[J]. Frontiers in Surgery, 2022, 9:878477.

[31]　NEKHLYUDOV L, O'MALLEY D M, HUDSON S V. Integrating primary care providers in the care of cancer survivors: gaps in evidence and future opportunities[J]. Lancet Oncology,2017,18(1): e30-38.

[32]　GUPTA T, SCHAPIRA L. Online communities as sources of peer support for people living with cancer: a commentary[J]. Journal of Oncology Practice,2018,14(12):725-730.

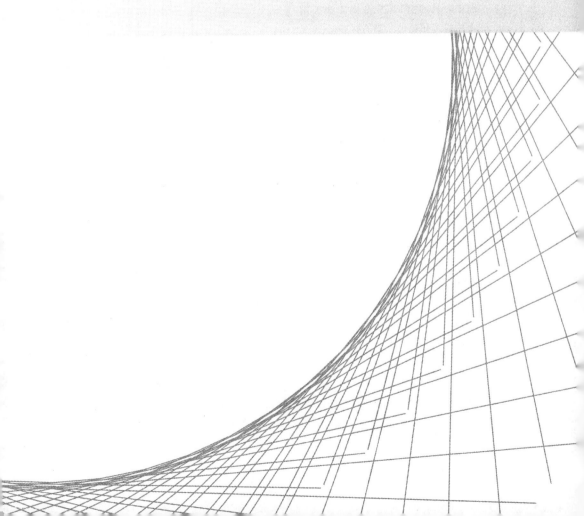

附 录

心理痛苦温度计

姓名：_____   病区：_____   病历号：_____   填表日期：_____

> 亲爱的病友:您好!
>
> 首先感谢您对我院的信任,选择到我院进行治疗。我们全体医护人员衷心希望与您携手共抗病魔,并祝您早日康复!
>
> 在疾病的治疗和康复中,您可能会因为一些身体或心理上的不适而产生痛苦的体验,比如睡眠问题、疼痛、食欲不振、心烦心慌等。作为医护人员,我们非常希望能够了解您的痛苦并提供专业的服务。
>
> 请认真填答这份短小的问卷,如实告诉我们是什么原因或哪儿不舒服使您感到痛苦,以及痛苦的程度。只要您告诉我们,我们会在医疗中尽力减轻您的痛苦,给予您更多的人文关怀。

<u>首先</u>,请在最符合您近一周所经历的平均痛苦水平的数字上画"○"。

极度痛苦　10
　　　　　9
　　　　　8
　　　　　7
　　　　　6
　　　　　5
　　　　　4
　　　　　3
　　　　　2
没有痛苦　1
　　　　　0

<u>接着</u>,请指出下列哪些选项是引起您痛苦的原因,并在该项目前打"√"。

实际问题

☐ 无时间精力照顾孩子/老人　　☐ 无时间精力做家务　　☐ 经济问题
☐ 交通出行　　　　　　　　　　☐ 工作/上学　　　　　☐ 周围环境

交往问题

☐ 与孩子/老人相处　　☐ 与伴侣相处　　☐ 与亲友相处
☐ 与医护人员相处

情绪问题

☐ 抑郁　　　　　　　　　☐ 恐惧　　　☐ 孤独
☐ 紧张　　　　　　　　　☐ 悲伤　　　☐ 担忧
☐ 对日常活动丧失兴趣　　☐ 睡眠问题

☐ 记忆力下降/注意力不集中

身体问题

☐ 外表/形体	☐ 洗澡/穿衣	☐ 呼吸
☐ 排尿改变	☐ 便秘	☐ 腹泻
☐ 进食	☐ 疲乏	☐ 水肿
☐ 发烧	☐ 头晕	☐ 消化不良
☐ 口腔疼痛	☐ 恶心	☐ 鼻子干燥/充血
☐ 疼痛	☐ 性	☐ 皮肤干燥
☐ 手/脚麻木	☐ 身体活动受限制	

信仰/宗教问题

☐ 信仰/宗教问题

其他问题：_____

家庭环境量表
(family environment scale,FES)

指导语:该问卷包括45个关于家庭情况的问题,请根据您家庭的实际情况进行选择,"1"表示"是","2"表示"否"。请您务必回答每一个问题。如果您不能肯定是否符合您家里的情况,就按您自己的估计回答。回答时请正确地、详细地理解每句话的内容,然后再作答。

条目	是	否
1.家庭成员总是互相给予最大的帮助和支持	1	2
2.家庭成员总是把自己的感情藏在心里,不向其他家庭成员透露	1	2
3.家中经常吵架	1	2
4.我们家经常谈论政治和社会问题	1	2
5.家庭成员彼此之间很少公开发怒	1	2
6.为了有好的前途,家庭成员都花了几乎所有的精力	1	2
7.我们很少外出听讲座、看戏或去博物馆以及看展览	1	2
8.一般来说,我们大家都注意把家收拾得井井有条	1	2
9.在家中诉苦很容易使家人厌烦	1	2
10.有时家庭成员发怒时摔东西	1	2
11.家中没人参加各种体育活动	1	2
12.在我们家吃饭和睡觉的时间都是一成不变的	1	2
13.在我们家,有一种和谐一致的气氛	1	2
14.家中每个人都可以诉说自己的困难和烦恼	1	2
15.家庭成员之间极少发脾气	1	2
16.我们都相信在任何情况下竞争是好事	1	2
17.我们对文化活动不那么感兴趣	1	2
18.我们常看电影或体育比赛、外出郊游等	1	2
19.在我们家很重视做事准时	1	2
20.我们家做任何事都有固定的方式	1	2
21.家庭成员经常公开地表达互相之间的感情	1	2

续表

条目	是	否
22.家庭成员之间常互相责备和批评	1	2
23.我们总是不断反省自己,强迫自己尽力把事情做得一次比一次好	1	2
24.我们很少讨论有关科技知识方面的问题	1	2
25.我们家每个人都对1～2项娱乐活动特别感兴趣	1	2
26.我们家的人常常改变他们的计划	1	2
27.我们家非常强调遵守固定的生活规律和家规	1	2
28.家庭成员总是衷心地互相支持	1	2
29.家庭成员有时互相打架	1	2
30.家庭成员除工作学习外,不常进行娱乐活动	1	2
31.家庭成员认真地保持自己的房间整洁	1	2
32.我们家缺乏集体精神	1	2
33.家庭成员常去图书馆	1	2
34.家庭成员有时按个人爱好和兴趣参加娱乐活动	1	2
35.家庭成员彼此之间一直合得来	1	2
36.先工作后享受是我们家的老习惯	1	2
37.家庭成员常在业余时间参加家庭以外的社交活动	1	2
38.我们家花钱没有计划	1	2
39.我们家的生活规律或家规是不能改变的	1	2
40.家庭的每个成员都一直得到充分的关心	1	2
41.家人有矛盾时,有时会大声争吵	1	2
42.家庭成员常常与别人比较,看谁的工作学习好	1	2
43.家庭成员很喜欢音乐、艺术和文学	1	2
44.我们娱乐活动的主要方式是看电视、听广播而不是外出活动	1	2
45.在家里违反家规会受到严厉的批评	1	2

家庭亲密度与适应性量表

（family adaptation and cohesion scale）

条目	不是	偶尔	有时	经常	总是
1. 在有难处时，家庭成员都会尽最大的努力相互支持	1	2	3	4	5
2. 家庭成员比较愿意与朋友商讨个人问题，而不太愿意与家人商讨	1	2	3	4	5
3. 所有家庭成员聚集在一起进行活动	1	2	3	4	5
4. 在家里，有事大家一起做	1	2	3	4	5
5. 家庭成员与朋友的关系比家庭成员之间的关系更密切	1	2	3	4	5
6. 家庭成员之间都有熟悉每个成员的亲密朋友	1	2	3	4	5
7. 家庭成员自己要做决策时，喜欢与家人一起商量	1	2	3	4	5
8. 在我们家，娱乐活动都是全家一起去做的	1	2	3	4	5
9. 家庭成员之间的关系是非常密切的	1	2	3	4	5
10. 在家中，每个成员习惯单独活动	1	2	3	4	5
11. 家庭成员都能按家庭所做的决定去做事	1	2	3	4	5
12. 家庭成员喜欢在一起度过业余时间	1	2	3	4	5
13. 家庭成员都很主动地向家里其他人说自己的心里话	1	2	3	4	5
14. 在家庭中，每个家庭成员的朋友都会受到极为热情的接待	1	2	3	4	5
15. 在家里，我们更愿意分开做事，而不太愿意全家人一起做	1	2	3	4	5
16. 家庭成员可以分享彼此的兴趣和爱好	1	2	3	4	5

家庭功能评价量表
（family assessment device）

这个量表包含了一些对家庭的描述,请仔细阅读每一项,并根据近 2 个月您对您家庭的看法,在 4 个可能的答案中圈选您家庭最接近的数字。选择答案的原则是:很像我家——这一项非常准确地描述了您的家庭;像我家——这一项大致上描述了您的家庭;不像我家——这一项不太符合您的家庭;完全不像我家——这一项完全不符合您的家庭。(1＝很像我家;2＝像我家;3＝不像我家;4＝完全不像我家)

条目	很像我家	像我家	不像我家	完全不像我家
1.由于我们彼此误解,难以安排一些家庭活动	1	2	3	4
2.我们在住处附近解决大多数日常问题	1	2	3	4
3.当家中有人烦恼时,其他人知道他为什么烦恼	1	2	3	4
4.当你要求某人去做某件事时,你必须检查他们是否做了	1	2	3	4
5.如果某人遇到麻烦,其他人会过分关注	1	2	3	4
6.当发生危机时,我们能互相支持	1	2	3	4
7.当发生出乎意料的意外时,我们会手足无措	1	2	3	4
8.我们家时常把我们所需要的东西用光	1	2	3	4
9.我们互相都不愿意流露自己的感情	1	2	3	4
10.我们肯定家庭成员都尽到了各自的家庭职责	1	2	3	4
11.我们不能相互谈论我们的忧愁	1	2	3	4
12.我们常根据我们对问题的决定去行动	1	2	3	4
13.只有你的事对别人也很重要时,他们才会感兴趣	1	2	3	4
14.从那些正在进行的谈话中,你不明白其中一个人是怎么想的	1	2	3	4
15.家务事没有由家庭成员充分分担	1	2	3	4
16.不论每个人是什么样的,都能被别人认可	1	2	3	4

条目	很像我家	像我家	不像我家	完全不像我家
17. 你不按规矩办事,却很容易逃脱处分	1	2	3	4
18. 大家都把事情摆在桌面上说,而不用暗示的方法	1	2	3	4
19. 我们中有些人缺乏感情	1	2	3	4
20. 在遇到突发事情时,我们知道怎么处理	1	2	3	4
21. 我们避免谈论我们害怕和关注的事	1	2	3	4
22. 我们难得互相说出温存的感受	1	2	3	4
23. 我们遇到经济困难	1	2	3	4
24. 在我们家试图解决一个问题之后,我们通常要讨论这个问题是否已解决	1	2	3	4
25. 我们太以自我为中心了	1	2	3	4
26. 我们能互相表达出自己的感受	1	2	3	4
27. 我们对服饰习惯无明确要求	1	2	3	4
28. 我们彼此不表示爱意	1	2	3	4
29. 我们对人都有话直说,而不拐弯抹角	1	2	3	4
30. 我们每个人都有特定的任务和职责	1	2	3	4
31. 家庭的情绪氛围很不好	1	2	3	4
32. 我们有惩罚人的原则	1	2	3	4
33. 只有当某事使我们都感兴趣时,我们才一起参加	1	2	3	4
34. 没有时间去做自己感兴趣的事	1	2	3	4
35. 我们不常把自己的想法说出来	1	2	3	4
36. 我们感到我们能被别人容忍	1	2	3	4
37. 只有当某件事对个人有利时,我们才感兴趣	1	2	3	4
38. 我们能解决大多数情绪上的烦恼	1	2	3	4
39. 在我们家,亲密和温存居次要地位	1	2	3	4
40. 我们讨论谁做家务	1	2	3	4
41. 在我们家对事情做出决定是困难的	1	2	3	4

续表

条目	很像我家	像我家	不像我家	完全不像我家
42.我们家的人只有在对自己有利时才彼此关照	1	2	3	4
43.我们互相之间都很坦率	1	2	3	4
44.我们不遵从任何规则和标准	1	2	3	4
45.如果要人去做某件事,他们常需别人提醒	1	2	3	4
46.我们能够对如何解决问题做出决定	1	2	3	4
47.如果原则被打破,我们不知道将会发生什么事	1	2	3	4
48.在我们家任何事都行得通	1	2	3	4
49.我们将温存表达出来	1	2	3	4
50.我们镇静地面对涉及情感的问题	1	2	3	4
51.我们不能和睦相处	1	2	3	4
52.我们一生气,就互不讲话	1	2	3	4
53.一般来说,我们对分配给自己的家务活都感到不满意	1	2	3	4
54.尽管我们用意良好,但还是过多地干预了彼此的生活	1	2	3	4
55.我们有应付危险情况的原则	1	2	3	4
56.我们互相信赖	1	2	3	4
57.我们当众哭出声来	1	2	3	4
58.我们没有合适的交通工具	1	2	3	4
59.当我们不喜欢有的人的所作所为时,我们就会给他指出来	1	2	3	4
60.我们想尽各种办法来解决问题	1	2	3	4

GAD-7 焦虑症筛查量表

姓名： 性别： 年龄： 出生日期：
科别： 床号： 病案号：

在过去的两周里,你生活中以下症状的出现频率是多少？把相应的数字加起来。

项目	没有（0）	有几天（1）	一半以上时间(2)	几乎天天（3）
感到不安、担心及烦躁				
不能停止或无法控制担心				
对各种各样的事情担忧过多				
很紧张,很难放松下来				
非常焦躁,以至于无法静坐				
变得容易烦恼或易被激怒				
感到好像有什么可怕的事会发生				
总分				

如果发现自己有如上症状,它们影响到你的家庭生活、工作、人际关系的程度是:没有困难_____ 有一些困难_____ 很多困难_____ 非常困难_____

总分分类：

0~4 　　没有焦虑症　　　　（注意自我保重）
5~9 　　可能有轻微焦虑症　（建议咨询心理医生或心理医学工作者）
10~13 　可能有中度焦虑症　（最好咨询心理医生或心理医学工作者）
14~18 　可能有中重度焦虑症（建议咨询心理医生或精神科医生）
19~21 　可能有重度焦虑症　（一定要看心理医生或精神科医生）

评估者

评估时间：

PHQ-9 抑郁症筛查量表

姓名：　　　　性别：　　　　年龄：　　　　　出生日期：

科别：　　　　床号：　　　　病案号：

在过去的两周里，你生活中以下症状的出现频率是多少？把相应的数字加起来。

项目	没有 （0）	有几天 （1）	一半以上时间 （2）	几乎天天 （3）
做什么事都提不起兴趣，感到没意思				
感到心情低落、抑郁，生活没希望				
入睡困难，总是醒着，或嗜睡				
常感到疲倦、没劲				
口味不好，或吃得太多				
自己对自己不满，觉得自己是个失败者，或让家人丢脸了				
无法集中精力，记忆力下降				
行动或说话缓慢到引起人们的注意，或刚好相反，坐卧不安、烦躁易怒、到处走动				
有不如一死了之的念头，或想伤害自己				
总分				

如果发现自己有如上症状，它们影响到你的家庭生活、工作、人际关系的程度是：没有困难_____ 有一些困难_____ 很多困难_____ 非常困难_____

总分分类：

0~4	没有抑郁症	（注意自我保重）
5~9	可能有轻微抑郁症	（建议咨询心理医生或心理医学工作者）
10~14	可能有中度抑郁症	（最好咨询心理医生或心理医学工作者）
15~19	可能有中重度抑郁症	（建议咨询心理医生或精神科医生）
20~27	可能有重度抑郁症	（一定要看心理医生或精神科医生）

评估者：

评估时间：

后　　记

中国已经进入全面建设社会主义现代化国家的新发展阶段。党的二十大报告充分表明,中国式现代化的本质是人的现代化,锚定的是人民对美好生活的向往。健康中国行动,让医疗从"以疾病为中心"转向"以人为中心"的大健康战略上,真正实现以人为出发点,从多角度、多方位认识健康和疾病,强调人的健康应当包括躯体、心理、智力、道德、行为以及所处的社会环境的健康,是整体健康和全面健康,这种全方位全周期的健康理念是对生物-心理-社会医学模式的创新和发展。医务社会工作正是秉承了这种全人关怀的健康理念,在加强人文关怀、改善医患关系、提高医疗服务质量等方面发挥着至关重要的作用,在实现"健康中国"宏伟蓝图中扮演着不可或缺的角色。

2017年,国家卫生计生委和国家中医药管理局印发《进一步改善医疗服务行动计划(2018—2020年)》,明确要求医疗机构建立医务社工和志愿者制度,并将医务社会工作开展情况作为医疗机构一级考核指标,我国医务社会工作得到蓬勃发展。2019年1月,湖北省卫健委发布了《关于加强医疗机构社会工作和志愿服务管理工作的通知》;同年3月,湖北省卫健委又发布了《关于确定湖北省第一批医务社工试点医院(科室)名单的通知》,开始推进医务社会工作试点。经过几年的探索,医务社工领域在专业化、系统化、规范化方面取得了显著进步,不仅服务范围更加广泛,服务水平也得到了大幅提升,逐步形成了符合湖北本土省情的特色医务社会工作发展路径。以肿瘤专科医院为例,肿瘤患者的临床服务需求调研报告显示,许多肿瘤患者及其家属在疾病治疗过程中最普遍的需求是因疾病和治疗引发的心理干预需求,这就要求医务社工们不仅需要具备扎实的专业知识和丰富的实践经验,还要具备强大的心理素质和敏锐的洞察力,以便更好地理解患者,帮助患者应对恐惧、焦虑、抑郁等情绪问题。同时,医务社工需要不断提升自己的沟通能力和共情能力,以建立与患者及其家属的信任关系,为他们提供及时、有效的心理支持。

本书对肿瘤专科的医务社工而言，无疑是一盏指引前行的明灯，为他们面对肿瘤患者及其家属的复杂心理问题提供了有力的支持。一方面，本书深入剖析了肿瘤患者常见的心理特点，包括焦虑、恐惧、抑郁等情绪反应，使医务社工能够更准确地把握患者的心理状态，为后续的干预工作提供依据。书中还详细介绍了相关的心理干预技术，从理论到实践，为医务社工提供了系统的知识和技能。另一方面，本书基于丰富的项目实践经验，对肿瘤患者的心理干预工作进行了全面而深入的探讨。它不仅指导医务社工如何构建有效的心理干预团队，还详细阐述了干预模式和路径的设计原则，为医务社工的实际工作提供了宝贵的参考。这些经验总结不仅具有理论价值，更具备实践指导意义，有助于医务社工在实际工作中少走弯路、提高效率。

本书的出版得到了湖北省人口福利基金会项目的支持。借本书的出版，我们希望激发医务社工在心理服务方面的主动意识，我们呼吁医务社工主动关注患者的心理需求，将心理服务纳入日常工作中，为患者提供全方位的支持。同时，我们也鼓励医务社工不断学习和提升自己的专业能力，以更好地应对患者及其家属的心理需求。因为项目时间限制，本书难免有疏漏和不足，仅以此书抛砖引玉，希望能与同行产生共鸣。

肖　燕

湖北省医院协会医院社会工作和志愿服务管理专业委员会主任委员

2024 年 4 月